W0462477

Böhlau

Maximilian Gottschlich

Medizin und Mitgefühl

Die heilsame Kraft empathischer Kommunikation

2., vollständig überarbeitete Auflage

Böhlau Verlag Wien · Köln · Weimar

Bibliografische Information Der Deutschen Bibliothek:
Die Deutsche Bibliothek verzeichnet diese Publikation in
der Deutschen Nationalbibliografie; detaillierte bibliografische Daten
sind im Internet über http://dnb.ddb.de abrufbar.

ISBN 978-3-205-77672-7

2., vollständig überarbeitete Auflage
Die erste Auflage erschien unter dem Titel
„Sprachloses Leid. Wege zu einer kommunikativen Medizin.
Die heilsame Kraft des Wortes" 1998 im Springer-Verlag Wien-New York

Das Werk ist urheberrechtlich geschützt. Die dadurch begründeten Rechte, insbesondere die der Übersetzung, des Nachdruckes, der Entnahme von Abbildungen, der Funksendung, der Wiedergabe auf fotomechanischem oder ähnlichem Wege, der Wiedergabe im Internet und der Speicherung in Datenverarbeitungsanlagen, bleiben, auch bei nur auszugsweiser Verwertung, vorbehalten.

© 2007 by Böhlau Verlag Ges.m.b.H. und Co.KG, Wien · Köln · Weimar
http://www.boehlau.at
http://www.boehlau.de

Druck: Imprint, Slowenien

Für Cäcilia, meiner Mutter,
in Liebe und Dankbarkeit

Vorwort

Jaspers täuschte sich nicht. Beim Festakt des Schweizerischen Ärztetages im Juni 1953 in Bern äußerte er den Verdacht: „Man könnte meinen, die guten Ärzte würden seltener, während Wissenschaft als Können ständig wachse". Auf der Strecke bliebe, so der Philosoph in seiner Festrede, die „Idee des Arztes." Der analytische Blick in die Seele des Menschen stelle die ärztliche, der reinen Naturwissenschaft verpflichtete Selbstgewissheit in Frage und entlarve den Arzt selbst als Krankheitsursache.[1]

Der Verdacht von damals – heute ist er bedrückende Gewissheit: Im Schatten medizinwissenschaftlicher Fortschrittseuphorie ist die „Idee des Arztes" kaum noch ausnehmbar. Die moderne Welt der Medizin ist eine hochtechnisierte, weitgehend anonyme, hierarchisch geordnete, arbeitsteilig organisierte und den Rationalitätskriterien mechanistischen Denkens gehorchende Welt.

Und: Sie wird selten als eine Welt erfahren, in der die „Menschlichkeit zu Hause" ist.[2]

Gäbe es eine Geschichte des Patienten, sie wäre auch eine Geschichte der „iatrogenen Krankheit" (I. Illich), eine Geschichte also der durch das Medizinsystem selbst zugefügten körperlichen und seelischen Leiden. An diesen iatrogenen Leiden hat der Verlust des Mitgefühls[3] in der Medizin einen besonderen und besonders traurigen Anteil.

Das System funktioniert um den Preis der „Narkotisierung des Gefühls"[4] mit weitreichenden negativen Folgen – nicht nur für die Patienten, die sich den medizinischen Institutionen ohnmächtig und sprachlos ausgeliefert sehen, sondern auch für die Ärzte, denen zunehmend der Sinn ihres ärztlichen Tuns abhanden kommt.

Gefühlsverlust geht einher mit dem Verlust kommunikativer Beziehungen. Und umgekehrt. Das trifft die Gesellschaft insgesamt, das trifft aber die Medizin besonders. Denn ohne Kommunikation kann vielleicht Reparatur, nicht aber Heilen gelingen.

Dieses Buch versteht sich als Plädoyer für eine neue medizinische Kommunikationskultur. Die erste, seit Jahren vergriffene Auflage erschien 1998 bei Springer Wien – New York unter dem Titel „Sprachloses Leid. Wege zu einer kommunikativen Medizin. Die heilsame Kraft des Wortes".

In dem Jahrzehnt, das inzwischen vergangen ist, hat sich – illusionslos betrachtet – nichts an der desaströsen Kommunikationssituation im sogenannten Gesundheitssystem verändert. Außer vielleicht dies: Die Entdeckung des Marktes in der Medizin zwingt in Zeiten wachsender Konkurrenz im Gesundheitswesen mehr, als dies früher notwendig schien, zu servicezentrierter Kundenfreundlichkeit. Das erleichtert zwar, oberflächlich betrachtet, das Leben des Patienten, reicht aber nicht aus – denn die Arzt-Patienten-Beziehung ist alles andere als eine Geschäftsbeziehung, auch wenn dies von nicht wenigen Ärzten so gesehen und gehandhabt wird. Ärzte haben nichts feilzubieten, nichts geschickt zu verkaufen – am allerwenigsten Gesundheit. Von bloß inszenierter Zuwendung und geschäftiger Aufmerksamkeit haben Patienten nichts – sie entpuppen sich nämlich allzu schnell als Täuschungsmanöver, wenn es darum geht, den Patienten als Subjekt mit seinen individuellen seelischen Bedürfnissen ernst zu nehmen.

Hinter der Fassade routinierter Freundlichkeit und eingeübter Rhetorik verbirgt sich – für den Laien undurchsichtig und undurchdringlich – ein Universum unverrückbarer und festgefügter medizinischer Glaubenssätze, die der Arzt oft mit missionarischem Eifer dem Patienten gegenüber vertritt. Der scharfsichtige Analytiker der psychischen Bedingungen und Begleiterscheinungen der Arzt-Patienten-Beziehung, Michael Balint, hat diese Grundhaltung als die „apostolische Funktion des Arztes" bezeichnet.[5]

Damit ist nicht der Versuch gemeint, gemeinsam mit dem Patienten dem Krankheitsgeschehen einen tieferen, spirituellen Sinn abzugewinnen, sondern die einseitige Durchsetzung des ärztlichen Interpretationsmonopols: Der Patient muss den festgefügten medizinischen, meist stereotyp vorgetragenen Vorstellungen und Wahrnehmungsmustern unterworfen werden – den ärztlichen Vorstellungen darüber, wie sich kranke Menschen verhalten sollten, was sie hoffen dürfen und erdulden müssten.[6]

Die kommunikative Beziehung zum Patienten reduziert sich meist auf Bekehrungs- und Überzeugungsrituale, sie operiert mit Appell und Drohung, Belohnung und Bestrafung und lässt weder Skepsis noch Infragestellung oder gar Verweigerung zu. Daran hat sich seit den bahnbrechenden Untersuchungen von Balint in den 1960er Jahren nichts geändert: Das Arzt-Patienten-Verhältnis ist nach wie vor ein Verhältnis der Über- und Unterordnung, in dem Gehorsam und Anpassung eine größere Rolle spielen als das Bemühen um eine Beziehung gegenseitiger Achtung und Wahrhaftigkeit.

Zu den bedrückendsten Erfahrungen, die Patienten in Spitälern machen, zählt die Erfahrung kommunikativer Not, die mit psychosozialer Isolation einhergeht. Und diese leidvolle Erfahrung spiegelt sich wider in den Ergebnissen zahlreicher internationaler Studien über Probleme und Defizite der Arzt-Patienten-Beziehung. In den westlichen Gesellschaften leiden Patienten immer mehr unter einer emotional und kommunikativ verarmten medizinischen Versorgung. Das verschärft den Leidensdruck, behindert den Genesungsprozess und macht auch die Ärzte zunehmend zu Opfern ihrer Profession.

Mittlerweile hat die Kritik auch eine breite mediale Öffentlichkeit gefunden. Das Thema ist nicht nur zum wissenschaftlichen, sondern auch publizistischen Dauerbrenner geworden. Was sich dabei zeigt: Die Kommunikationsnot im modernen Medizinbetrieb ist Symptom für ein krankes System. Dabei geht es um mehr als um kosmetische Korrekturen des ärztlichen Kommunikationsverhaltens – auf dem Prüfstand steht das Selbstverständnis des Arztes im 21. Jahrhundert. Denn ärztliche Kommunikationsprobleme sind bloß die Kehrseite tiefgreifender Identitätsprobleme des ärztlichen Berufsstandes.

Dieses Buch ist aber kein „Ärztehasserbuch", wie der bezeichnende Titel der jüngsten Abrechnung eines Insiders mit der medizinischen Zunft und ihren fachlichen und menschlichen Fehlleistungen lautet.[7]

Im Gegenteil: Es versucht Antworten auf die Frage zu geben, worin die tieferen Ursachen für die pathogene Kommunikationsnot zwischen Arzt und Patient liegen und welche Bedingungen erfüllt sein müssen, damit eine kommunikative und heilsame Beziehung gelingen kann.

Der programmatische Titel „Medizin und Mitgefühl", den ich für die aktualisierte und um wesentliche Teile erweiterte Neuauflage gewählt habe, soll deutlich machen: Ohne die Wiederentdeckung der Dimension der Emotion und des Mitgefühls verkommt jede Form kommunikativer Beziehung zur bloßen Inszenierung. Patienten brauchen aber nicht Rhetorik, sondern authentische Zuwendung.

Bei zahlreichen Vorträgen und Seminaren, die ich in den vergangenen zehn Jahren seit Erscheinen der ersten Auflage zu dieser Problematik im Rahmen medizinischer oder gesundheitspolitischer Symposien hielt, wurde ich nicht selten mit der Frage konfrontiert, ob denn mit dem Programm einer mitfühlenden, kommunikativen Medizin nicht zu viel vom Arzt erwartet wird – schließlich könne man vom Arzt nicht verlangen, all das zu ersetzen, was die moderne Gesellschaft dem Einzelnen an emotionaler Wärme und liebender Zuwendung vorenthalte. Hier sei der einzelne Arzt heillos überfordert. Der Einwand ist verständlich und ernst zu nehmen. Auch K. Jaspers äußerte sich damals ähnlich, wenn er davor warnte, die Aufgabe ärztlichen Heilens mit Seelsorge zu vermengen. Das würde die „Idee des Arztes" überschreiten. Heute weiß man es besser: Wer die seelische und geistige Dimension von Krankheit und Heilen ignoriert, wird seiner ärztlichen Aufgabe nicht gerecht.

Denn wer sonst als der Arzt, der Allgemeinmediziner genauso wie der Kardiologe oder Onkologe, bleibt heute noch als Ansprechpartner, wenn es um die emotionalen, seelischen Leiden hinter den organischen Krankheitssymptomen geht?

Es sind vorwiegend die Ärzte, die mit der Last emotionaler Verarmung der modernen Gesellschaft und den psychosomatischen Folgen dieses Verlusts zu tun haben. Was früher noch die Familie an Konfliktmanagement und psychischen Gratifikationen bereitstellen konnte, was kirchliche Bindungen an ritualisierten Formen emotionaler und spiritueller Orientierung leisten konnten – all das hat sich in einer sich zunehmend ausdifferenzierenden, säkularen Gesellschaft längst verflüchtigt. Ohne es zu wollen und ohne darauf vorbereitet zu sein, werden an den modernen Arzt direkt oder indirekt Probleme herangetragen, die weit über das Feld körperlicher Krankheiten mit ihren objektivierbaren Kriterien und sich laufend verfeinernden Behandlungsmethoden hinausreichen. Deswegen hat Balint schon vor knapp einem halben Jahrhundert die „Psychologisierung des Arztes" eingefordert. Eine Sensibilisierung für die seelischen Bedürfnisse Leidender würde schon genügen, ohne damit zwangsläufig Gefahr zu laufen, sich damit auf unsicheres seelisches Terrain zu begeben. Mitgefühl und Verständnis für existenzielle Ausnahmesituationen bedürfen keiner psychotherapeutischen Vorschulung.

Was nottut, ist eine neue Qualität der Arzt-Patienten-Beziehung. Die meist eingenommene Haltung einer instrumentell definierten Subjekt-Objekt-Beziehung zwischen Arzt und Patient muss dann in eine Begegnung von Subjekt zu Subjekt verwandelt werden, in eine Beziehung der persönlichen Beteiligung, ja Bindung. Und davor scheuen Ärzte, davor scheuen wir alle in der Begegnung mit dem Leiden zurück. Denn das Leid des anderen erinnert uns an unser eigenes, vielfach verdrängtes Leid – wir begegnen uns selbst im anderen. Und das wollen die meisten von uns vermeiden. Da machen Ärzte keine Ausnahme. Denn sich im anderen zu erkennen, birgt das Risiko, selbst verändert zu werden.[8] Und auf dieses Risiko wollen sich die wenigsten einlassen. Ich habe ganz selten Ärzte getroffen, die diese Offenheit und Veränderungsbereitschaft gezeigt hätten.

Wenn hingegen eine solch offene, subjektorientierte Beziehung gelingt, dann ist viel erreicht – dann kann gerade ärztliches Sprechen ein anderes, nämlich existenzielles Gewicht gewinnen. Das Wort des Arztes steht dann nicht mehr nur im Dienst sachkundiger Deutung des Krankheitsgeschehens, sondern wird auch zum Medium der Heilung.

In der Symbolik der Äskulapnatter, die sich um den Äskulapstab windet, ist dieser ungeheure Anspruch des Arztseins – also die eigentliche „Idee des

Arztes" verborgen: Die Schlange versinnbildlicht die Polarität, der auch der Mensch unentwegt ausgesetzt ist; ihr Reich ist die Welt der Gegensätze, zwischen denen die Existenz des Menschen ausgespannt ist, zu deren Überwindung die Schlange aber auch verhelfen kann; ihr Gift kann töten, aber auch heilen; der Erde verhaftet, symbolisiert die aufgerichtete Schlange den Anspruch, den Menschen, der darniederliegt, aufzurichten. Darin sahen die Priester-Ärzte der Antike eine wichtige Aufgabe: Sie wollten dem Menschen auch spirituell aufhelfen, ihn aus den irdischen, materiellen Bindungen befreien und ihm zu einem höheren Bewusstsein verhelfen, zu geistigen Erfahrungen, die einer ideellen, ja göttlichen Seinswirklichkeit zugehören.[9] Heilung war immer schon mehr als ein profanes Geschäft. Davon ist heute freilich nichts mehr über.

Aber zumindest dies ist als zeitlos gültiger Anspruch erhalten geblieben und hat sich in den vergangenen Jahrzehnten nicht nur medizinphilosophisch wohl begründet, sondern auch empirisch hinreichend dokumentiert zu einer zentralen und verpflichtenden Einsicht verdichtet: Der Heilerfolg des Arztes, des Therapeuten und aller, die in sogenannten helfenden Berufen tätig sind, hängt in entscheidendem Maße von ihrer positiven, also mitfühlend-verstehenden Beziehung zum Patienten ab. Sie alleine ist es, die den darniederliegenden Menschen wieder aufzurichten vermag. Darin liegt der ganze Sinn und Zweck und die heilsame Kraft empathischer Kommunikation in der Medizin …

Wien, im Sommer 2007 — Maximilian Gottschlich

Inhalt

Teil IV
Arzt und Patient in der Informationsgesellschaft

Einleitung

Ist die moderne, technisch hochgerüstete Medizin zum „Schlachtfeld der Humanität"[10] geworden, auf dem sich Ärzte und Patienten immer mehr als Feinde oder zumindest Fremde gegenüberstehen?

Macht die zunehmende Kommerzialisierung des Medizinbetriebs, die sich im Kopf des Arztes als „kommerzialistische Deformierung" seines Denkens und Fühlens reflektiert[11], stumpf und unempfindlich gegenüber den Besonderheiten und Unwägbarkeiten menschlichen Leids, den emotionalen Bedürfnissen und seelischen Nöten von Patienten?

Verfehlen Ärzte zwischen „Größenwahn, Pfusch und Ignoranz" den Maßstab und die Möglichkeiten nicht nur ihres Berufs, sondern ihres Menschseins überhaupt?[12]

Ernste Fragen, die allesamt in den Kern des Selbstverständnisses der modernen Medizin zielen und die entscheidend wichtiger sind als die alles dominierende Dauerdiskussion um die Finanzierbarkeit „unseres Gesundheitssystems".

Medizin, also Heilen, bemisst sich nicht an den Kriterien und Maximen ökonomischer Rationalität, sondern an den Prinzipien der Humanität. Dieser prinzipielle und unaufhebbare Unterschied zwischen ökonomischer Rationalität und sittlicher Vernunft ist aber heute weitgehend eingeebnet und unkenntlich geworden – nicht nur in der Medizin, aber hier mit den weitreichendsten negativen Folgen für den Einzelnen.

In keinem anderen Lebensbereich demokratischer Gesellschaften ist der Mensch der Verfügungsgewalt eines Systems und seiner Repräsentanten so sehr ausgeliefert wie in der Medizin. Nirgendwo anders wird so existenziell in das persönliche Leben eingegriffen wie in und durch die Medizin. Nirgendwo trifft den Menschen die Missachtung seiner seelischen Bedürfnisse unmittelbarer und tiefgreifender als in der Medizin. Kaum ein anderes System schottet sich gegen Kritik von außen so hermetisch ab wie die Medizin.

Die Kritik ist heute die gleiche wie schon vor Jahren. 1999 berichtete etwa die Süddeutsche Zeitung unter dem Titel „Vier Minuten und 36 Sekunden für die Diagnose: Krebs – Wenn man damit nicht auskommt, ist man ineffizient" über eine alarmierende Studie, die unter dem Namen „Ethik am Klinikum Nürnberg" durchgeführt wurde. Die Studie bezieht sich auf Ergebnisse einer Befragung von 400 der 6000 am Nürnberger Klinikum tätigen Mitarbeiter. Zur Illustration der Befragungsergebnisse wird einer der betroffenen Ärzte so zitiert: „Die Medizin wird reduziert auf ökonomisch gut handhabbare Maßnahmen. Damit geht die Berücksichtigung der Dimension des Leidens verloren. Sorge, Zuwendung, das alles bleibt völlig draußen." In der onkologischen Abteilung haben Ärzte pro Tag 4,6 Minuten Gesprächszeit für einen Patienten und eine zusätzliche Minute für die Angehörigen. Und der ehemalige Klinikchef der Nürnberger Onkologie, Walter Gallmeier, der die Studie in Auftrag gab, kommentierte: „Die Qualitätssicherung ist eine Farce, sie ist allenfalls eine Dokumentation und führt zu schlechteren als besseren Ergebnissen." Vor allem aber, so der 2004 verstorbene Onkologe, gelte die Qualitätssicherung nur der naturwissenschaftlichen Medizin. „Die Medizin aber hat", so rief Gallmeier in Erinnerung, „zwei (!) wichtige Säulen, die naturwissenschaftliche und die Beziehungsmedizin."[13]

Es ist wahr: In einem mehr und mehr auf ökonomische Rationalität fixierten Gesundheits- bzw. Krankenhaussystem hat die Beziehungsmedizin, hat die Zuwendung zum Patienten kaum noch eine Chance. Das hat man vor zehn, vor zwanzig Jahren schon gewusst, das weiß man heute. Und die Konsequenzen ...?

Medizin am Wendepunkt

Sämtliche einschlägigen wissenschaftlichen Befunde über das Arzt-Patienten-Verhältnis, die in den vergangenen Jahren in internationalen medizinischen Fachzeitschriften veröffentlicht wurden, signalisieren: Die Beziehung zwischen Ärzten und Patienten ist tiefgehend gestört.

Die Ergebnisse decken sich nicht selten mit den persönlichen Erfahrungen enttäuschter und seelisch verletzter Patienten. Dabei prallen unterschiedliche Wahrnehmungen aufeinander: Während sich die einen, die Ärzte, als über jede Kritik erhabene Experten in Sachen Lebenserhaltung verstehen, fühlen sich die anderen, die Patienten, mehr und mehr als Opfer eines unbarmherzigen Systems, dem sie sich ohnmächtig ausgeliefert sehen.

Die vielfältigen Symptome wachsender Entfremdung im Medizinsystem sind unübersehbar und lassen eine einzige Schlussfolgerung zu:

Die Medizin der Zukunft wird eine kommunikative Medizin sein oder sie wird die Menschen verlieren, für die sie eigentlich da ist. Die Grundlage einer kommunikativen Medizin aber ist das Mitgefühl. Ohne Mitgefühl und mitfühlende Kommunikation kann es zwar eine effizienzorientierte Gesundheitsindustrie und medizinische Spitzenforschung, nicht jedoch eine Kultur des Heilens geben. Diese aber ist in Zukunft dringend notwendig.

Die Fortschritte und Leistungen der modernen wissenschaftlich-technischen Medizin sind unbestritten. Ebenso unbestritten ist aber auch das wachsende Unbehagen der Menschen an dieser Medizin.

Woher kommt das anhaltende Misstrauen, die tiefe Skepsis? Warum glauben immer weniger Menschen daran, dass die moderne Medizin mit all ihren Errungenschaften sie auch heilen kann? Warum flüchten immer mehr Patienten vor dem etablierten Medizinsystem und suchen Hilfe bei alternativen Heilverfahren? Warum zweifeln selbst immer mehr Schulmediziner am Sinn ihres Tuns und brennen innerlich aus? Alles deutet darauf hin, dass die wissenschaftliche Medizin an einem Wendepunkt angelangt ist. Und es sind nicht zuletzt die von einer menschenfeindlichen Medizintechnokratie enttäuschten Patienten, die diesen Prozess beschleunigen.

Das cartesische Bild der Welt als großer Maschine und des menschlichen Körpers als Uhrwerk, die strikte Trennung von Körper, Seele und Geist und das Prinzip, die komplexe Welt in widerspruchsfreie Modelle zu zwängen, um sie messbar zu machen, und was nicht messbar ist, abzuleugnen, zu

Krisen beschleunigen die Kursfragen.

eliminieren oder als Irrtum abzutun,[14] haben die Entwicklung der modernen Wissenschaft und mit ihr die Entwicklung der neuzeitlichen Medizin entscheidend geprägt.

Die etablierte Medizin verdankt sich, wie die neuzeitliche Wissenschaft insgesamt, der systematischen Suche nach objektivem Wissen. Wie in vielen anderen Wissenschaften auch wurde damit aber die subjektive, menschliche Sphäre und mit ihr die darin enthaltene transzendente Basis des Bewusstseins eliminiert. Deswegen tut sich die neuzeitliche wissenschaftliche Medizin so schwer mit der Einsicht, dass der jeweilige Zustand körperlicher Befindlichkeit, dass Gesundsein oder Kranksein eine entscheidend geistig-seelische Dimension aufweist, die sich einer bloß medizinisch-apparativen Diagnostik entzieht.

Im biomedizinisch reduzierten Menschenbild besteht dementsprechend auch kein Bedarf nach einer intuitiven Erkenntnismethode, wie sie der Kunst des Heilens immer schon zugrunde lag. Das Maschinen-Modell des Menschen hat weder Platz für Geist noch für Intuition oder intuitive Gewissheit. Allenfalls gesteht die moderne Medizin – mit verächtlichem Blick auf die Placebo-Forschung – der „subjektiven Einbildung" eine gewisse, meist betont unterspielte und belächelte Bedeutung zu, wenn es um offenkundige Heileffekte geht, die mit dem herkömmlichen biomechanischen Verständnis der naturwissenschaftlichen Medizin und ihren strikt definierten Erfolgsbedingungen nicht erklärbar sind.

Heute beginnen wir zu ahnen, dass die Komplexität der Systeme, des Makrokosmos genauso wie des Mikrokosmos, über alles bisher Gedachte weit hinausgeht, tradierte Wirklichkeitsmodelle sprengt, und scheinbar feststehende Gesetzmäßigkeiten aufhebt. Der cartesianische Dualismus, auf dem die gesamte abendländische Wissenschaft beruht, die künstliche Trennung von Geist und Materie, Subjekt und Objekt, wird zunehmend als obsolet, als längst unbrauchbar gewordene Krücke unseres Denkens der Wirklichkeit erkannt.

„Den cartesianischen Dualismus", schreibt Carl Friedrich von Weizsäcker, „habe ich nie verstehen können, es sei denn als Herrschaftsideologie. Warum soll die ausgedehnte Wirklichkeit nicht auch denken können, warum soll das Denken sich nicht ausgedehnt darstellen können?"[15]

Die Dinge und Erscheinungen der Welt hängen mehr miteinander zusammen, als wir bisher angenommen haben: „... jede entscheidbare Alternative hängt in Wahrheit mit jeder anderen zusammen ... Und die Welt ist nicht aus Objekten zusammengesetzt, nur der endliche Verstand des Menschen zerlegt das Ganze, zu dem er selbst gehört, in Objekte, um sich zurechtzufinden. Dies zu begreifen, ist der Anfang des Aufstiegs."[16]

Und der Physiker und Philosoph Hans-Peter Dürr fasst mit Blick auf die Einsichten der Quantenphysik die wachsende Konvergenz von Naturwissenschaft und Religion so zusammen: „Eine konsistente Erklärung der Quantenphänomene kam zu der überraschenden Schlussfolgerung, dass es eine objektivierbare Welt, also eine gegenständliche Realität, wie wir sie bei unserer objektiven Betrachtung als selbstverständlich voraussetzen, gar nicht ‚wirklich' gibt, sondern dass diese nur eine Konstruktion unseres Denkens ist, eine zweckmäßige Ansicht der Wirklichkeit, die uns hilft, die Tatsachen unserer unmittelbaren äußeren Erfahrung grob zu ordnen. Die Auflösung der dinglichen Wirklichkeit offenbarte, dass eine Trennung von Akteur und Zuschauer, von subjektiver und objektiver Wahrnehmung nicht mehr streng möglich ist. Eine ganzheitliche Struktur der Wirklichkeit zeichnete sich ab. Die gesetzlichen Zusammenhänge lockerten sich. Das zukünftige Geschehen erwies sich nicht mehr als mechanistisch festgelegt, sondern nur noch als statistisch determiniert.

Hatte man ursprünglich vermutet, dass das ‚Transzendente' im Laufe der Entwicklung der Naturwissenschaften immer weiter zurückgedrängt werden würde, weil letztlich alles einer rationalen Erklärung zugänglich sein sollte, so stellte sich nun im Gegenteil heraus, dass die uns so handgreiflich zugängliche materielle Welt sich immer mehr als Schein entpuppt und sich in eine Wirklichkeit verflüchtigt, in der nicht mehr Dinge und Materie, sondern Form und Gestalt dominieren."[17]

Und er fügt ergänzend hinzu, indem er sich auf den englischen Mathematiker und Astrophysiker Sir Arthur Eddington bezieht: „Die physikalische Welt erscheint als eine Konkretisierung der Transzendenz, ‚ähnlich' den Wellen im, die Transzendenz symbolisierenden, Wasser des Meeres."[18]

Mit dem Paradigmenwechsel in den Naturwissenschaften vom mechanistischen, dualistischen und fragmentierenden Denken hin zu systemischen und ganzheitlichen Anschauungen der Wirklichkeit werden auch für die moderne Medizin neue Maßstäbe ihrer wissenschaftlichen (Selbst-)Wahrnehmung gesetzt. Und das könnte sie wieder näher hin zum Ganzen des Menschen führen. Denn es kann ja nicht übersehen werden: Je tiefer die kausal-analytische Medizin in den Funktionszusammenhang des menschlichen Körpers eingedrungen ist, je differenzierter die Einsichten in die Pathophysiologie der Krankheit, je komplexer die Technologie in den Spitälern, die Bürokratie ihrer Verwaltung, je größer die Spezialisierung und je anonymer die arbeitsteilig organisierten medizinischen Verfahren, desto mehr geht der Mensch in seiner Ganzheit verloren. Der Patient wird nicht als Individuum, also als Un-teilbares wahrgenommen, sondern als Objekt, das behandelt wird, an dem bestimmte wissenschaftliche Methoden und Regeln im vom jeweiligen wissenschaftlichen Modell vorgegebenen Sinn zur Anwendung gebracht werden. Das funktioniert aber nur unter der Voraussetzung, dass die subjektive Dimension des Krankseins zugunsten der Annahme einer vom Individuum unabhängigen „objektiven" Krankheit ausgeklammert werden kann. Das aber ist ein fataler Trugschluss.

Die dem naturwissenschaftlichen Paradigma zugrunde liegende Trennung zwischen wissenschaftlichem Beobachter (Arzt) und beobachtetem Objekt (Patient) bedeutet, dass die Krankheit als etwas ontologisch Unabhängiges von der Wahrnehmung und dem Erleben des Patienten und der Wahrnehmung des Arztes betrachtet wird. Gegen diesen Dualismus von Subjekt und Objekt, Beobachter und Beobachtetem sprechen gerade die Einsichten der modernen Physik, die mit der Quantentheorie und dem Aufweis des Verschwindens der Grenze zwischen objektiver Welt und subjektivem Bewusstsein einen Paradigmenwechsel in der Wissenschaft einleiteten.[19] Sehr deutlich hat dies W. Heisenberg ausgedrückt, wenn er sagt: „Die Naturwissenschaft beschreibt Natur nicht einfach so, wie sie an sich ist, sie ist vielmehr ein Teil des Wechselspiels zwischen der Natur und uns selbst ... Was wir beobachten, ist nicht die Natur selbst, sondern die Natur, die unserer Art der Fragestellung ausgesetzt ist."[20]

In Analogie dazu könnte man sagen: Was die wissenschaftliche Medizin beobachtet, ist nicht „die" Krankheit an sich, sondern der Zustand, der der Art der medizinischen Fragestellung ausgesetzt ist. Was der Arzt bei einem Patienten „findet", hängt auch davon ab, was er zu finden erwartet. „Krankheit“ ist also auch – natürlich nicht nur – jeweiliges Ergebnis ärztlicher Interpretation. In jede Diagnose gehen der Arzt und die Methoden seiner professionellen Wahrnehmung mit ein. Genauso wie der Erfolg einer Therapie nachweislich von der Überzeugung, vom Glauben des Arztes – und natürlich auch vom Glauben des Patienten – an diesen Erfolg abhängt. Damit ändern sich die überkommenen Denkvoraussetzungen der modernen Medizin radikal: Die scheinbar fest gefügten, objektiven Gesetzmäßigkeiten der naturwissenschaftlich verfahrenden Medizin müssen sich der Welt des Geistes und seiner schöpferischen, heilenden Kraft öffnen.

Darin wird die eigentliche Herausforderung der Medizin für die Zukunft liegen.

Wert des Fühlens

Es gibt nicht nur die wissenschaftlich-rationale und die umfassende Wirklichkeit zugleich fragmentarisierende Wahrnehmung, auch wenn sie in unserer Gesellschaft Priorität genießt, es gibt daneben auch eine viel elementarere, affektive Wahrnehmung. Sie kommt der Wahrnehmung des Ganzen oftmals wesentlich näher als die wissenschaftliche Rationalität. Gerade dort, wo existenzielle Erfahrungen, wie jene von Krankheit, Schmerz und Leid, über den Menschen hereinbrechen, dort wird die affektive Wahrnehmung seinsbestimmend. Und darauf sind wir nur schlecht oder gar nicht vorbereitet. Es fehlen uns vielfach die feinen „Antennen“, um die hinter der augenscheinlichen Realität verborgene Wirklichkeit zu erfassen. Es fehlen uns vielfach die Worte, mit der durchbrechenden Macht der Gefühle umzugehen, der affektiven Wahrnehmung des Leidens kommunikativ, und damit dieses Leid mindernd, zu entsprechen.

Ärztliche Sprache wird meist unter dem Gesichtspunkt ihres diskursiven Gebrauchs gesehen, wenn es etwa um die Frage der Überzeugungskraft oder das Problem der Verständlichkeit der medizinischen Fachsprache für den Patienten oder um Compliance geht. Das aber ist nur ein Aspekt und einer, der für die Qualität der Arzt-Patienten-Beziehung gar nicht so sehr entscheidend ist. Wesentlich wichtiger ist die nicht-diskursive Semantik ärztlicher

Kommunikation, in der sie Medium und Ausdrucksmittel von Gefühlen, also emotionalen Gehalten, Wertungen und Bedeutungen ist. Dieser empathische Gehalt ärztlichen Redens ist für eine glückende und heilsame Arzt-Patienten-Beziehung, wie ich in diesem Buch zeigen möchte, unerlässlich und entspricht den unerfüllten Erwartungen der Patienten. Wer den Patienten verstehen möchte, muss versuchen sich in seine Gefühlswelt einzufühlen. Dazu aber ist es notwendig, sich klarzumachen, dass Gefühle nicht im Gegensatz zur Ratio, zur Vernunft stehen – am allerwenigsten in der Medizin. Rationalität in der Humanmedizin bedeutet nicht Eliminierung von Emotion, sondern deren Integration. Denn für beide, für den Patienten wie für den Arzt hat die Wahrnehmung und Bewertung der Krankheit eine grundlegende emotionale Dimension. Immer geht es dabei um das Subjekt des Patienten und das Subjekt des Arztes in ihrer wechselseitigen Beziehung zueinander und zu den gemeinsamen Werten, die den „Menschen in Not" und den „Helfer in Not" aneinanderbinden. In Teil II werden wir ausführlicher auf diese zentrale Problematik der Wiedergewinnung des Wertes des Gefühls in der Medizin eingehen.

Heilen ist Kommunikation

Jeder von uns ist Teil eines komplexen, dynamischen Beziehungssystems, in dem die wechselseitige Wahrnehmung den wahrgenommenen – und als wahr angenommenen – Zustand jedes der daran beteiligten Partner verändert. Die Arzt-Patienten-Beziehung ist äußerst ambivalent. Die Problematik der vielfach angezeigten Defizite ärztlicher Kommunikation und die Frage nach den Möglichkeiten ihrer Behebung machen es notwendig, diese grundlegende Ambivalenz nicht aus den Augen zu verlieren. Vieles an kommunikativem Fehlverhalten von Ärzten, aber auch an glückenden, heilsamen Begegnungen hängt mit dieser grundsätzlichen Ambivalenz zusammen. Man darf sie nicht ignorieren, wenn man das Problem des Scheiterns ärztlicher Kommunikation möglichst an den Wurzeln anpacken möchte. Da dies in den einschlägigen Veröffentlichungen zur Thematik jedoch kaum geschieht, begnügen sich die meisten Autoren auch nur mit mehr oder minder plakativer Sprachkritik oder sprachkritisch angereicherten Verhaltensregeln im Umgang mit Patienten. Das geht aber weit am Kern des Problems vorbei und vermag daher auch nichts am beklagten Zustand einer tiefreichenden Kommunikationskrise in der Medizin zu ändern.

„Heilen" hängt seit je, durch die ganze Medizingeschichte hindurch, immer auch mit Kommunikation in den verschiedensten Formen und auf den unterschiedlichsten Ebenen zusammen, wie umgekehrt „Kommunikation" immer auch Auswirkungen auf Heilungsprozesse hat. So zeigt etwa die Ethno-Medizin sehr eindrucksvoll, welche zentrale, ja konstitutive Bedeutung beispielsweise der sozialkommunikative Akt der Versöhnung für den Erfolg von Heilungsprozessen hat – der Versöhnung des Kranken mit seiner Umgebung, aber auch seine Versöhnung mit übernatürlichen Mächten.[21]

Im Weltbild der Naturvölker bzw. der traditionellen Gesellschaften versteht sich das Individuum als Teil des Universums, und eine Erkrankung steht als Hinweis für einen Konflikt im zwischenmenschlichen Bereich oder für eine Disharmonie in der Beziehung des Individuums zu den übernatürlichen Mächten. Diese holistische Weltanschauung sieht das Leben des Individuums in einem Kontinuum vom Weltlich-Irdischen zum Transzendent-Religiösen, da unter gesellschaftlicher Gemeinschaft nicht nur die soziale Umgebung, sondern auch Ahnen, Gottheiten und „übernatürliche" Kräfte verstanden werden. Insofern beruht die traditionelle Heilkunde auf einer magisch-religiös geprägten „Logik", schöpft ihre Kraft aus dem kulturell verankerten Glauben, operiert mit symbolischen Bildern und Ritualen und legt großen Wert auf die Stärkung der Heilungsbereitschaft des erkrankten Individuums: alles Indizien für die zentrale, unverzichtbare Rolle der Kommunikation in der Medizin der Naturvölker. Dabei übernimmt der Heiler, etwa der Schamane, mit Hilfe seiner Fähigkeit der Ekstase, also seiner Fähigkeit des Aus-sich-Heraustretens, die Funktion eines Mediums, eines geistigen Führers, der auf den verschiedenen Ebenen der jeweils gestörten und daher auch krankmachenden kommunikativen Beziehungen vermittelt und das gestörte harmonische Gleichgewicht wiederherstellt.

Dabei geht es primär um die Begleitung und Führung der Seele (Psychopompensis).[22] Diese Begleitung der Seele ist eingebettet in einen komplexen und dynamischen interaktiven Prozess zwischen Patient, Heiler, Gruppe und den kosmischen übernatürlichen Kräften: „Der Medizinmann ist ein Seelenarzt ... Er verschafft dem Patienten Frieden, indem er seine Beichte anhört. Sein starkes System, das den Zweifel nicht kennt, zerstreut die Angst, stellt das Selbstvertrauen wieder her und flößt Hoffnung ein ... der primitive Psychotherapeut arbeitet nicht nur mit der Stärke der eigenen Persönlichkeit. Sein Ritus ist Teil des gemeinsamen Glaubens der ganzen Gemeinschaft, die nicht selten in corpore bei der heilenden Handlung mitwirkt ... Mit ihrem vollen Gewicht werden Religion, Mythen und Gemeinschaftsgeist des Stammes in die Behandlung eingebracht.“[23]

Nicht nur die Ethno-Medizin kennt die wundersame Kraft der Kommunikation. Im Alten Testament, im Buch der Weisheit (16, 11), ist davon die Rede, dass die Söhne Gottes, die Israeliten, den sie bedrängenden Gefahren für Leib und Seele unbeschadet entkommen konnten: „Weder Kraut noch Wundpflaster machten sie gesund, sondern dein Wort, Herr, das alles heilt.“ Es ist das göttliche Wort, das heilende Kraft entfaltet. Es ist aber auch das menschliche Wort, das des Arztes, das jedes Mitmenschen, das dem anderen zum Heile gereichen kann.

„Es geht nichts anderes zwischen ihnen vor“, charakterisiert S. Freud das analytische Gespräch in seiner Schrift *„Die Frage der Laienanalyse“* 1926, „als dass sie miteinander reden ... Worte können unsagbar wohl tun und fürchterliche Verletzungen zufügen.“[24] Das gilt nicht nur für den besonderen Anwendungsfall des analytischen Gesprächs, das gilt für jede Begegnung zwischen Arzt und Patient und das gilt – obwohl wir uns dessen kaum bewusst sind – insgesamt und für viele Formen kommunikativer Begegnung, die wohltuend-heilsam oder verletzend sein können.

Noch deutlicher formuliert es die amerikanische Krebsspezialistin R. N. Remen, Gründerin und Direktorin des Institute for the Study of Health and Illness in Commonweal, USA, mit Blick auf ihre Erfahrungen bei der Betreuung von Krebspatienten: „... jeder von uns ist verwundet, und jeder von uns verfügt über Heilkräfte. Ich heile dich und du heilst mich ... Mehrmals täglich vertauschen wir vielleicht diese Positionen. Es geht dabei nicht um Fachkenntnis, sondern um etwas viel Natürlicheres. Wir alle sind verwundete Heiler.“[25]

Die kommunikative Begegnung ist Teil des Heilprozesses. Heilen ist, genauso wie Kommunikation, ein auf Gegenseitigkeit, auf gegenseitigem Engagement am anderen beruhender Prozess: „Deshalb werden wir beide bei diesem Prozess geheilt. Ich wurde durch jede Therapiewoche geheilt, und so erging es auch den übrigen Therapeuten“[26], beschreibt R. N. Remen diesen Vorgang wechselseitiger heilsamer Beeinflussung in der kommunikativen Beziehung.

Der Dualismus zwischen Arzt und Patient erscheint damit zugunsten eines übergeordneten und umfassenden Verständnisses von Heilen aufgehoben: Alle, der Arzt nicht weniger als der Patient, befinden sich in Not, bedürfen der Heilung und können in der kommunikativen Begegnung die Chance ergreifen, einander gegenseitige Hilfe zuteilwerden zu lassen.

Umgekehrt: Die Erfahrungen der Harmonie, des Sich-Wohlfühlens sind immer auch Erfahrungen positiver, glückender Kommunikationsbeziehungen. So kann man sagen: Gesundheit beruht auf Kommunikation! „Kommunikation“ ist ein komplexer, dynamischer Vorgang wechselseitigen Gebens und Nehmens. Dieser komplexe, Sinn und Gemeinsamkeit stiftende Aktivierungsprozess findet auf den verschiedensten Ebenen menschlicher Existenz statt, auf der physiologischen Ebene genauso wie auf der psychischen und sozialen Ebene menschlicher Seinserfahrung. Da jede dieser Ebenen aufs engste mit jeder anderen verbunden ist, sie also auch untereinander ein vernetztes, komplexes Kommunikationssystem bilden, führen Störungen auf einer Ebene unweigerlich zu Störungen im Gesamtsystem. Wie umgekehrt positive Kommunikationserfahrungen im sozialen Umfeld sich auch positiv auf Seele und Körper auswirken.

So gibt es deutliche Anzeichen dafür, dass gerade die Möglichkeit, Gefühle ausdrücken zu können, also die Verarbeitung von Emotion durch Äußerung – im Sinne von Veräußerung –, Immunreaktionen hervorruft. Der notwendige (im doppelten Sinn des Wortes) Kommunikationsprozess durchläuft dabei verschiedene Phasen: Die Äußerung von Gefühlen bedeutet zunächst, sie begrifflich zu erfassen, sie in sprachliche Form zu bringen. Daran setzt in einer zweiten Stufe der Entwicklung die Einsicht an, dass das Ich mehr ist als das momentane Gefühl, etwa der Angst. Diese Erkenntnis wird dadurch möglich, dass das Äußern, das Aussprechen-Können von Gefühlen Distanz schafft. Distanz wiederum schafft den „Raum“, andere Facetten des Ichs zu entdecken und andere Gefühle aktivieren zu können. So kann etwa ein aktiviertes Gefühl der Dankbarkeit, ein Gefühl der Erfüllung, positiv heilend auf die biophysiologische Ebene zurückwirken. Auf die Wichtigkeit gerade dieses Zusammenhangs von Kommunikation und kommunikativ mobilisiertem Wohlbefinden werden wir später noch näher eingehen.

Oder aber, was den Zusammenhang von Gesundheit und sozialer Integration betrifft: In einer groß angelegten Studie, die in Kalifornien bei 7000 Männern zwischen 30 und 69 Jahren durchgeführt wurde, konnte gezeigt werden, dass soziale Isolation weitreichende gesundheitliche Folgen hat. Die Autoren kommen zu dem Schluss, dass ein höherer Grad von sozialer Integration eine deutlich niedrigere Sterblichkeit bewirkt. Also nicht nur der allgemeine Gesundheitszustand, sondern selbst die Sterberate wird eindeutig davon beeinflusst, in welchem Maße Menschen soziale Unterstützung erfahren.[27]

Diese soziale Unterstützung vermittelt sich über vielfältige Formen kommunikativer Beziehungen.

Wo diese fehlen – und die Kommunikationsgesellschaft beklagt hier in wachsendem Maße den Mangel an solchen sozial-kommunikativen Aktivitäten –, bleibt dem Arzt gar nichts anderes übrig, als diese fehlende Kommunikation der Menschen mit ihrer Umgebung so gut wie möglich zu ersetzen.

„Wir können nicht die Versäumnisse der Gesellschaft ausgleichen", klagen in diesem Zusammenhang viele Ärzte. „Doch, ihr seid die Einzigen, die das noch können", möchte man darauf antworten. Die Aufgabe lautet: Menschen im Zustand wachsender Vereinsamung das zu bieten, was sie im Alltag nicht haben und weswegen sich auch ihr psycho-physischer Gesamtzustand verschlechtert. Nicht nur der Analytiker oder Gesprächstherapeut, sondern jeder praktische Arzt wird so – und ist es ja de facto schon längst auch – zum Kommunikationstherapeuten.

Es macht keinen Sinn, diese Entwicklung eines sozial-kommunikativen Vakuums zu ignorieren oder zu leugnen: soziale Isoliertheit macht krank, und der Arztbesuch, ja selbst die auftretenden Krankheitssymptome sind vielfach eine Fluchtmöglichkeit aus dieser sozialen Isolation.

Für Heilung ist eine „heilende Umgebung", also ein positives Kommunikationsumfeld, von großer, viel zu oft unterschätzter Bedeutung. Das beginnt beim elementaren Kommunikationsakt „Berührung“ und reicht bis zur Kommunikation über eigene Leiderfahrung etwa in Selbsthilfegruppen.

Wir stehen erst am Anfang, diese komplexen Zusammenhänge und damit die fundamentale Bedeutung von Kommunikation für Gesundheit und Genesung zu begreifen – besser gesagt: diese fundamentalen Zusammenhänge wieder zu entdecken und in unser fortgeschrittenes Bewusstsein neu zu integrieren. So paradox dies auf den ersten Blick auch scheinen mag: die Kommunikationsgesellschaft leidet nicht nur im übertragenen Sinn, sondern – man denke nur an die Fülle psychosomatischer Symptome – ganz real an der pathogenen Dynamik ihrer eigenen Widersprüche.

Der Kommunikation zwischen Arzt und Patienten kommt dabei ein zentraler, häufig negierter oder zumindest unterspielter Stellenwert zu. Meist jedoch ist das Scheitern dieser Beziehung vorprogrammiert: Die persönliche Wahrnehmung des – eigenen – Krankseins durch den Patienten und die Wahrnehmung der Krankheit durch den Arzt markieren höchst Unterschiedliches. Kennzeichnend für die heute übliche verkürzte Arzt-Patienten-Beziehung ist aber die fälschliche Annahme einer Identität beider Wahrnehmungsebenen. Dies führt dazu, dass die ärztliche Kommunikation lediglich dazu dient, die Wahrnehmung des Krankseins durch den Patienten durch sprachliche Kategorisierung, Standardisierung, Versachlichungen usw. zu ersetzen. Während demgegenüber die kommunikative Erwartungshaltung des Patienten darauf gerichtet ist, dass der Arzt auch Aufmerksamkeit der *persönlichen* Wahrnehmung des Krankseins schenkt.

Im Unterschied zur Schulmedizin ist für die Ganzheitsmedizin die Einsicht selbstverständlich, dass die Art und Weise, wie Patienten ihr Kranksein, ihr Leiden empfinden, entscheidenden Einfluss auf den Heilungsprozess hat. Die wachsende Depersonalisierung der Arzt-Patienten-Beziehung mag zwar für eine rein funktionelle Bewältigung medizinischer Aufgaben nicht hinderlich sein, steht aber einer heilenden Arzt-Patienten-Begegnung, in der diese persönliche Wahrnehmung des eigenen Krankseins kommunikativ gefördert werden sollte, diametral entgegen.

So reden zwar alle von Kommunikation und wie gut und schön und nützlich es wäre, mehr davon zu haben. Aber: Jeder versteht darunter etwas anderes, und nicht wenige verstehen darunter das Falsche: nämlich die bloße

Optimierung des Status quo. „Kommunikation" wird dann nicht selten als eine Art „Gleitmittel" für den reibungslosen Ablauf medizintechnologischer, diagnostischer und therapeutischer Verfahren missverstanden. Dazu kann sie zwar auch dienen, aber darin liegt nicht ihr eigentlicher Anspruch.

Ich möchte in diesem Buch zeigen, dass mitfühlende Kommunikation nicht bloß ein Mittel zum Ziel, sondern selbst das Ziel ist. Das macht es notwendig, sich zunächst mit der wachsenden kommunikativen Entfremdung im Arzt-Patienten-Verhältnis auseinanderzusetzen. Vieles an der Beziehung zwischen Arzt und Patient ist fragwürdig.

Etwa: Welche Faktoren tragen zum kommunikativen Scheitern bei? Worin bestehen die Strategien kommunikativen Vermeidungsverhaltens von Ärzten? Und worin liegen die Ursachen für die kommunikative Abwehr von Patienten?

Umgekehrt: Welchen Anteil hat Kommunikation tatsächlich am Behandlungserfolg? Lässt sich ein Zusammenhang zwischen Kommunikation und Heilen auch empirisch erkennbar machen? Und: Lassen sich einige grundlegende Bedingungen für positive, heilsame Kommunikation angeben? Das sind einige der zentralen Fragen, mit denen sich dieses Buch beschäftigt und auf die es Antworten zu geben versucht.

Aber dies ist kein Rezeptbuch. Jede Beziehung zwischen Arzt und Patient hat ihren eigenen kommunikativen Anspruch, der der jeweiligen Situation entspricht, in der die Begegnung in der Krankheit stattfindet. Nicht die Routine – vielmehr das Bewusstsein um die Einmaligkeit der Beziehung ist es, das Gemeinsamkeit und Sinn stiftet. Die Realität der durchschnittlichen Arzt-Patienten-Beziehung geht jedoch an diesem Anspruch weit vorbei. Meist dominiert – in Spitälern noch mehr als in normalen, eher „kundenorientierten" Arztpraxen – das medizinische Herrschaftswissen zur Durchsetzung diagnostisch-therapeutischer Maßnahmen. Wo aber diese sinnstiftende Erfahrung der Gemeinsamkeit fehlt und damit auch das entsprechende Verständnis für den existenziellen Zusammenhang von Kommunikation und Heilen, dort tut sich eine tiefe Kluft auf zwischen Ärzten und Patienten.

Trotz aller Propagierung des „Servicecharakters" ärztlicher Tätigkeit bleibt diese Kluft, wenn auch meist kaschiert, bestehen. Und nicht selten wird dieses Verhältnis als feindliche Gegnerschaft empfunden. Was übrig bleibt, ist Gesprächsroutine, die nicht einmal die für diagnostisch-therapeutische Verfahren notwendigen Informationen bereitstellt. So verwundert dann auch nicht der empirisch indizierte Umstand, dass weder Ärzte und Pflegepersonal ausreichend Bescheid über ihre Patienten wissen noch dass gar Patienten über genügend Informationen über die sie betreffenden medizinischen Interventionen und ihre möglichen bzw. erwartbaren Folgen verfügen.

Ganz zu schweigen davon, dass bloß routinierte Gesprächsabfertigung nicht annähernd jene notwendige, affektive Beziehung zum Patienten herzustellen vermag.

Es sind Erfahrungen des kommunikativen Scheiterns, der Enttäuschung, der Einsamkeit, des Nicht-verstanden-Werdens, die die Beziehung der Patienten zur Medizin und ihren Repräsentanten prägen. Der iatrogene – also durch das Medizinsystem selbst verursachte und den Patienten schädigende – Kommunikationsverlust ist ein alarmierendes Symptom für eine tiefgreifende geistige Krise des modernen Medizinsystems. Sie lässt sich mit bloßen angelernten Verbalstrategien nicht beheben. Die Sprache des Mitleids und Mitgefühls kennt keine Rhetorik! Und bloß antrainierte soziale Geschicklichkeiten werden dem existenziellen Anspruch ärztlicher Kommunikation nicht gerecht.

Erwartet werden nicht kommunikative Täuschungsmanöver, sondern ärztliche kommunikative Zuwendung zum Patienten. Diese aber lässt sich nicht in Wochenendseminaren antrainieren. Die Kraft der Kommunikation – nicht nur der ärztlichen Kommunikation, sondern jedes Sprechens – kommt aus der Authentizität, der Übereinstimmung der Worte mit dem sie tragenden Sein. Um mit M. Buber zu sprechen: „Das Grundwort Ich – Du kann nur mit dem ganzen Wesen gesprochen werden ... Wer Du spricht, hat kein Etwas zum Gegenstand. Denn wo Etwas ist, ist anderes Etwas, jedes Es grenzt an anderes Es, Es ist nur dadurch, dass es an andere grenzt. Wo aber Du gesprochen wird, ist kein Etwas. Du grenzt nicht.“[28]

Um dieses ärztliche Sprechen mit dem ganzen Wesen geht es. Hier auf bloßes Kommunikationstraining zu setzen, hieße genau das Gegenteil dessen zu erreichen, was zu erreichen notwendig wäre. Bestenfalls stehen dann am Ende Schauspieler, die Ärzte spielen – währenddessen wir Ärzte brauchen, deren Worte den Patienten nicht zum „Es“ degradieren, zum Objekt, zum austauschbaren Etwas, sondern im Patienten das „Du“ erkennen und anerkennen.

Im Widerschein des Leids

Die große Philosophin und Menschenfreundin Simone Weil schreibt: „Wer leidet, sucht sein Leid anderen mitzuteilen ... sei es durch Misshandlung, sei es dadurch, dass er ihr Mitleid hervorruft, um es so zu vermindern und derart vermindert er es in der Tat. Wer ganz unten ist, wen niemand bedauert, wer über niemand Gewalt hat, den er misshandeln könnte ... wer es nicht mitteilen kann, bei dem bleibt das Leid in ihm und vergiftet ihn.“[29]

Weil führt uns damit die Misere unseres kommunikativen Versagens vor Augen: Gerade immer dann, wenn es darauf ankäme, anderen die Chance einer Minderung von Leid dadurch zu eröffnen, dass wir es uns mitteilen lassen, verfallen wir in einen merkwürdigen, unheilvollen Zustand der Sprachlosigkeit oder flüchten in die verschiedensten Formen kommunikativer Abwehr. Leid wirkt ansteckend – und davor haben wir Angst.

Mitten in einer Situation nie gekannten Kommunikations-Überflusses kommt es unterhalb der Oberfläche des medieninszenierten Dauergeredes zu einem sich mehr und mehr ausdehnenden, kaum registrierten, unheimlichen Verstummen.

Simone Weil formulierte ihre Gedanken vor mehr als einem halben Jahrhundert. Aber erst heute – so scheint es – entfalten sie ihr eigentliches diagnostisches Potenzial: Wo und wem gegenüber können wir unser Leid mitteilen? Worin findet die moderne Informations- und Kommunikationsgesellschaft insgesamt die Möglichkeit, das sie belastende Leid, die mediale Dauerkonfrontation mit dem Elend der Welt mitzuteilen und mit-teilend zu verarbeiten?

Ist es nicht vielmehr so, dass die allgegenwärtige Gesundheitseuphorie, die alles vereinnahmende Fitness-, Wellness- und Happinesswelle lediglich die Kehrseite der kollektiven Verdrängung des Leidens der Gesellschaft an ihren eigenen, tiefen Wunden ist?

Um die Illusion fortwährenden psychischen und physischen Wohlbefindens aufrechtzuerhalten, müssen die existenziellen Fragen, die Fragen nach dem Unverfügbaren, jene nach Krankheit und Tod, wie man damit umgehen kann und damit umgehen soll, möglichst aus dem öffentlichen wie privaten Diskurs ausgeblendet werden. Wir werden in Teil IV auf die merkwürdige Dialektik dieses Prozesses noch näher zu sprechen kommen.

Weil aber Leiden systematisch verdrängt wird, kehrt es in anderer Gestalt wieder. Vieles spricht dafür, dass die wachsende Brutalisierung der Gesellschaft ein Ergebnis jenes kollektiven Zustands sprachlosen Leids ist – eines Leids, das sich nicht mitteilen kann, weil die Sprache des Leids nicht verstanden wird.

Wer sein Leiden nicht mitteilen kann, bei dem bleibt es in ihm und vergiftet ihn. Darin steckt auch ein radikaler kommunikationsethischer Imperativ: Nur wer die kommunikative Not verwandelt, verwandelt damit auch die existenzielle Not des anderen!

Kommunikation ist wesentlich mehr als der bloße Austausch von Worten. Kommunikation ist ein überaus komplexer Prozess wechselseitiger Teilhabe: Ich werde ein Teil von dir und du wirst ein Teil von mir. Und nur insofern dies geschieht, geschieht auch Verständigung. Nur wenn wir ineinander Eingang finden, findet Kommunikation und mit ihr auch Transformation statt. Unsere Worte können dem anderen zum Wohl und zum Heil oder aber zum Unheil und zum Schaden gereichen.

Das Wissen um diese existenzielle Dimension von Kommunikation, ihre fundamentale und unverzichtbare Bedeutung für diejenigen Zustände, die wir als „gesund“ oder „krank“ bezeichnen, ist uns allen – mitten in einer Inflation von Worten und Bildern, die schon deswegen nichts mehr bedeuten – weitgehend verloren gegangen.

Dass auch die etablierte wissenschaftlich-technische Medizin kaum kommunikative Sensibilität und nur wenig Ahnung von der lebenserhaltenden Wirkung von Kommunikation hat, vermag zwar angesichts der vorherrschenden Logik ihres mechanistischen Denkens nicht weiter zu verwundern, trägt aber entscheidend dazu bei, dass ihr immer mehr Menschen das Vertrauen entziehen und sich voll Enttäuschung von ihr abwenden ...

Die Medizin trifft das Problem pathogener Kommunikationsstörungen gleich mehrfach: Zum einen hat sie in immer stärkerem Ausmaß mit den vielfältigen psychosomatischen Folgen dieser kommunikativen Störungen in der Gesellschaft zu tun, ohne aber in der Lage zu sein, auch nur annähernd adäquat darauf zu reagieren.

So hat etwa Angst in den vergangenen Jahren weltweit zugenommen, aber diese soziale und kommunikative Ausdruckskrankheit „Angst" wird – nach Schätzungen der WHO – nur von einem Drittel der Ärzte richtig erkannt und behandelt, während sich der Rest auf die bloße Verabreichung von Psychopharmaka beschränkt.

Zum anderen leidet die moderne High-Tech-Medizin selbst – und mit ihr die Patienten – an quälendem Kommunikationsverlust. Damit trägt sie selbst nicht unwesentlich zu jenem beklagenswerten Zustand bei, zu dessen Behebung oder zumindest Linderung die Medizin beitragen soll. Die hoch entwickelte Medizin hat ein unterentwickeltes kommunikatives Gewissen.

Der Umstand, dass „Krankheit" und „Gesundheit" heute zum Millionengeschäft geworden sind, gibt Anlass zur Sorge und kann als Symptom einer allgemeinen Verfallserscheinung der medizinischen Kultur angesehen werden.[30]

Nicht weniger besorgniserregend, wenn auch nicht so spektakulär, ist die voranschreitende Dehumanisierung und Depersonalisierung der Beziehung zwischen Arzt und Patient und die damit verbundene pathogene kommunikative Verweigerung des Medizinsystems. Nur gibt es dafür – im Unterschied zum kriminellen Geschäft mit lukrativen Diagnosen, riskanten, aber gewinnträchtigen Therapien oder Manipulationen des Marktes durch die Pharmaindustrie, bei denen Ärzte bereitwillig mitmachen – weder Kläger noch Richter.

Einer der schärfsten Kritiker der etablierten Medizin, I. Illich, legt in seiner *„Nemesis der Medizin"* den Finger auf den wunden Punkt: „Bevor die Krankheit primär als organische oder Verhaltensabnormität aufgefasst wurde, konnte der Patient hoffen, im Auge seines Arztes einen Widerschein seiner eigenen Qual und die Anerkennung der Einmaligkeit seines Leidens zu entdecken. Was er heute findet, ist der unbeteiligte Blick eines mit Input-Output-Berechnungen befassten Buchhalters. Seine Krankheit wird ihm abgenommen und zum Rohmaterial für ein institutionelles Unternehmen gemacht. Sein Zustand wird nach abstrakten Regeln interpretiert, und zwar in einer Sprache, die er nicht versteht. Er wird über ihm fremde Gegenstände belehrt, die der Arzt bekämpft – aber nur insoweit der Arzt es für notwendig hält, sich der Kooperation des Patienten zu versichern. Der Arzt bemächtigt sich der Sprache: der kranke Mensch wird aller sinnvollen Wörter für seine Qual beraubt, die durch linguistische Geheimniskrämerei noch vermehrt wird."[31]

Der unbeteiligte Blick des medizinischen Buchhalters oder Geschäftsmannes, der keinen Widerschein des Leids des Patienten zeigt, hat zwar *auch* mit jener technisch-administrativen medizinischen „Nemesis" zu tun, die Illich beschreibt und kritisiert, und ist auch die Folge einer Verkommerzialisierung des medizinischen Berufsstandes.

Dennoch aber reicht die „Nemesis der Medizin" noch wesentlich tiefer: nämlich in die Tiefenschicht ärztlichen Seins, dorthin, wo der Arzt sich selbst in der Begegnung mit dem heilsuchenden Patienten als verwundet und heilungsbedürftig erkennt und davor zurückschreckt. Das bestimmt in nicht unerheblichem Maße das ärztliche Kommunikationsverhalten. Und vieles, was an kommunikativen Defiziten in der Beziehung zwischen Arzt und Patient aufbricht, hat darin seine eigentliche, wenngleich verborgene, Ursache.

Die mythologische Figur des griechischen Gottes der Heilkunst, des selbst verwundeten und leidenden Asklepios, beschreibt der Medizinhistoriker Karl Kerényi – ein in Epidaurus gefundenes Kultbild vor Augen – so: „Ihn selbst bedrängen ... die Leiden der Menschen, welche zu lindern sein Beruf ist."[32]

Dieses Bild des durch fremdes Leid bedrängten Arztes reicht längst nicht mehr in unsere Tage einer hoch spezialisierten High-Tech-Medizin. Was den Arzt neben seinem eigenen verdrängten Leiden vor allem anderen bedrängt, das sind die kaum einzulösenden Ansprüche einer unübersehbaren Zahl von Patienten, die – weil sie Gesundheit auf Knopfdruck erwarten – eher als „Impatienten" anzusehen sind; das sind die Ansprüche und Forderungen eines hoch bürokratisierten Medizinbetriebs, und das sind die damit einhergehenden selbstzerstörerischen Zweifel am Sinn des eigenen Tuns.

Man kann über Illichs Thesen eines krankmachenden medizinischen Fortschritts, den er „Iatrogenesis" nennt, streiten. Man kann darüber streiten, ob sich die etablierte Medizin tatsächlich zu einer ernsten Gefahr für die Gesundheit entwickelt hat, weil das „Gesundheitssystem" klinische Schäden produziert, „die schwerwiegender als sein potenzieller Nutzen" sind, weil dieses „Gesundheitssystem" die Verhältnisse, die die Gesellschaft krankmachen, begünstigt und weil dieses „Gesundheitssystem" schließlich „dem Einzelnen die Fähigkeit [nimmt], selbst zu gesunden und seine Umwelt zu gestalten".[33]

Über all dies kann man gewiss unterschiedlicher Auffassung sein. Kaum aber wird man über den Umstand des Vorhandenseins pathogener Kommunikationsstrukturen im modernen, arbeits- und verantwortungsteiligen anonymen Medizinbetrieb streiten können.

Je bedrohlicher das Empfinden von Angst und Entfremdung, je größer die Enttäuschung auch über die psychische, also kommunikative Vernachlässigung, desto größer die Bereitschaft, sich alternativen, komplementären Heilmethoden zuzuwenden. Weltweit kehren die Menschen der naturwissenschaftlichen High-Tech-Medizin den Rücken zu. Die Schulmedizin ist alarmiert, weil sie zugleich mit ihrem Ansehen ihre Kunden und schließlich auch ihre teuer finanzierte Daseinsberechtigung zu verlieren droht.

Weit mehr als die Hälfte der Deutschen halten die Naturheilverfahren für besser als die Schulmedizin, jeder zweite Österreicher nimmt komplementärmedizinische Methoden in Anspruch, mehr als ein Drittel der Amerikaner nutzen alternativmedizinische Therapieangebote. 90 % der Österreicher wünschen eine komplementärmedizinische Begleittherapie[34].

Wachsende Teile der Bevölkerung formieren sich in Selbsthilfegruppen zu einer Art Notgemeinschaft gegen die Monopolisierung derjenigen Prozesse, die als „gesund" oder „krank" bezeichnet werden. Alleine in der BRD existieren schätzungsweise einhunderttausend Selbsthilfegruppen. Es sind dies Notgemeinschaften auch gegen die systematische, kommunikative Verweigerung der herrschenden Medizinbürokratie, gegen eine medizinische Alltagsroutine, der die Sprache des Leidens, der Trauer, aber auch der Hoffnung und der Heilung fremd ist.

Man kann die sogenannten Kunstfehler auflisten, die Irrtümer und Nachlässigkeiten öffentlich zu Gehör bringen – die „kommunikativen Pannen" im Medizinbetrieb bleiben jedoch ungesagt und ungesühnt. Wer sollte denn „kommunikative" Verweigerung und seelische Vernachlässigung einklagen? Wie wäre der Schaden zu bewerten? Welche Instanz vermöchte darüber zu urteilen und nach welchen Parametern?

Dennoch hat das Problem mangelnder Kommunikation im Medizinbetrieb zumindest auf der Ebene der Spitalsorganisation Aufmerksamkeit bis in die Gerichtssäle hinein gefunden: So konnten etwa Shapiro et al. in ihrer Studie über Schadensersatzklagen gegen Ärzte in den USA zeigen, dass zwei Drittel aller vorgenommenen Fehlbehandlungen vermieden werden hätten können oder einen begrenzteren Schadensverlauf genommen hätten, wenn Ärzte und Patienten besser miteinander kommuniziert hätten.[35]

Geht man davon aus, dass in amerikanischen Krankenhäusern jährlich rund 180.000(!) Patienten durch Fehler des Krankenhauspersonals sterben, dann lässt sich die Bedeutung verbesserter Kommunikation auf allen Ebenen deutlich ermessen.[36]

„Kommunikation" ist also nicht nur eine unverzichtbare Dimension erstrebenswerter Lebensqualität gerade in der Krankheit – „Kommunikation" ist der seidene Faden, an dem unmittelbar das Leben hängen kann.

Wir brauchen nicht nur den wissenschaftlich-technologischen Fortschritt in der Medizin, sondern – noch viel dringender – einen Fortschritt in den Beziehungen zwischen der Medizin und den Menschen, die zu ihr Zuflucht nehmen. Die moderne Medizin als eine automatisierte Welt des Schweigens – nicht eines erfüllten Schweigens, sondern eines leeren Verstummens – ist unmenschlich und untragbar. Mit billigen rhetorischen Tricks ist da niemandem wirklich gedient – weder den heilungsbedürftigen Patienten noch auch den auf ihre Weise heilungsbedürftigen Ärzten.

Der Mensch als kommunikatives Netzwerk

Nicht selten trifft man auf Ärzte, die aus dem engen Korsett naturwissenschaftlichen Denkens auszubrechen versuchen und nach neuen Horizonten einer philosophischen Grundlegung der modernen Hochleistungsmedizin suchen.

Es ist abzusehen, dass eine solche neue Philosophie der Medizin nur darin bestehen kann, die Bedeutung des menschlichen Geistes, die Bedeutung der Gedanken, Vorstellungen und Gefühle, letztlich die Bedeutung der Spiritualität für die psycho-physische Befindlichkeit, für das Finden des „rechten Maßes" zu entdecken bzw. wieder zu entdecken.

Platon verstand unter „Gesundmachen" das Herstellen ebendieses rechten Maßes, der rechten Mitte, des Angemessenen (μεσότηζ). Und mit gutem Grund gehen „Medizin" und „Meditation" auf eine gemeinsame etymologische Wurzel zurück.

Mit der schrittweisen Entschlüsselung der heute noch weithin rätselhaften Zusammenhänge zwischen Körper, Seele und Geist, wie dies die noch junge Disziplin der Psychoneuroimmunologie eindrucksvoll versucht, eröffnen sich neue Perspektiven für ein ganzheitliches medizinisches Selbstverständnis.

Dazu gehört die Wahrnehmung des Menschen als „kommunikatives Netzwerk". Sie ist die Grundlage für die Entwicklung einer neuen „medizinischen Kommunikationskultur".

Denn nur eine kommunikative Medizin kann die Bedingungen dafür bereitstellen, dass es bei erkrankten Menschen zu einer heilsamen Beziehung zwischen Geist und Körper kommen kann.

Es sind mentale Bilder und Glaubensüberzeugungen, die Immunreaktionen am Krankheitsherd zu schaffen vermögen – es sind aber auch die positiven menschlichen Kommunikationsbeziehungen, die sanative Wirkungen entfalten.

Kommt es hingegen zum zwischenmenschlichen Verstummen, zum Verstummen der Zwischenmenschlichkeit, dann verstummt auch der Geist des Menschen und mit ihm die Kraft zur (Selbst-)Heilung.

In Anlehnung an Simone Weil könnte man sagen: Wer sein Leiden nicht mitteilen kann, dessen Geist vermag auch keine heilende Kraft zur Steuerung des Krankheitsgeschehens zu entfalten.

Der Weg zu einer neuen Philosophie der Medizin ist unabdingbar und vordringlich mit der Entwicklung einer neuen medizinischen Kommunikationskultur verbunden. Und da ist jeder Tag, der versäumt wird, ein Tag zu viel an nicht gelindertem Entsetzen, ein Tag zu viel an lähmender Angst und zermürbender Ungewissheit, ein Tag zu viel an Leid, das vergiftet, weil es nicht mitgeteilt werden kann ...

Der Psychologe Max Picard hat es in unüberbietbarer Klarheit so ausgedrückt:

„Der Mensch wird mehr durch das Wort als durch alles andere bestimmt, er hängt mehr mit dem Wort zusammen als mit seiner Gestalt ..." Und: „Hat der Mensch das Wort nicht mehr, in welchem die Wahrheit ist und welches das Da-sein erzeugt, so wird seine Gestalt zur bloßen Erscheinung, und dieses Erscheinungshafte erzeugt auch Erscheinungshaftes, Verschwindendes, Fliehendes." Es ist das Wort, das „den Menschen aus der bloßen Gegenwärtigkeit des Augenblicks ... in den Augenblick, der dauert, in ein Da-sein [holt]".[37]

Unser kommunikationsgestörtes, „malignes" Medizinsystem lässt die Gestalt der Patienten wie auch die Gestalt der Ärzte, die dieses System repräsentieren und exekutieren, zur flüchtigen Erscheinung verkommen ...

Der Mensch wird mehr durch das Wort als durch alles andere bestimmt – und es ist das Wort, in welchem die Wahrheit ist, das das Da-sein erzeugt!

Hinter dieser unendlich tiefreichenden Einsicht verbirgt sich die ganze Programmatik einer kommunikativen Medizin.

Was der Medizin nottut, was uns allen im Umgang miteinander nottut, ist die Einsicht, dass Kommunikation lebenswichtig – überlebenswichtig – ist. Und dass die heilsame Kraft des Wortes aus der Kraft unseres Mitgefühls mit dem anderen, der Kraft auch unserer positiven Überzeugungen, vielleicht auch der Kraft unseres Glaubens kommt ...

Dafür möchte dieses Buch einen Beitrag leisten.

Teil 1

Das Elend der medizinischen Kommunikation

1. Vertrauenskrise als Kommunikationskrise

Es gibt einen direkten Zusammenhang zwischen der tiefen Vertrauenskrise, in der sich das moderne Medizinsystem befindet, und der vielfach belegten und beklagten Kommunikationsarmut zwischen Arzt und Patient.

Zum kranken „Gesundheitssystem" gehört nicht nur seine Unfinanzierbarkeit, dazu gehören nicht nur die vielfach verschiedenen pathogenen Folgen des modernen, hoch technisierten Medizinsystems – zu diesem kranken Gesundheitssystem gehört auch eine zutiefst inhumane, krankmachende Kommunikationsstruktur, an der sowohl Ärzte als auch Patienten leiden.

Die einen „brennen aus", weil sich ihnen zunehmend der Sinn ihres ärztlichen Tuns verschließt, die anderen werden im hoch bürokratisierten, arbeitsteilig organisierten und anonymen Medizinbetrieb systematisch um die Chance sinnhafter Erfahrung ihres Krankseins gebracht.

Noch nie zuvor war der Standard der medizinischen Versorgung so groß – noch nie zuvor war aber zugleich die Kluft zwischen dem Ärztestand und den Patienten so tief wie heute. Inmitten des allgegenwärtigen wissenschaftlich-technischen Fortschritts blieb der Fortschritt in der Beziehung zwischen Arzt und Patient auf der Strecke. Womit wir heute zu tun haben, ist ein Zustand nur mühsam kaschierter Sprachlosigkeit zwischen beiden.

Subjektive Erfahrungen von Patienten und empirische Befunde gleichen einander: Zeitmangel, unzureichende Kommunikationsbereitschaft, mangelndes Einfühlungsvermögen, Unverständnis für den subjektiven Leidensdruck und Unverständlichkeit der verwendeten medizinischen Fachsprache sind die am häufigsten genannten Kritikpunkte, die Patienten Ärzten vorwerfen.[38]

Eine groß angelegte repräsentative Studie aus dem Jahr 2003, bei der Patienten in acht europäischen Ländern über ihre Einstellungen und Erwartungen befragt wurden,[39] macht deutlich: Unabhängig von unterschiedlichen kulturellen und gesundheitspolitischen Gegebenheiten fühlen sich Patienten in Europa nicht gut genug über Diagnosemöglichkeiten und Therapieverfahren informiert, wünschen sich bessere Kommunikation mit dem Arzt und erwarten in allen untersuchten Ländern ein hohes Maß an Mitwirkung bei den Entscheidungen über ihre Behandlung.

Mehr als die Hälfte der Befragten (51 %) möchte in den Entscheidungsprozess miteingebunden sein, knapp ein Viertel bevorzugt autonom zu entscheiden (23 %), ein Viertel (26 %) will die medizinischen Entscheidungen ganz dem Arzt überlassen. Jüngere Patienten sehen die Informations- und Kommunikationsbereitschaft von Ärzten kritischer als ältere Menschen und lassen ein höheres Maß an Kritik und Skepsis an den Leistungen des Medizinsystems erkennen.

Die Ergebnisse bestätigen einen Trend, der sich schon Mitte der 1990er Jahre aus österreichischen Daten ablesen ließ[40]: 37 % der repräsentativ befragten Österreicher glaubten, dass sich Ärzte nicht genügend Zeit für Patienten nehmen. Die höchste Unzufriedenheit mit der knappen zur Verfügung stehenden oder gestellten Zeit zeigte sich in der Gruppe der bis zu 50-Jährigen (42 %), der Selbstständigen bzw. freiberuflich Tätigen (63 %) und der Landwirte (86 %). Überdurchschnittlich zufrieden mit dem ärztlichen Zeitbudget waren die über 50-Jährigen, Arbeiter (47 %) und Pensionisten (55 %). Mit zunehmendem Alter dürfte die Chance, überhaupt kommunikativen Kontakt mit dem Arzt haben zu können, wichtiger sein als die Kontakt- bzw. Kommunikationsdauer.

Schwerer noch als der beklagte ärztliche Zeitmangel wog der Mangel an Interesse an den Problemen der Patienten. Dieses Gefühl, dass Ärzte nicht wirklich an den Problemen ihrer Patienten interessiert sind, hatte jeder fünfte Österreicher (21 %). Zwar signalisierte noch die Mehrheit Vertrauen in die Ärzteschaft (61 %), aber immerhin 15 % der Österreicher stimmten der Aussage zu: „Ich traue den Ärzten nicht. Sie können nicht wirklich helfen.“; und fast ein Viertel aller Österreicher (24 %) ist sich nicht sicher, ob man Ärzten trauen soll oder nicht. Zu den Zweifelnden zählten überdurchschnittlich viele Frauen (27 %), die Gruppe der bis 30-Jährigen (32 %), Beamte und Angestellte (30 %) sowie ein auffallend hoher Anteil von Schülern und Studenten (38 %).

44 % der Befragten waren der Meinung, dass der kranke Mensch etwa im Spital dem System gegenüber ausgeliefert sei und auf die Behandlung keinen Einfluss nehmen könne; 35 % fühlten sich als Patienten ernst genommen und glaubten, bei medizinischen Entscheidungen selbst mitbestimmen zu können.

Was also auch diese Ergebnisse signalisieren: Es gibt zwar ein gewisses Grundvertrauen in die moderne Medizin, aber immer deutlicher wird zugleich, dass sich in den europäischen Gesellschaften ein rasanter Bewusstseinswandel vollzieht, der sich vor allem an den veränderten, wesentlich kritischeren und partizipativen Erwartungshaltungen gerade jüngerer Menschen ablesen lässt.

„Doctors need to wake up, public attitudes are changing faster than they realise and this is leading to a gulf between what people want and the way in which health care is currently being delivered ... The warning signs are loud and clear and if health officials don't sit up and take notice, then people will lose faith in the way the system is being delivered", fasst die für die europäische Patientenstudie verantwortliche Leiterin A. Coulter die Problematik zusammen.[41]

Zu wenig Information und Kommunikation, Zeitmangel, empfundenes Desinteresse und Zweifel an der Lösungskompetenz der Medizin insgesamt sind deutliche Signale einer ernsten, folgenschweren Vertrauenskrise der etablierten Medizin. Paradoxerweise eskaliert diese Vertrauenskrise in einer Zeit, in der die Gesellschaft gerade einen besonders hohen Bedarf an heilstiftenden Vertrauensbeziehungen hätte. Denn das, woran unsere Gesellschaft heute zunehmend leidet, ist mit dem Instrumentarium der modernen Medizintechnologie vielfach weder zu lindern noch gar zu beheben: „Zwei Drittel der Patienten, die eine vertragsärztliche Praxis in Deutschland aufsuchen, leiden an sogenannten psychosozialen Befindlichkeitsstörungen, einem diffusen Gemisch aus unterschiedlichen Symptomen, die Leiden ausdrücken, ohne dass mit einem biomedizinisch reduzierten Menschenbild und einer medizinisch-apparativen Diagnostik letztlich erfasst werden kann, worum es geht ...", diagnostiziert der ehemalige Präsident der Berliner Ärztekammer, E. Huber. Und er fügt hinzu: „Dass über die Seele der deutschen Nation und den Körper unserer Republik zur Zeit Ängste laufen, steht außer Frage. Und alle sensiblen Mediziner, Psychologen, Sozialarbeiter, Krankenschwestern melden mir zurück, dass Angst zugenommen hat die letzten Jahre. ... Und wenn Sie sehen, welche körperlichen Ausdrucksweisen Angst sich nehmen kann, können Sie auch gut verstehen, wie teuer, aber auch wie dysfunktional eine rein körperorientierte Hilfe ist, wie unerträglich schlecht das reine Maschinenbild vom Leben der Bürgerschaft im Lande wirklich hilft. Die soziale Ausdruckskrankheit, die hier am Beispiel der Angst wirklich dargestellt ist, ist auch eine kommunikative Krankheit, so dass in der Tat der Arzt in mir erkennen muss, dass vielleicht Kommunikatoren in der Zukunft bessere Heiler als die Biomediziner von heute sind."[42]

Untersuchungen in den USA belegen, dass 74 % aller Beschwerden, die Patienten in Krankenhäusern vorbrachten, unbekannte Ursachen hatten und auf „psychosoziale" Faktoren zurückzuführen waren. Ähnliches gilt für Arztbesuche: zwischen 60 % und 90 % aller Arztbesuche erfolgten aus stressbedingten Gründen.[43]

Kommunikative Zuwendung wird gesucht – Psychopharmaka werden verordnet: Die Zahl der schweren psychischen Erkrankungen hat sich zwar in den vergangenen Jahren nicht erhöht, aber dafür umso mehr die Zahl der leichten Depressionen und psychosomatischen Beschwerden. Beispielsweise zeigen Studien zur psychischen Gesundheit in Zürich: 30–40 % der Männer und 50–60 % der Frauen im Alter zwischen 20 und 30 Jahren klagten über psychosomatische Beschwerden. Jede vierte junge Frau hat bereits ärztliche Hilfe bei einer Depression in Anspruch genommen.[44]

Über diese Entwicklung schreibt der amerikanische Kardiologe H. Benson, auf dessen Forschungsarbeiten wir uns in Teil II noch näher beziehen werden: „Für diese Beschwerden lassen sich vermutlich keine Ursachen finden, und sie lassen sich mit den Medikamenten und Methoden, auf die die moderne Medizin sich fast ausschließlich verlässt, nicht wirkungsvoll behandeln. Mit anderen Worten, in den meisten Fällen gehen wir mit unseren gesundheitlichen Problemen zu einer Ärzteschaft, die uns mit ihren äußerlichen Werkzeugen und Apparaten nicht zu heilen vermag. Daher wäre es gut, wenn sich die Ärzte stärker auf unsere inneren Mechanismen stützten.

Viele Erfolge der modernen Medizin sind gar nicht auf die Heilkraft dessen zurückzuführen, was der Arzt tut oder verordnet. Wir sollten anerkennen, dass der Erfolg vieler unserer Behandlungsmethoden in Wahrheit auf der dem Menschen innewohnenden Heilkraft beruht.“[45]

Zu ähnlicher Schlussfolgerung kommt auch E. Huber, wenn er fordert: „Der Arzt wird lernen müssen, aus seinem mühseligen, anstrengenden Kreislauf der perfekten Medizin auszusteigen, und der Mediziner wird morgen sehr viel mehr Kommunikator der Hilfe sein als heute. Wir brauchen nicht mehr Bioingenieure, wir brauchen eher Spezialisten für menschliches Leben und Überleben, Spezialisten für Menschlichkeit im Leben und Sterben.“[46]

Davon sind wir noch weit entfernt! Und die bloße Forderung nach mehr Menschlichkeit in der Medizin verhallt ungehört, wenn nicht zugleich die Wege gewiesen werden, wie sich diese Forderung verwirklichen lässt. Welche Richtung dabei auch immer eingeschlagen wird – der Weg führt immer über die Grundhaltung des Mitgefühls und ein waches, kommunikatives Gewissen.

Kommunikative Deformation – versäumte Möglichkeiten

Zwar häufen sich die Befunde kommunikationspathologischer Deformation, aber diese Fehlentwicklung wird entweder geleugnet oder aber als Preis des medizinischen Fortschritts und schließlich als in Kauf zu nehmender, aber im Großen und Ganzen durchaus akzeptabler Notzustand missverstanden! Schließlich hat man ja etwa als niedergelassener Arzt täglich zwischen 50 und 70 Patienten, die versorgt werden müssen ...

„Kommunikation“ wird so als verzichtbarer Faktor ärztlichen Handelns betrachtet. Vergessen oder verdrängt wird aber, dass damit die Medizin Leiden zufügt – Leiden, das im Mangel an kommunikativer Zuwendung begründet liegt.

Die Kommunikationskrise spiegelt direkt die Krise des modernen Medizinsystems wider. Nirgends kommt diese deutlicher und mit bedrohlicheren Konsequenzen zum Ausdruck als im klinischen Bereich. Hier ist der Patient am unmittelbarsten dem Zustand der Würdelosigkeit, dem Zustand der Entmündigung durch kommunikative Isolation ausgesetzt. Diese Entmündigung beginnt mit der Erfahrung asymmetrischer Kommunikation am Krankenbett und endet mit dem anhaltenden, krankmachenden Gefühl, nicht zu verstehen und selbst nicht verstanden zu werden.

In einer empirischen Studie zur asymmetrischen Kommunikation bei klinischen Visiten konnte etwa der deutsche Medizinsoziologe J. Siegrist zeigen, dass Ärzte bei Schwerkranken signifikant häufiger mit asymmetrischem Verbalverhalten reagieren als bei prognostisch günstigeren Patienten (92 % zu 36 %). Also je kranker ein Patient ist, desto weniger wird er aktiv in das Gespräch einbezogen, wenn er überhaupt zu Wort kommt! Zudem gehen 80 % aller Initiativen im Arzt-Patienten-Gespräch von den Ärzten aus. Visiten dauern im Durchschnitt zwischen drei und vier Minuten pro Patient. Diese Zeit wird zwischen 50 % und 60 % vom Arzt bestritten, 10 % entfallen auf andere Teammitglieder. Nur 40 bis 60 Sekunden werden dem direkten Dialog mit dem Patienten gewidmet. Da fällt schon nicht mehr ins Gewicht, dass pro Visite drei Fachtermini verwendet werden, ohne dass sie dem Patienten erklärt werden.[47]

Hierbei handelt es sich nicht um Ausnahmeerscheinungen: Nach einer Studie der Deutschen Angestelltenkrankenkasse, in der 12.000 Patienten in Hamburg befragt wurden, beklagten die meisten Krankenhauspatienten eine psychisch unzureichende Behandlung. Nur ein Drittel der Befragten fühlte sich vom Personal ausreichend emotional unterstützt.[48]

In den Arztpraxen läuft die Kommunikation nicht besser: 97 % der von Emnid 1995 befragten Bürger in der BRD wünschen sich, dass das Gespräch mehr in den Vordergrund der Behandlung treten solle.[49] An diesen Befunden hat sich bis heute nichts geändert. Nach wie vor beklagen Patienten den Kommunikationsnotstand in Praxen und Kliniken. In solchen emotional schwer gestörten und auf ein Minimum reduzierten, asymmetrischen Begegnungen kommt nichts mehr von dem zum Tragen, was dem eigentlichen existenziellen Anspruch einer heilsamen Begegnung zwischen Arzt und Patient entsprechen würde: die Wahrnehmung des Menschen in der Ganzheit seiner körperlichen, seelisch-geistigen und sozialen Beziehungen.

Der Onkologe und ehemalige Präsident der Deutschen Krebsgesellschaft, G. A. Nagel, stellt mit Blick auf das aktuelle Spannungsfeld zwischen wissenschaftlicher Medizin und (komplementärer) Naturheilkunde fest: „Ob naturheilkundliche Medizinschulen in diesem Sinne humanistisch-ganzheitlich sind, soll dahingestellt bleiben. Die wissenschaftliche Onkologie im akademisch-orthodoxen Gewande ist es nicht. Ihr zentraler Gegenstand ist die Krankheit und deren Pathophysiologie, aber nicht die Physiologie des Krankseins. Außer einer Flut von schwer verständlichen Informationen über neue wissenschaftliche Erkenntnisse und Technologien und außer der wissenschaftlichen Basis von Krankheitsentwicklung, -symptomatik, -diagnostik und -therapie hat sie in Lehre und Praxis kein systematisches Konzept anzubieten, wie dem kranken Menschen in seinen rational und nicht rational fassbaren Leidensebenen und Heilvorstellungen begegnet werden kann.“[50]

Und er stellt in kritischer Betrachtung der modernen Onkologie eine interessante, an das Selbstverständnis der wissenschaftlichen Medizin insgesamt rührende Frage: „Finden etwa unsere in Studien erarbeiteten Konzepte und Erkenntnisse zum Wesen maligner Tumore nicht nur deswegen mangelnde Akzeptanz, weil wir sie ungenügend in eine dem ‚Publikum‘ verständliche Sprache übersetzen, sondern auch weil wir mit der Überprüfung unserer Mittel auch das Nichtwissen als Basis für Hoffnung und Wunderglauben, beide so wichtig, wo der Tod droht, und damit auch das Geheimnisvolle und Magische aus der Medizin hinweggeprüft haben? Gibt es vielleicht sogar eine zu respektierende Grenze des Erkennens von Lebensvorgängen (etwa des eigenen Schicksals), deren Überschreitung mit der Conditio Humana nicht mehr vereinbar ist?

Die Aussage des krebskranken Menschen, einer angeblich gnadenlosen Medizin ohnmächtig ausgeliefert zu sein, ist sie nicht im Grunde die Klage gegen ein ungerechtes, gnadenloses Schicksal?

Braucht der Mensch die wissenschaftliche Medizin geradezu als ‚Sündenbock‘, als ein Feld, auf welches er den Widerstreit seiner Gefühle anstelle von der Selbstanklage oder dem Hadern mit Gott verlagern kann?

Die Faszination der Naturheilkunde – liegt sie nicht gerade darin, dass sie mit ihren unscharfen Erlösungs- und Heilversprechungen, unter Berufung auf die Leben spendende Natur, das ordnende Wirken kosmischer Kräfte oder die Wiedergeburt in Ritus und Magie zu etwas Verlorengeglaubtem zurückführt?“[51]

Mag sein, dass die wissenschaftliche Medizin und die Kritik an ihr für Patienten auch als Projektionsfläche verschütteter emotionaler und spiritueller Bedürfnisse dient. Selbst wenn es so wäre, bedeutet dies aber keineswegs eine Entlastung der Medizin. Im Gegenteil: Gerade deswegen steht sie vor der Herausforderung, auf diese seelischen und vielfach auch verborgenen spirituellen Bedürfnisse der Patienten zu reagieren. Und das kann nur auf dem Weg empathischer Beziehung, also im Medium einfühlsamer Kommunikation gelingen.

Die Medizin kann sich eben nicht auf das Feld wissenschaftlicher Hypothesenprüfung und Beweisführung zurückziehen – in der Annahme, ihre wissenschaftlichen Tatsachen wären auch für den Patienten zwingend und hinreichend sinnstiftend. Das eben sind sie nicht: Die wissenschaftliche Rationalität der Medizin und die Ir-rationalität des Patienten – seine verborgenen Ängste, Hoffnungen und Heilserwartungen – sind nur äußerst bedingt miteinander versöhnbar.

Man muss es deutlich sagen: Die Liebe zum wissenschaftlichen Detail hat eben nichts mit der Liebe zum Menschen zu tun, der er zum Leben, aber vielleicht mehr noch zum Sterben bedarf. Das ist der eigentliche Kern des Problems – nicht die von Nagel unterstellte Faszination „unscharfer Heilsversprechen“ der Alternativmedizin.

Im Übrigen: Die Heilsversprechen der sogenannten wissenschaftlichen, „evidence based“ Medizin beruhen auf statistischen Prognosen und sind bezogen auf den Einzelfall mindestens so unscharf wie diejenigen der Erfahrungsheilkunde – speziell, wenn es um schwere bzw. chronische Erkrankungen geht.

Heute ist es doch so: Zum gnadenlos empfundenen Schicksal der Krankheit kommt eine ebenso als gnadenlos empfundene Medizin hinzu. Oder anders formuliert: Das Schicksal der Krankheit wird deswegen als gnadenlos empfunden, weil die Medizin als gnadenlos erlebt wird.

Eine solche Medizin, der das Mitgefühl fremd geworden ist, ist auch unempfindlich gegenüber dem Prinzip Hoffnung, an das sich jeder Patient klammert. Für diese in unserer einseitig rationalistischen Welt verloren gegangene, im Numinosen liegende Erlösungs-Hoffnung ist eine positivistische, wissenschaftliche Medizin in der Tat blind und unempfindlich. Sie ist eben nicht offen für die seelisch-geistige und wohl auch spirituelle Dimension des Krankseins und bleibt damit ohne tröstliche Gewissheit.

Die Mechanismen medizinischer Gesprächsroutine in Kliniken und Arztpraxen lassen gerade das nicht zu, was man in Anlehnung an Karl Jaspers als „existenzielle Begegnung" zwischen Arzt und Patient bezeichnen könnte.

Die Begegnung zwischen Arzt und Patient ist ja insofern existenziell, weil in dieser Begegnung immer auch – meist unausgesprochen – die Beziehung zum Unverfügbaren, zum Leiden, letztlich zum Tod mitschwingt. Es handelt sich hierbei also um eine der wenigen nicht-trivialisierten Kommunikationsbeziehungen, die uns, mitten in einer Situation unaufhaltsamer Inflation an Worten, deren Sinn- und Bedeutungsgehalt längst verloren gegangen ist, noch verblieben sind.[52]

Diese Chance bleibt aber weitgehend ungenützt und die damit verknüpften, tiefen, unausgesprochenen Hoffnungen und Sehnsüchte nach Existenzorientierung unerfüllt! So wird die Arzt-Patienten-Begegnung letztlich zu einer für beide Seiten verlustreichen Begegnung. Sie ist in der Regel das Gegenteil dessen, was existenzielle und daher auch existenztragende Kommunikation sein könnte.

Was meint in diesem Sinn existenzielle Kommunikation? Existenzielle Kommunikation schließt beide Partner in eine Art Schicksalsgemeinschaft ein, in der die Entwicklung des einen an die Entwicklung des anderen gebunden ist. Existenzielle Kommunikation, wie sie Karl Jaspers beschreibt, geschieht „... ohne Machtwillen auf dem gleichen Niveau, auf dem jedes Voran des Einzelnen nur erfolgt, wenn der Andere vorankommt, jeder Verlust des anderen eigener Verlust ist; sie (ist), das Zerbrochensein allen Seins für uns nicht übersehend, offen für Transzendenz".[53]

Das ist die Zielvorgabe für eine glückende Arzt-Patienten-Beziehung. Während die kommunikative Praxis in Spitälern und Ordinationen oft von ganz anderen Motiven getragen ist: von Macht, Geld und Ignoranz. Damit werden beide zum Verlierer – die Patienten, weil sie um die Sinnerfahrung ihres Leidens gebracht werden, nicht weniger aber auch die Ärzte, weil sie sich in der Abschottung gegen den Patienten selbst um die Sinnerfahrung ihres ärztlichen Tuns bringen.

Es ist schon so, wie Jaspers sagt: „Selbstsein und Wahrsein ist nichts anderes als bedingungslos in Kommunikation sein. ... Existenz wird nur dann sich offenbar und damit wirklich, wenn sie mit der anderen Existenz, durch sie und zugleich mit ihr, zu sich selbst kommt.“[54]

Darin liegt der eigentliche Anspruch einer nicht-trivialisierten Kommunikationsbeziehung, wie sie gerade die Arzt-Patienten-Beziehung sein sollte.

Kommt dieses „Zerbrochensein allen Seins“ nicht gerade in der schweren Krankheit, in der Erfahrung: nichts ist so, wie es früher einmal war, mehr als deutlich zum Ausdruck?

Müsste nicht zwischen Arzt und Patient das gleiche Niveau der Beziehung vorherrschen und gerade nicht der Machtwille des Arztes in der Durchsetzung seines Interpretationsmonopols, was diagnostische und therapeutische Maßnahmen betrifft? Und ist es nicht so, dass die alles durchdringende Empfindung von Verlust im Erleben von Krankheit fast nie durch die Wahrnehmung und Erfahrung eines Zugewinns an Mitgefühl und kommunikativer Zuwendung aufgewogen wird?

Bleiben damit nicht Arzt und Patient weit hinter den Möglichkeiten einer gegenseitig bereichernden und daher heilsamen Begegnung zurück?

Angst, Ohnmacht und die Bedeutung ärztlicher Information

Die kommunikative Ausgangssituation für den Patienten wird vor allem durch drei elementare, in den Kern des subjektiven Selbstwertgefühls zielende Grundemotionen bestimmt: durch die Angst, das Erleben des Kontrollverlusts und die Verletzung der Intimität.

Angst ist eine Grundemotion, die eine hohe Sensibilität, ja Übersensibilität in der Wahrnehmung des Gegenübers bewirkt. Ein Patient, der zum ersten Mal in eine Praxis kommt, fährt hunderte Antennen aus, die alles gleichzeitig wahrnehmen.

Die Arzt-Patienten-Beziehung ist zunächst also eine angstbesetzte Situation – und Schmerz tut sein Übriges dazu.

„Angst“ ist immer auch Angst vor Kontrollverlust. Der Patient befindet sich in einer besonderen Situation der Schutzlosigkeit. Er ist in der Defensive, dem, was auf ihn zukommt, ganz ausgeliefert, ohne irgendeine Chance steuernd in den weiteren Verlauf eingreifen zu können. Der Mensch fühlt sich aus seiner Mitte geworfen – ihm gegenüber eine labyrinthische Unüberschaubarkeit des Geschehens, des inneren wie des äußeren Geschehens.

Verloren geht durch die plötzliche Erfahrung des Krankseins das, was Max Scheler als „metaphysischen Leichtsinn“ bezeichnete. An seine Stelle tritt die Auseinandersetzung mit den Beschwernissen des Alters, des Krankseins, des Leidens, die Auseinandersetzung mit dem Gefühl: „Alles ist anders, als es früher einmal war ...“

Zur Angst und zum Gefühl des Kontrollverlusts kommt vielfach das Erleben des Verlusts von Intimität. Die Preisgabe der Intimität zwingt den Patienten in eine Art Demutshaltung. Ärztliches Handeln dringt oft in den Intimbereich des Menschen und erfordert daher mehr als bloß medizintechnische Kompetenz. Hier geht es auch und vor allem um eine entscheidende psychische Dimension der Begegnung. Die mitunter ungeheure psychische Belastung einer Funktionsstörung mit all den weitreichenden Folgen für die Existenz des Menschen muss hier nicht weiter erläutert werden. Genau genommen geht es ja bei jedem Eingriff um eine zentrale Dimension menschlicher Existenz: um Identität und – im negativen Fall – um Identitätsverlust bei eingeschränkter Funktionsmöglichkeit. Das betrifft den Zahnarzt genauso wie den Urologen.

Intimbereiche sind mit kulturell tradierten Tabus geschützt – auch geschützt vor kommunikativem Zugriff, indem „man“ eben nicht darüber spricht. Denn wenn man über etwas reden kann, dann kann man es sich auch verfügbar machen. Hier bedarf es großen Respekts und großer Einfühlungsgabe! Mit sogenannten „lockeren Sprüchen“, „gespieltem Unernst“ oder Zynismus ist es dabei nicht getan.

Es gibt aber noch eine andere, häufig eingesetzte Form vermeintlicher Enttraumatisierung des Geschehens. Sie besteht darin, Angstminderung durch Versachlichung bzw. Objektivierung zu erreichen. Damit einher geht die

Absicht, Autorität und Kompetenz des Arztes zu bekräftigen. Versachlichung verhilft aber nur bedingt zur Distanz des Patienten zu seiner eigenen, ihn ängstigenden und bedrängenden Situation. Um ein Verhältnis zu sich selbst und seiner Situation finden zu können, bedarf es nicht wissenschaftlich-begrifflicher Sachlichkeit und Distanz, sondern gerade im Gegenteil eines begleitenden ärztlichen Nahverhältnisses, ja in gewissem Sinne der ärztlichen Identifikation mit dem Leiden des Patienten.

Angst ist ein elementarer Stressfaktor, der nicht nur die Wahrnehmung und Verarbeitung medizinischer Informationen beeinträchtigt, sondern auch die Fähigkeit des Menschen, sich aktiv mit seiner Krankheit auseinanderzusetzen und das sanative Potenzial, das in ihm steckt, zu aktivieren. Die moderne hochgerüstete Apparatemedizin ist in ihrem gesamten Erscheinungsbild eine Angst machende Medizin. Was anderes als Angst und das Gefühl der Bedrohung kann der Patient empfinden? Wo keine Kommunikation stattfindet, da ist Angst – und ein durch eigene Hilflosigkeit verstärktes Gefühl von Ohnmacht. Angst macht hörig und willfährig. Ängstliche Patienten sind leichter steuerbare Patienten.

Denn es hängt vom emotionalen Zustand des Patienten ab, wie er auf unterschiedliche Kommunikationsstile reagiert. Eine norwegische Studie der Universität Oslo erhärtete den Verdacht, dass Patienten mit hohem Angstprofil deutlich häufiger mit einem patriarchalistischen, arztzentrierten Kommunikationsstil zufrieden sind, während Patienten mit geringer Angst das patientenzentrierte Gespräch bevorzugen.[55]

Ärzte unterschätzen vielfach das Angst mindernde Potenzial von Information. Sie betreiben vielfach Informationspolitik, die darin besteht, den Patienten nur mit den allernötigsten Informationen zu versorgen – in der irrigen Annahme, der Patient könne ohnehin damit nichts anfangen. Das ist eine Form von Experten-Hybris, die im Medizinbetrieb weit verbreitet ist, aber hier nichts zu suchen hat – nicht nur weil sie die Autonomie und Würde des Patienten und auch seine Kompetenz für den eigenen Körper in Frage stellt, sondern weil er im Zustand schädlicher und beschämender Angst belassen wird. Das – bewusst oder unbewusst verfolgte – Kalkül mit der Angst, die unterwürfig machen soll, ist aber ein zutiefst unwürdiges Spiel mit der Not der Menschen …

Es gibt einen empirisch nachgewiesenen engen Zusammenhang zwischen dem Ausmaß der Informiertheit von Patienten über vorgeschlagene Therapieverfahren und der Intensität des Gefühls der Angst, das den jeweiligen Therapieverlauf begleitet. Je besser die mentale Vorbereitung des Patienten auch durch ausreichende Information über das medizinische Geschehen, desto geringer die Angst.[56]

Entscheidend für die Angstminderung dürften dabei aber weniger die unmittelbaren Sachinhalte der gegebenen Informationen sein, sondern vor allem die mit Hilfe der gegebenen Informationen vom Patienten vorgenommenen Bedeutungszuweisungen und Schlussfolgerungen. Die Information dient dabei nur der vertieften Auseinandersetzung des Patienten mit sich selbst und seiner Situation des Krankseins. Die medizinische Information gibt für diesen so wichtigen und Angst mindernden Aktivierungsprozess also die Initialzündung. Dazu kommt: Ein Arzt, der sich bemüht seine Patienten bestmöglich über diagnostische und therapeutische Verfahren zu informieren, signalisiert auf der Beziehungsebene seine Bereitschaft, sich für Patienten zu engagieren und sich um ihr größtmögliches Wohlergehen zu sorgen.[57]

Was aber vor allem noch gezeigt werden konnte, ist dies: Schon geringe Formen gezeigten Mitgefühls im Rahmen ärztlicher Konsultation reduzieren deutlich Angst.

Eine amerikanische Forschergruppe um Linda A. Fogarty von der Johns Hopkins Universität in Baltimore konnte in einem Video-Experiment, bei dem unterschiedliche Kommunikationsstile von Brustkrebspatientinnen bewertet werden mussten, zeigen, dass ein Arzt dann als mitfühlend wahrgenommen wird, wenn er deutlich merkbar auf den emotionalen Zustand der Patientin verbal eingeht. Dazu reichen, wie in diesem Experiment gezeigt werden konnte, nicht mehr als 40 Sekunden. Ein mitfühlender Kommunikationsstil des Arztes senkt also deutlich das Angstniveau der Patientinnen. Angst ist daher auch eine Funktion des empathischen Kommunikationsvermögens des Arztes: Mitgefühl reduziert Angst. Offen bleibt allerdings, wie lange dieser Effekt anhält – ob er sich auf die gesamte Dauer der Behandlung und auch die Zeit danach positiv auswirkt oder nicht. Was sich jedenfalls durch zahlreiche empirische Belege gestützt behaupten lässt ist, dass sich positive kommunikative Erfahrungen im Spital nicht nur positiv auf den weiteren Behandlungsverlauf, sondern auch die Zeit der Rekonvaleszenz danach auswirken.

Empathische Kommunikation reduziert zwar die Angst leidender Menschen, nicht jedoch, so zeigt die Fogarty-Studie ebenfalls, erhöht sie die Erinnerungsleistung in Bezug auf therapierelevante Informationen. Ein empathischer Kommunikationsstil fördert primär die Qualität der zwischenmenschlichen Beziehung, nicht jene kognitiver Leistungen. In diesem Zusammenhang ist auch die Schwere der Erkrankung und damit verbunden das Maß objektiv gegebener und subjektiv empfundener existenzieller Bedrohung ein entscheidender Faktor, der sich sowohl auf der kognitiven wie auch der affektiven Ebene der Arzt-Patienten-Beziehung auswirkt. Im Zustand existenzieller Erschütterung, wie dies gerade etwa bei einer Krebsdiagnose der Fall ist, reduziert sich naheliegenderweise die Fähigkeit zur Informationsaufnahme, Informationsverarbeitung und Informationserinnerung. Hier geht Emotion vor Information – und damit tun sich Ärzte besonders schwer. Sie entwickeln allerlei Schutzmechanismen, um von den Emotionen des Patienten gerade nicht affiziert zu werden: Der Patient „klagt am Arzt vorbei".[58]

Damit tritt aber ein verhängnisvoller Mechanismus in Gang: Je weniger der Patient von der Medizin in seinen primär emotionalen Bedürfnissen wahrgenommen wird, desto geringer ist sein ursprünglich intaktes Vertrauen als Hilfsbedürftiger dem Hilfe gewährenden Arzt gegenüber. Je geringer aber das Vertrauen, desto größer die Angst vor der Medizin und der durch sie bewirkten systemimmanenten, technokratischen Fremdbestimmung. Je geringer das Vertrauen, desto geringer auch die Voraussetzung für positives Heilungsgeschehen. Denn Heilen hängt grundlegend mit Vertrauen und der Kraft positiver Überzeugungen zusammen.

Der Patient erlebt sich selbst nicht nur als hilfsbedürftig, sondern auch als ohnmächtig und die Medizin als System der Macht und der Herrschaft, dem gegenüber er sich unterworfen und ausgeliefert sieht.

Darin liegt die Enteignung der Krankheit, währenddessen genau das Gegenteil passieren sollte: dass nämlich der Patient in die Lage versetzt wird, sich intensiv geistig, emotional und seelisch mit seinem Kranksein auseinanderzusetzen.

Je größer aber die Angst des Patienten vor einem entfremdenden und entfremdeten Medizinsystem, desto intensiver und auch berechtigter der Eindruck der Patienten, dass diese Medizin nicht für den Patienten da ist, sondern der Patient für das Funktionieren und die Aufrechterhaltung des Medizinsystems. Das aber bleibt nicht ohne Folgen – nicht nur für die Patienten, sondern auch für die Ärzte …

Burn-out – die medizintechnokratische Revolution frisst ihre Kinder

Europas Ärzte leiden zunehmend unter Burn-out. Die kranken Ärzte sind ein alarmierendes Symptom für ein krankes System. Vergleicht man die Burn-out-Rate europäischer und amerikanischer Ärzte, dann variiert – abhängig von Fachgebiet und spezifischen Arbeitsbedingungen – die Bandbreite der vom Burn-out-Syndrom erfassten Ärzte zwischen 25 % und über 70 %. Wobei amerikanische Internisten den höchsten Gefährdungsgrad durch Burn-out aufweisen (76 %). Holländische Ärzte leiden unter einem geringeren Ausmaß emotionaler Erschöpfung als ihre Kollegen in England, Italien oder den USA. Ein Drittel der Schweizer Ärzte ist von einem mittleren bis hohen Grad von Burn-out betroffen.[59]

Burn-out ist ein Zustand mentaler Erschöpfung, der sich unterschiedlich manifestieren kann: als Gefühl andauernder emotionaler Überforderung, die mit der jeweiligen beruflichen Tätigkeit verbunden ist; als Zynismus – auch als Depersonalisierung bezeichnet, worunter anteilnahmslose und unpersönliche Reaktionsmuster gegenüber den beruflichen Beziehungspartnern verstanden werden; und schließlich als anhaltendes Gefühl fehlender Selbstwertschätzung, beruflicher Sinnerfüllung und Zufriedenheit.[60] Übereinstimmendes Ergebnis der Burn-out-Studien: Besonders gefährdet sind Männer in der Mitte ihrer medizinischen Karriere über 50 Jahre, die in einem Single-Haushalt leben, hohem Arbeitsdruck ausgesetzt sind bei gleichzeitig fehlenden oder unbefriedigenden beruflichen oder privaten Beziehungen und deren Kommunikationsfähigkeiten ungenügend geschult sind. Dazu kommen: Belastungen mit Verwaltungstätigkeiten, die mit dem unmittelbaren Arztsein nichts zu tun haben, ökonomische Zwänge und der hohe Erwartungs- bzw. Erfolgsdruck von Patienten. Allgemeinmediziner im ländlichen Bereich erscheinen besonders gefährdet und leiden sehr unter dem Gefühl, ihren Patienten nicht die adäquate medizinische Versorgung angedeihen lassen zu können. Hingegen zählen Angst vor Fehlbehandlung, die Versorgung von Patienten im Endstadium, medizinische Notfälle und die Belastung durch telefonische Konsultationen nicht zu jenen Stressfaktoren, die Burn-out auslösen.[61]

Eine Untersuchung des Instituts für betriebliche Gesundheitsförderung über die Lebensqualität und Belastungen österreichischer Hausärztinnen und Hausärzte zeigt: Knapp 30 % der Wiener Hausärzte haben ein schweres und 50 % weisen ein mittelschweres Burn-out-Syndrom auf. Fast ein Drittel der Wiener Hausärzte befindet sich also „in einem berufs- und persönlichkeitsbedingten, massiv gesundheitsgefährdenden Erschöpfungs- und Risikozustand, ... wobei die Hälfte davon akut krankheitsgefährdet oder zum Ausstieg bereit bzw. bereits dazu entschlossen sind. Sie stehen der Arbeit mit Widerwillen gegenüber."[62]

Nur ein Fünftel der befragten Mediziner zeigt ein niedriges Burn-out-Profil. Als ausschlaggebend für den alarmierenden Zustand sieht die Studie ein geringes Vertrauen in die eigene Leistungsfähigkeit an. Hausärztinnen zeigen eine signifikant niedrigere Depersonalisierung vom Patienten als ihre männlichen Kollegen. Hohes Burn-out bei Hausärzten in Wien, aber auch in anderen österreichischen Bundesländern, ist durch einen hohen Grad der Depersonalisierung – also Distanzierung vom Patienten, Abwehrkontakte, negatives und zynisches Verhältnis zum Beruf und zum Patienten, Interessensverlust und sozialen Rückzug – gekennzeichnet.

Fast drei Viertel (70 %) von 1300 befragten niederösterreichischen Kassenärzten gaben an, bereits erste Symptome von Burn-out zu spüren.[63]

Laut einer Studie der Berliner Ärztekammer würde nur noch ein Viertel der befragten Ärztinnen und Ärzte sofort wieder den Arztberuf ergreifen. Mehr als die Hälfte der Befragten spielt mit dem Gedanken an eine berufliche Zukunft außerhalb der Medizin. Mit dem ärztlichen Selbstbild hat auch das Selbstwertgefühl, die Identität gelitten: Während es früher noch 74 % der Ärzte waren, die glaubten, hohes Ansehen zu genießen, sind es jetzt nur noch 40 %.[64]

Je nach medizinischer Fachrichtung variiert das Burn-out-Syndrom. Folgt man den Ergebnissen einer britischen Studie, reicht dabei die Bandbreite von 27 % (Chirurgen) bis 35 % (Onkologen), was das Erscheinungsbild emotionaler Erschöpfung betrifft; Depersonalisation tritt wesentlich häufiger bei Gastroenterologen auf (28 %) als bei Chirurgen (19 %), während geringe persönliche Selbstwertschätzung bzw. berufliche Sinnerfüllung bei einem Drittel der Chirurgen (32 %), aber bei der Hälfte der befragten Radiologen (49 %) festgestellt wurde.[65]

Eine aktuelle österreichische Studie über die Arbeitsbedingungen von Anästhesisten zeigt, dass rund ein Viertel der befragten Anästhesisten durch Burn-out gefährdet sind, wobei Anästhesisten mittleren Alters ein wesentlich höheres Erkrankungsrisiko aufweisen als ihre jüngeren Kollegen. Vor allem sind es extreme Arbeitsbedingungen, die geringen Möglichkeiten, Arbeitsabläufe zu beeinflussen, hoher Leistungsdruck und mangelnde Kommunikationsbeziehungen, die als zentrale Stressfaktoren angesehen werden und die zum Burn-out führen.[66]

Anästhesisten im mittleren Alter neigen zu einem Gefühl des „versäumten Lebens", auf das mit besonderem „Lebensdurst" reagiert wird. Dazu kommen gerade bei dieser medizinischen Berufsgruppe: ein deutlich empfundener Mangel an Verständnis und öffentlicher Anerkennung und ein hohes Maß an Identitätseinbuße durch eine fehlende Arzt-Patienten-Beziehung.[67]

Dabei konnten Untersuchungen schon in den 1960er Jahren deutlich machen, wie wichtig gerade positive Kommunikationsbeziehungen zwischen Anästhesisten und Patienten für einen positiven Operations- und Heilungsverlauf sind.

Was sich also zeigt: Burn-out ist die Reaktion der Ärzte auf die negative Eigendynamik des hoch bürokratisierten, weithin seelenlos gewordenen Medizinsystems.

Die medizintechnologische Revolution frisst ihre Kinder – aus Tätern werden Opfer. Denn die unheilvolle Situation emotionaler und kommunikativer Verödung trifft ja nicht nur die Patienten – obwohl diese primär die Leidtragenden sind –, sondern spart die Ärzte und das Krankenhauspersonal insgesamt nicht aus.

Der Anspruch kommunikativer Grundversorgung, der Patienten gegenüber nicht erfüllt wird, der erfüllt sich auch nicht den Ärzten gegenüber. So gerecht kann das Leben sein.

Jaspers hat diesen Anspruch zur Orientierung ärztlichen Tuns so formuliert: „Der Arzt ist weder Techniker noch Heiland, sondern Existenz für Existenz, vergängliches Menschenwesen mit dem Anderen, im Anderen und sich selbst die Würde und die Freiheit zum Sein bringend und als Maßstab anerkennend."[68]

Die Würde, und zwar die des Arztes als auch die des Patienten, ist längst verflogen und mit der Freiheit, der des Arztes und der des Patienten, ist es nicht weit her. Mitleid und Sorge galten als humanistische Grundmotivation ärztlichen Handelns durch die gesamte Medizingeschichte hindurch. Sie sind zum Mitleid und zur Sorge einer akademischen Elite um sich selbst, ihren Status und ihre materielle Sicherheit verkommen. Heute fragen sich Ärzte: „Wie können wir die Patienten wieder mehr an uns binden?" Und sie suchen die Antworten dort, wo sie nicht zu finden sind. Etwa in neuen Organisationsmodellen – von der Gemeinschaftspraxis bis zu neuen Formen der Kooperation zwischen Praxis und Klinik. Vielmehr wäre kritisch zu fragen: Warum sollte es unter den derzeit vorherrschenden Bedingungen überhaupt noch solche Bindungen der Menschen an ein Medizinsystem geben, in dem alles andere wichtiger erscheint als die subjektiven Bedürfnisse der Menschen, die sich diesem System – ob als Ärzte oder Patienten – ausgeliefert sehen?

Die „krebsartig wuchernde Gesundheits- und Medizintechnokratie" (Illich) macht nicht nur die Patienten, sondern auch die Ärzte krank. Die emotionale Erschöpfung bei Ärzten liegt über allen Normwerten, wie sie bei anderen Bevölkerungsgruppen anzutreffen sind: „Das Burn-out-Profil dokumentiert einen kranken Berufsstand. Begründet werden kann dies dadurch, dass sich therapeutische Erfolge und Misserfolge direkt auf das persönliche Selbstwertgefühl der behandelnden Ärzte auswirken. Hinzu kommt, dass von den häufig chronisch kranken Patienten wenig positives Feedback kommt und die häufige Auseinandersetzung mit dem Tod und Leiden die Ärzte emotional belastet",[69] interpretiert E. Huber den psychischen Zustand seines Standes. Und: „... Die Tabuisierung der eigenen

Verletzbarkeit verhindert eine mögliche Therapie der ärztlichen Berufskrankheiten."[70]

Hubers Schlussfolgerung: „Eine radikale Therapie des Gesundheitssystems steht an. Politischer Mut hat nun die ärztliche Heilkunst wieder über die Strukturen der Gesundheitsversorgung zu stellen. Die empirischen Daten zur Befindlichkeit von Ärztinnen und Ärzten im Lande sind ein bedrohliches Symptom. Die Gesundheitsreform muss daher die Strukturen so verändern, dass die Kultur des Heilens wieder möglich wird. Es ist auch höchste Zeit zu einer radikalen Neuorientierung der Ärzteschaft. Der kranke Arzt ist Symptom für ein krankes System. Die Politik der Ärzteschaft muss das System heilen, damit Ärzte wieder besser heilen können und selbst gesund bleiben."[71]

Ob gerade die Politik der richtige Ansatzpunkt ist, das kranke Medizinsystem und mit ihm den kranken Arzt zu heilen, sei dahingestellt. Aber es schadet gewiss nicht, hier standespolitisch aktiv zu werden. Vielversprechender erscheint es, bei den inneren Bedingungen und Gründen der emotionalen Erschöpfung, der Dehumanisierung bzw. Depersonalisierung anzusetzen.

Der Zustand des „Ausgebrannt-Seins", die Empfindung der Sinnlosigkeit des eigenen Tuns und der existenziellen Leere hängen unmittelbar mit der Beziehungslosigkeit, der Erfahrung des Kommunikationsverlustes im beruflichen wie privaten Leben zusammen.

Der Wiener Psychotherapeut und Existenzanalytiker A. Längle bezeichnet das Burn-out-Syndrom als Sonderform des existenziellen Vakuums, als „psychische Rechnung für ein schon lange verfremdetes, beziehungsarmes Leben".[72]

Die glühende Begeisterung, die gerade idealistisch gesinnte Menschen zu altruistischer Tätigkeit bewegt, schlägt in einen Zustand der Sinnleere, des „existenziellen Vakuums" (V. Frankl) um. Burn-out erhöht, gemeinsam mit Depression, Medikamentenabhängigkeit und dem Gefühl der Hoffnungslosigkeit, die Suizidgefahr. Die Selbstmordrate ist bei österreichischen Ärzten um ca. 50 % und bei Ärztinnen um ca. 250 % höher als in der Durchschnittsbevölkerung.[73]

Umgekehrt zeigen alle entsprechenden Studien zum Kommunikationsverhalten von Ärzten, dass es einen Zusammenhang gibt zwischen positivem Kommunikationsverhalten des Arztes und der Zufriedenheit und auch Compliance, also der Bereitschaft des Patienten, den therapeutischen Maßnahmen des Arztes zu folgen.[74]

Hingegen: negatives Kommunikationsverhalten von – ausgebrannten – Ärzten hinterlässt nicht nur emotional unbefriedigte und sachlich uninformierte Patienten, sondern evoziert bei ihnen auch anhaltende negative Gefühle.

G. Lester/S. Smith stellten eine Relation her zwischen der Häufigkeit von Schadensersatzansprüchen und der Qualität der Kommunikation zwischen Ärzten und Patienten. Ihre Ergebnisse lassen den Schluss zu: Ärzte mit negativem Kommunikationsverhalten rufen bei Patienten, deren Behandlung nicht erfolgreich verlief, „Rachegelüste" hervor. Positiv verlaufende Kommunikation ist zwar kein Garant für eine „kompetentere" Medizin, verhilft aber zumindest dazu, Rechtsstreitigkeiten zu vermeiden, wenn medizinisch etwas durch das Verschulden des Arztes schiefgehen sollte.[75]

Amerikaner sehen die Dinge eben eher pragmatisch. Dass die Problematik einer negativen, den Arzt selbst belastenden Kommunikationsbeziehung wesentlich tiefer reicht als die Herstellung von Compliance und die Vermeidung von „Rachegelüsten" und Schadensersatzklagen im Fall ärztlicher Fehlleistungen liegt wohl nach dem bisher Gesagten auf der Hand.

Warum ist der Faktor „Kommunikation" gerade mit Blick auf das Problem medizinischen Burn-outs so wichtig? Die Antwort ist: In einer gestörten Arzt-Patienten-Beziehung geht auch für den Arzt mehr verloren als die mögliche Kooperationsbereitschaft des Patienten. Verloren geht nämlich auch für den Arzt die Chance, jener eigenen, inneren, in der Regel tabuisierten Verwundung, also dem eigenen kranken Anteil zu begegnen. Es handelt sich hier – wie wir später noch zeigen werden – um ein in die Tiefe des ärztlichen Selbstverständnisses reichendes Problem, das erheblichen Einfluss hat auf die Qualität der Arzt-Patienten-Beziehung. Die Dauerkonfrontation mit dem Leiden und Sterben hinterlässt bei allen Beteiligten der sogenannten „heilenden Berufe" tiefe emotionale Spuren – sie ist eine ständige unliebsame Erinnerung an das eigene Leiden und Sterben, die man zu verdrängen sucht. Die Tabuisierung der eigenen Verletzbarkeit wirkt sich aber – so verständlich dieser Vorgang der Verdrängung angesichts eines Meeres an Leid und Unglück auch sein mag – negativ auf das ärztliche Kommunikationsverhalten aus. Leid wirkt ansteckend und davor haben wir alle Angst. Darauf werden wir in Teil II noch näher zu sprechen kommen.

In gestörten Kommunikationsbeziehungen findet keine Auseinandersetzung mit der eigenen unbearbeiteten Leidensspannung statt. Supervision ist der Versuch, diesen Mangel zu kompensieren. Von einer gestörten Arzt-Patienten-Beziehung kann nicht nur keine heilende Wirkung auf den Patienten ausgehen, sondern es unterbleibt auch die heilsame Rückwirkung einer glückenden, sinnstiftenden Beziehung auf den Arzt.

Burn-out bei Ärzten mag vielerlei Gründe haben, ein nicht unerheblicher Grund liegt im Fehlen dieses positiven Feedbacks. Wenn Jaspers über existenzielle Kommunikation sagt, dass das Vorankommen des Einen nicht gelingen kann ohne das Vorankommen des Anderen und jeder Verlust des Anderen auch eigener Verlust ist, dann wird die Realität des krankmachenden Scheiterns der Beziehungen zwischen Arzt und Patient umso deutlicher.

„Jeder von uns", beschreibt der Therapeut Peter Orban diesen Anspruch existenzieller Kommunikation, „hat etwas auf den Schultern, jeder hat etwas zu tragen, zu dessen Heilung er beitragen muss. Jeder von uns kann Erlösung nur finden, indem er sieht, dass er an der Verzauberung eines anderen beteiligt war. Er muss zu dessen Erlösung beitragen, um selbst Erlösung zu finden."[76]

Das stimmt mit der Beobachtung der amerikanischen Krebsspezialistin R. N. Remen überein, die wir einleitend zu diesem Buch zitierten. Die hohe Burn-out-Rate bei Medizinern ist ein alarmierender Schrei nach Hilfe. Sie kann dort nicht gefunden werden, wo sie die ausgebrannten Ärzte oftmals suchen: in der beruflichen Abwehr und Dehumanisierung bei gleichzeitigem privaten Existenzhunger.

So fällt die krankmachende Wirkung der modernen Medizin, so fällt die vorherrschende pathogene medizinische Kommunikationsstruktur auf die Repräsentanten dieses Systems selbst zurück. Ohne es zu wollen, sehen sich heilungsbedürftiger Arzt und heilsuchender Patient nicht in eine positive, sondern in eine negative Schicksalsgemeinschaft eingebunden, aus der sie nur – ihre gegenseitige Erlösung erstrebend – gemeinsam ausbrechen können oder daran zugrunde gehen.

Die „iatrogene Krankheit" (I. Illich), die darin besteht, dass Leid entsteht, weil Chemodrogen, Ärzte, Krankenhäuser und eben auch eine krankmachende medizinische Kommunikation Ursache für dieses Leid sind, diese „iatrogene Krankheit" hat längst schon auch den Arzt zum Patienten gemacht, zum Leidenden an der eigenen Profession.

Es ist Zeit, deutlich zu machen, dass die Kommunikationsnot zwischen Medizinsystem und Patienten zentraler Bestandteil dieser „iatrogenen Krankheit" ist. An dieser Kommunikationssituation leiden alle Beteiligten. Je intensiver sich die Mechanismen des medizinisch-pharmazeutisch-technokratischen Komplexes der Menschen bemächtigen, desto geringer ist offenkundig die Chance und Hoffnung auf jene „kommunikative Grundversorgung", ohne die Heilen nicht möglich ist.

Die wachsende Bereitschaft entwickelter Gesellschaften angesichts des Leidens an diesem Medizinsystem, sich komplementären, alternativen, „sanften", ganzheitlichen, Psyche und Soma einbeziehenden Heilverfahren anzuvertrauen, ist nicht zuletzt auch die Antwort auf die kommunikative Verweigerung des etablierten Medizinsystems.

Und so geschieht es, dass sich Patienten und Ärzte mehr und mehr voneinander entfremden, um doch letztlich erkennen zu müssen, dass das, wonach sie suchen, nicht jenseits, sondern gerade in der Begegnung *miteinander* gefunden werden muss ...

2. Sublime Unterwerfung und inszenierte Beziehungen

Auf den beklagenswerten Zustand wachsender Kommunikationsnot in der Medizin wird im Prinzip mit zwei Argumentationsmustern reagiert.

Das eine besteht darin, dieses Problem überhaupt zu ignorieren: Wer in der Medizin eben nur Reparaturmaßnahmen sieht und, gemäß dem naturwissenschaftlichen Paradigma, den Körper bloß als Maschine, der wird die Frage nach der Qualität der Arzt-Patienten-Beziehung als vernachlässigbar erachten.

Der digitalisierte Patient der Zukunft etwa, dessen Pathophysiologie in binäre Codes aufgelöst und dessen organische Funktionsstörung im Computermodell rekonstruiert und simuliert wird – in Teil IV werden wir auf diese Thematik näher eingehen –, könne auf die vermeintliche Kraft des ärztlichen Wortes verzichten. Hier zähle allein die technisch-wissenschaftliche Rationalität und Intelligenz. Und überhaupt: Welchen Stellenwert hat schon „Kommunikation" in der Akut- und Notfallmedizin? Solche Argumente sind nicht selten anzutreffen. Zugegebenermaßen: Die Zahl und Lautstärke der Ärzte, die Kommunikation für verzichtbar halten, nimmt ab, und immer weniger Ärzte sehen in der Kommunikation einen verzichtbaren Faktor und Gesundheit ausschließlich als Ergebnis medizinischer Interventionstechniken.

Die andere Reaktionsweise setzt auf die Inszenierung von Kommunikation. Kommunikationsstrategien sollen den vielleicht geschäftsschädigenden kommunikativen Notstand beheben: Kommunikation im Dienst eines kundenfreundlichen Verhaltens und der Effizienzsteigerung.

Ziel dieses Verständnisses von Kommunikation als rhetorische Geschicklichkeit ist die sanfte Entmündigung des Patienten. Das gewählte Verbalverhalten soll die vorhandenen grundlegenden Beziehungsdefizite kaschieren. Kommunikation wird so zur Inszenierung und als solche zum Teil eines als Dienstleistungsverhältnis missverstandenen Arzt-Patienten-Verhältnisses. Dieser Verhaltensmodus des bloßen *„Als-ob"* ist gefährlicher als der des Ignorierens – weil er im Unterschied zum Ignorieren schwerer zu durchschauen ist.

Die meisten wissenschaftlichen Untersuchungen, die ein Defizit emotionaler Kommunikation in der Medizin feststellen, geben als Schlussfolgerung strategische und antrainierbare verbale und nonverbale Verhaltensempfehlungen. So als würden ein paar hingeworfene freundliche Phrasen schon den Anspruch gelingender Arzt-Patienten-Kommunikation erfüllen. Damit wird das eigentliche Problem einer gestörten Arzt-Patienten-Beziehung auf unzulässige Weise banalisiert. Es geht ja nicht – wie dieses Buch deutlich zu machen sucht – um austauschbare Sprachstrategien, sondern um grundlegende Fragen eines modernen medizinischen Selbstverständnisses und einer damit untrennbar verknüpften medizinischen Kommunikationskultur. Inszenierung ist gerade die falsche Antwort auf die kommunikative Herausforderung eines Gesundheitssystems im 21. Jahrhundert.

Die Anwendung bestimmter Kommunikationsstrategien dient letzten Endes immer nur einem – wenn auch verdeckten – Ziel: das Verbalverhalten des Arztes als Instrument zur möglichst reibungslosen Durchsetzung der wissenschaftlichen, instrumentell-technischen Rationalität des modernen Medizinsystems einzusetzen. Wohlgesetzte Gesprächsstrategien sollen dabei der Wiederherstellung der verlorenen Glaubwürdigkeit dienen. Inszenierung von Kommunikation ist aber letztlich gleichbedeutend mit der Verweigerung wahrhaftiger, authentischer Kommunikation.

Vor allem aber eines: Bloß inszenierte medizinische Kommunikation hinterlässt Arzt und Patienten letztlich unbefriedigt – beide sind nach ihrer Begegnung ärmer als vorher. Inszenierte Kommunikation ist damit immer auch gleichbedeutend mit Kommunikationsverlust, und Kommunikationsverlust ist immer auch Sinnverlust – für den Patienten genauso wie für den Arzt.

Kommunikation, die sich mehr an vorgefertigten Regeln als am anderen und der mit ihm geteilten Situation orientiert, wird ihrem eigentlichen Anspruch nicht gerecht. Solche Inszenierungen folgen beispielsweise folgenden „Kommunikationsregeln“: „Gehen Sie offen, mit einer einladenden Handgestik zum Gruß auf den Patienten zu. – Nehmen Sie eine zum Patienten gerichtete Sitzhaltung ein, die ihm die ganze ‚Front‘ ihres Körpers, also die ganze Aufmerksamkeit bietet. – Sehen Sie den Patienten mit Unterbrechungen an. – Verzichten Sie auf eine zu verwirrende, ablenkende Gestik.

Benutzen Sie die Gestik sparsam, aber gezielt, beispielsweise um Sachverhalte zu illustrieren. – Vermeiden Sie abweisende gestische Reaktionen, z. B. ein Abwinken mit der Hand, auch wenn Sie von dem gerade Geschilderten nicht überzeugt sind. – Ein Satz soll nicht mehr als 16 Worte enthalten. – Auf zwei Verben sollte nicht mehr als ein Adjektiv kommen. – Fach- und Fremdwörter müssen erklärt werden. – Die Verschachtelung mehrerer aufeinanderfolgender Sätze und Nebensätze sollte vermieden werden. – Satzeinleitungen wie ‚sicher wissen Sie ...‘ sollten vermieden werden, sie lösen Minderwertigkeitsgefühle, Frustration aus, wenn der Patient ‚nicht weiß ...‘. – Wortwahl und Ausdrucksweise Ihres Gegenüber helfen Ihnen, das entsprechende Sprachregister einzuschätzen. – Verzichten Sie auf eine übertriebene Anpassung Ihres Sprachverhaltens an das des Patienten; es wirkt künstlich, und er könnte sich nicht ernst genommen fühlen.“[77]

Solche und ähnliche Regieanweisungen, mit deren Hilfe die Begegnung zwischen Arzt und Patient optimiert werden soll, beruhen auf einem unzulässig verkürzten Verständnis von Kommunikation! Sie sind ein zu dünnes Eis für eine tragfähige Arzt-Patienten-Beziehung, die ja immer auch eine *Bindung* – nicht selten eine Bindung auf Leben und Tod – ist. Ein Arzt, der sich also an solche Formalregeln hält, der mag zwar möglicherweise seine Kompetenz in medizinischem Marketing erhöhen, nicht jedoch seine Kompetenz im heilstiftenden Umgang mit dem leidenden Menschen. Darauf aber kommt es doch an. Es mutet nahezu absurd, ja zynisch an, wenn im Rahmen eines ABC psychologischer Medizin etwa empfohlen wird, an geeigneter Stelle ab und zu einen „empathischen Kommentar“ abzugeben, um beim Patienten den Eindruck zu erwecken, dass man ihn versteht.[78]

Joseph Roth, der große Literat und Feuilletonist einer untergehenden Zeit, prägte einst das Wort von der „sittlichen Magie der Sprache“. Damit plädierte Roth aus seinem Pariser Exil 1938 – angeekelt von der „Sprachverdrehung“ und „Sprachlähmung“ der allgegenwärtigen Propaganda des Dritten Reiches – für den Glauben „... an die immanente Kraft des wahren Wortes, des ehrlichen, des sinnvollen, des einfachen, an jenes, das von Gott kommt und aus der Seele“.[79]

Um diese „sittliche Magie der Sprache“, des Wortes geht es damals wie heute nicht nur in der Politik, die sich mehr und mehr als mediengerechte öffentliche Inszenierung missversteht, sondern auch in der Medizin. Hier hat Rhetorik und rhetorische Raffinesse am wenigsten Platz. Die „sittliche Magie der Sprache“, in der gleichermaßen Vernunft wie Moral und Gefühl zur Darstellung kommen können, markiert das Gegenteil von Inszenierung.

Um die Wiederentdeckung dieser sittlichen Magie ärztlichen Sprechens geht es und nicht um kommunikative Täuschungsmanöver willfährig zu machender Patienten.

Grenzen kommunikativer Erfolgsrezepte

Es gibt subtile Formen der Inszenierung ärztlicher Kommunikation – und selbst international renommierte Kommunikationsberater und -trainer, wie Th. Gordon, die ein patientenorientiertes, partnerschaftliches Verhalten mit einer Fülle positiver und überzeugender Argumente vertreten, vermögen den prinzipiellen Unterschied zwischen inszenierter und authentischer Kommunikation nicht zu erkennen.

Um es ganz deutlich zu sagen: Es geht nicht um das Einüben bestimmter Kommunikationstechniken – wenn sie nicht das notwendige Maß an Authentizität haben, also mit dem Arzt-Sein selbst übereinstimmen, erfüllen sie nicht den Anspruch existenzieller, heilstiftender Kommunikation. Der Arzt ist mehr als ein erfolgreicher Berater in Vermögens-, Versicherungs- und sonstigen Fragen alltäglicher Lebensbewältigung. Wenn es darum geht, „die ganz persönliche Selbstwahrnehmung des Patienten kennenzulernen ...“, und wenn sich „die innere Welt von Patient und Arzt ... berühren“[80], dann verbietet sich gerade strategische Kommunikation.

Denn dieser Anspruch kann gerade nicht durch Inszenierung erfüllt werden. Gordons Empfehlung an den Arzt – „... das Gleiche tun wie erfolgreiche Berater: Sie bedienen sich bestimmter grundlegender Kommunikationskriterien, um die Patienten (Klienten) zur Eröffnung des Gesprächs zu veranlassen, und dann reagieren sie auf das, was sie hören, indem sie Verständnis für seine Botschaft zeigen und diese ernst nehmen“[81] – zielt am Kern des Problems vorbei. Nicht ein wie immer geartetes Verständnis *signalisieren* macht den eigentlichen Wert der Arzt-Patienten-Begegnung aus (obwohl auch diese Fähigkeit vielen Ärzten abhandengekommen ist), sondern das Verständnis *haben* – ein Verständnis haben, das in der empfundenen Solidarität zwischen Arzt und Patient, in jener Berührung der inneren Welten von Patient und Arzt seinen Ursprung hat und nicht in irgendwelchen Erfolgsrezepten beliebig einsetzbarer, persuasiver Kommunikation.

Dass, nimmt man diesen Anspruch ernst, beispielsweise umfangreiche Fragebögen zur Erstellung der Krankengeschichte Kommunikation nicht ersetzen können, versteht sich von selbst. Das „klinische Interview“ zur Anamnese kann diese qualitative Kommunikationsbeziehung nicht begründen, sondern setzt sie voraus. Im Prinzip gilt, dass jede Form standardisierter Kommunikationsvorgaben der Qualität der Kommunikationsbeziehung mehr schadet als nützt. Gerade im Zusammenhang mit der Erstanamnese ist die Fixierung auf bloße Verhaltenstechniken problematisch. Die notwendige Öffnung des Patienten, seine Bereitschaft zur Selbstdarstellung verlangt nicht ein trickreiches ärztliches Gegenüber, sondern einen Zustand personaler Präsenz und mitfühlender Aufmerksamkeit.

Auch hierin irrt Gordon, wenn er vorschlägt: „Bei dieser Vorgehensweise [nämlich der Aufforderung des Patienten, sein gesundheitliches Problem mit eigenen Worten darzustellen – (Anm. M. G.)] hat der Arzt Gelegenheit, die Verhaltenstechniken einzusetzen, die zeigen, dass er einfühlend, verständnisvoll und offen ist.“[82]

Das sind Regieanweisungen an Schauspieler, die Ärzte spielen – mit der komplexen Realität komplexer Beziehungs- und Kommunikationsprobleme, vor allem aber mit dem Anspruch kommunikativer Authentizität, hat dies wenig oder nur rein äußerlich etwas zu tun.

Solche Inszenierungshinweise für verbales und nonverbales Verhalten kippen dann auch leicht ins Lächerliche, wenn etwa gefordert wird: „Zu großer Abstand kann Kommunikation erschweren; zu dicht bei dem Patienten zu stehen oder zu sitzen kann Beklemmung hervorrufen. Ausbildner und professionelle Berater schlagen einen Abstand von knapp einem Meter vor. Erfahrene Zuhörer nicken oder schütteln den Kopf, wenn sie Betroffenheit empfinden. Der wahrscheinlich schwierigste Bereich der Aufmerksamkeitsbekundung ist der feste Blickkontakt, der ständiges Umherblicken im Raum ebenso ausschließt wie ein Fixieren der Augen auf die Armbanduhr oder auf Ihre Unterlagen, wenn Sie sich Notizen machen. Ärzte, die sich bei intensivem Blickkontakt anfangs unsicher fühlen, können sich zunächst auf den Mund des Sprechers und erst später auf die Augen konzentrieren."[83]

Empathie bzw. das notwendige einfühlende Zuhören, kurz alle Arten ärztlicher oder pflegerischer Zuwendung, sind nicht Resultat von Kommunikationstechniken, sondern bilden die emotionale Grundlage für kommunikatives, am Heil des Patienten orientiertes Handeln.

Th. Gordon, der mit seinem gemeinsam mit W. St. Edwards verfassten Buch *„Patientenkonferenz"* an die Erfolgsserie seiner Sammlungen pädagogisch-kommunikativer Ratschläge *„Familienkonferenz"* (1972) und *„Managerkonferenz"* (1979) anknüpft, streift zwar meist in den von ihm angeführten Zitaten an die richtigen Einsichten an, vermag aber nur selten daraus die adäquaten Schlussfolgerungen zu ziehen. Die kommunikativen Regeln für Politiker, Manager, Versicherungsvertreter, Lehrer, Eisverkäufer und nun auch für Ärzte sind eben nicht auf allen Ebenen und in Hinblick auf ihre Implikationen und Folgen miteinander vergleichbar und austauschbar.

Aus Gesprächen mit 35 hoch motivierten Berufskolleginnen kommt die Krankenschwester C. Montgomery zu folgendem, von Gordon zitierten und unmittelbar an den Kern des Problems heranführenden Schluss: „Als auffälligstes Merkmal von Zuwendung stellte sich spirituelle Transzendenz heraus – das heißt, sich für eine Beziehung zu jemand anderem öffnen. Die Helfende erfuhr sich als Teil einer übergeordneten Kraft, die über ihre Person hinausging. Dies stellt die weitverbreitete Theorie in Frage, nach der man Distanz und Objektivität wahren muss, um effektiv helfen zu können ... Diese Herangehensweise an Helfen unterscheidet sich sehr stark von dem ergebnisorientierten Ansatz, der darauf abzielt, Krankheiten zu kurieren

... und Probleme aus der Welt zu schaffen. Sicher ist es richtig, dass diese Zielvorstellungen einen Aspekt der Arbeit von Krankenschwestern – und Therapeuten – angemessen beschreiben, dennoch sind sie nicht identisch mit dem, was Zuwendung meint. Wenn wir uns auf die Fahnen schreiben, zu reparieren oder zu kurieren, dann geht es vorrangig um uns selbst als ‚Ego-Helden'."[84]

Und: „Wenn wir Anteil nehmen, erweitern wir unser Bewusstsein in der Weise, dass die Wahrnehmung der eigenen Person einen anderen Menschen und damit alle anderen Menschen einschließt ... Auf dieser Ebene sich zu verbinden, ermöglicht es, eine tiefe Beziehung [zu Patienten] einzugehen, ja sogar sie zu lieben, ohne zerstörerische Formen von Überbesorgtheit zu entwickeln."[85]

Das ist genau das Gegenkonzept zum bloßen, von Kommunikationsberatern wie Gordon immer wieder bemühten Verständnis von Empathie oder empathischem Zuhören als einer bloßen, bei Bedarf abrufbaren Kommunikations*technik*. Nur fällt ihm der Widerspruch zwischen den von ihm ausgewählten Zitaten und dem Kontext seiner von ihm vorgenommenen Interpretation offenkundig nicht auf. Empathie kennt eben keine Routine – sie ist ein von Fall zu Fall jeweils neu zu entwickelnder emotionaler und geistiger Prozess, der sich jeder Regelhaftigkeit und auch Planbarkeit entzieht.

Empathie kennt keine Routine

Bleiben wir kurz beim Begriff der „Empathie": Empathische Kommunikation ist weder nur Methode noch gar Technik, die der Arzt einsetzt oder nicht einsetzt, noch lässt sie sich, wie oft suggeriert wird (etwa bei Gordon), „leicht erklären und erlernen".[86] Ein solches, rein instrumentelles Verständnis wird der Bedeutung des Problems und der realen Situation kommunikationspathologischer Störungen im gesamten Medizinsystem nicht gerecht. Im Gegenteil: Es verschleiert – wie so oft im gesellschaftlichen Zusammenleben, wenn das reibungslose Funktionieren zum höchsten aller Zielwerte hochstilisiert wird – die eigentlichen Probleme und Widersprüche.

Empathie, einfühlendes Zuhören, ist eine entscheidende, wenn nicht überhaupt *die* entscheidende Dimension ärztlichen Seins und ärztlichen

Selbstverständnisses. Sie ist die unverzichtbare und immer wieder neu zu aktivierende, spezifische Grundlage ärztlicher Zuwendung, die in der ärztlichen Kommunikation ihren spezifischen Ausdruck findet und um die von Patient zu Patient immer wieder aufs Neue gerungen werden muss. Empathie folgt keiner Routine – Empathie schließt gerade Routine aus! Man kann nicht routiniert „mitfühlend" sein. Entweder ist man routiniert oder mitfühlend!

Im vorliegenden Zusammenhang wird Empathie genauso wie empathisches Zuhören also nicht als wissenschaftliche Methode, sondern als entscheidendes Merkmal einer positiven, kommunikativen Grundhaltung des Arztes begriffen. Insofern ist Empathie auch kein Werkzeug systematischer Beobachtung (wie im psychoanalytischen Prozess, wo sie der Einsicht in komplexe psychische Phänomene dient[87]), sondern Ausdruck jenes „aktiven Mit-Leids" (Jaspers), das Arzt und Patient in einer Art Schicksalsgemeinschaft verbindet. Empathie ist – genauso wie Kommunikation – nicht Mittel zum Ziel, sondern selbst Ziel.

„Einfühlen" ist unabdingbar für das Verständnis psychischer Prozesse. „Einfühlen" als kommunikativer Vorgang und weniger als Methode kann unter Umständen auch die Bereitschaft zur Öffnung, zur Darstellung der Selbstwahrnehmung fördern. „Einfühlen" kann aber im Idealfall auch beides sein: zugleich Ausdruck und Medium jener Erweiterung des ärztlichen (allgemein: unseres) Bewusstseins, das den Patienten (allgemein: den anderen) in die Wahrnehmung der eigenen Person mit einschließt. Es kann aber auch Ausdruck und Medium jener Spiritualität sein, von der C. Montgomery sagt, dass sie in der Erfahrung gipfelt, dass sich der Helfende als Teil einer übergeordneten Kraft, die über seine Person hinausgeht,[88] erkennt.

Im Unterschied zu den kommunikationsstrategischen Empfehlungen verstehen wir „empathische Kommunikation" als Teil des Heilprozesses, eines Heilprozesses, der den Helfenden und den Hilfesuchenden gleichermaßen mit einschließt: „Wenn wir es zulassen, dass jemand Teil unseres Herzens wird, dann heilen wir, indem wir dem anderen helfen, heil und gesund zu werden, auch unser eigenes Herz", bringt es C. Montgomery auf den Punkt.[89] Liegt nicht in dieser schlichten und zugleich weisen Einsicht die Antwort auch auf jenes eskalierende und beklagte Burn-out-Syndrom?

Der Anspruch authentischer Kommunikation

Dass bloß inszenierte Kommunikation in die falsche Richtung weist, wusste schon Paracelsus, wenn er mahnte: „Was nützt es euch auch, dass ihr euch befleißigt viel rhetorischen Geschwätzes, das doch keinen Arzt macht, sondern ihn zerbricht. Was sucht ihr in der Logik und in eurer Didaktik, die aber dem Arzt zuwider sind und eine Hinderung des Lichtes der Natur?“[90]

Nur wer verkaufen will, bedient sich bestimmter Mechanismen und Regeln persuasiver, also überredender Kommunikation. Ärzte haben aber nichts zu verkaufen – am allerwenigsten Gesundheit.

Was sich in den Arztpraxen tagein tagaus abspielt, das sind meist keine heilstiftenden Begegnungen – das sind Routineaufnahmen. Das Ergebnis sind Heerscharen unzufriedener, sich unverstanden fühlender Patienten, die – auf der Suche nach Heil und Verständnis – mit wachsender Verzweiflung und Verbitterung von Ordination zu Ordination, von Klinik zu Klinik ziehen, ohne dass ihren Erwartungen, Hoffnungen und seelischen Bedürfnissen entsprochen wird.

Der Schrei der Patienten nach kommunikativer Zuwendung wird das Medizinsystem von außen verändern. Kommunikation wird als das erkannt werden, was sie ist: nicht als nur *ein* peripherer, sondern als *der* zentrale Faktor von Heilungsprozessen.

Was wir brauchen, ist ein authentisches – und gerade nicht inszeniertes – Kommunikationsverhalten von Ärzten, ein Kommunikationsverhalten, das im Einklang mit dem „Arzt-Sein“ steht.

Denn nicht die strategische, sondern nur die authentische Kommunikation steht auch tatsächlich im Dienst des Patienten: Erstens, weil nur authentische Kommunikation dem Patienten die Chance der Kontrolle über die ihn betreffenden medizinischen Interpretations-, Interventions- und Entscheidungsprozesse einräumt; zweitens, weil nur authentische Kommunikation glaubwürdig die für Heilungsprozesse unverzichtbaren emotionalen, mentalen und spirituellen Werte in der Arzt-Patienten-Beziehung aktualisieren und ihnen Raum zur Entfaltung geben kann. Wesensmerkmal authentischer, ärztlicher Kommunikation ist, dass sie die Autonomie und auch Würde des Menschen respektiert.

Damit wird sie – wie wir später noch zu zeigen versuchen – zur Quelle und zum Medium einer die naturwissenschaftlich-technisch-instrumentelle Rationalität transzendierenden, sinn-stiftenden Kraft. Einer Kraft, die beide Partner, Arzt und Patient, ideell bereichert und die die Beziehungsdefizite des Medizinsystems nicht nur zu kompensieren, sondern zugleich auch zu überwinden vermag.

Ginge es nur um Reparatur, um die Behebung von Funktionsstörungen, dann bedürfte es nicht der Frage nach *„der"* Kommunikation. Aber es geht um mehr: Es geht auch und gerade um Leiden und Trost, es geht um Identität und Identitätsverlust, um Sinn, um Fürsorge, um Begleiten und Betreuen – alles unterschiedliche Begriffe für die *eine* Aufgabe: in eine personale Beziehung zum Patienten einzutreten.

Zunächst besteht die kommunikative Aufgabe darin, die Sicht des Patienten von sich selbst zu respektieren, denn: „Das, was ein Mensch schützt und verteidigt und worin er seine Gefühle investiert, ist eine Idee von sich selbst; Ideen sind aber nicht verletzbar durch Tatsachen und Dinge, sondern nur durch Kommunikation."[91]

Darin liegt eine ungeheure Herausforderung: sich dieser Verletzbarkeit durch Kommunikation bewusst zu sein. Das gilt in besonderem Maße für die Arzt-Patienten-Beziehung – hier ist die Verletzlichkeit der Ideen von sich selbst durch fehlerhafte Kommunikation besonders groß. Verletzlich ist der Arzt in seinem Selbstwertgefühl genauso wie der Patient. Im Prozess der Kommunikation wollen beide ihre Ideen von sich gewahrt wissen.

In der Situation des Leidens und der Leiderfahrung kommt diese Idee von sich selbst besonders ins Wanken. Umso sensibler muss der Arzt in seinem Kommunikationsverhalten sein. Wobei die Sensibilität und Fragilität des Vorgangs bei Tabuthemen besonders hoch ist, weil diese mit der eigenen Identität, den Ideen von sich selbst, besonders eng und konstitutiv verbunden sind.

Kommunikation ist mehr als bloß Austausch von Mitteilungen. Sie vermag ins Zentrum des subjektiven Selbstverständnisses zu treffen und ist schon deswegen von existenzieller Bedeutung. Gemessen daran ist die Alltagswirklichkeit des kommunikativen Umgangs zwischen Arzt und Patient von großer, allzu großer, Unbedenklichkeit geprägt: Die gesamte moderne, hoch technisierte, bürokratisch organisierte und arbeitsteilig funktionierende Medizin folgt Routinemechanismen. Es gibt routinierte Anteilnahme und es gibt auch Routine im „Nicht-anteilnehmen-Müssen", indem nicht Patienten, sondern Ärzte, Schwestern oder Pfleger selbst den Gesprächsverlauf und die Richtung des Gesprächs bestimmen.[92]

Routine ist dort am meisten gefragt, wo es um Vermeidung von Empathie geht. Kommunikative Routine ist die Antwort einer emotional überforderten Ärzteschaft auf eine emotional extrem bedürftige Patientenschaft.

Sowohl die Flucht in die kommunikative Selbstinszenierung als auch die ärztliche Gesprächsroutine sind unübersehbare Merkmale einer progredienten Entfremdung zwischen Arzt und Patient. Sie sind untaugliche Mittel, auf die Kommunikationsnot kranker Menschen zu reagieren.

3. Strategien kommunikativer Verweigerung

Entgegengesetzte Erwartungen

Die Praxis inszenierter Kommunikation im Medizinbetrieb täuscht über eine weitverbreitete Grundhaltung kommunikativer Verweigerung hinweg. Die möglichen Ursachen von Kommunikationsstörungen werden damit aber nicht behoben.

So beruhen Kommunikationsstörungen oftmals auf inkongruenten Erwartungshaltungen, mit denen Kommunikationspartner einander begegnen. Erwartungen nehmen in der Wahrnehmung von Wirklichkeit, auch in der Wahrnehmung der Wirklichkeit des anderen, eine zentrale Schlüsselrolle ein. Die Erwartung in Hinblick auf ein Geschehen steuert unsere Wahrnehmung des Geschehens und den gesamten Erlebnisprozess. Wir nehmen wahr, was wir erwarten – wir halten für wahr, was wir erwarten. In unseren Erwartungen manifestieren sich unsere Überzeugungen, die wiederum unsere Wirklichkeitswahrnehmung steuern.

Man kann sagen: Erwartungen haben wirklichkeitsstiftendes Potenzial. Die Erwartungen über den Verlauf des Geschehens verändern das Geschehen selbst.

Nun zeigt es sich, dass die Erwartungen von Ärzten und diejenigen von Patienten auf unterschiedliche Wirklichkeiten bezogen sind und weit auseinanderklaffen:

„Aus Sicht des Arztes ist der *‚ideale Patient‘* klar, geordnet, bereit, sich helfen zu lassen, gelöst, konzentriert, friedlich, vergnügt und frisch. Tatsächlich aber (Realbild) gilt der heutige Patient als: schwach, ernst, nachgiebig, müde, krank, anregungsbedürftig, redselig, nüchtern, ordentlich, weitschweifig und a-sympathisch."[93]

Und der Medizinsoziologe Stosberg beschreibt, wie Selbst- und Fremdbild des Arztes divergieren: „Danach ist das *Selbstbild* des Arztes geprägt durch eine *universalistische* Haltung, die einen gezielten *funktionalen* Auftrag mit *affektiver Neutralität* verbindet."[94] Der Patient hat aber oft gerade entgegengesetzte Erwartungen: Er ist emotionsgeleitet, erwartet eine auf ihn *speziell zugeschnittene partikularistische* Behandlungsweise und erwartet eine ärztliche Orientierung auf sich als ganze Person![95]

Wir haben es also hier mit einer deutlichen Inkongruenz, ja Divergenz wechselseitiger Erwartungshaltungen zu tun. Diese divergierenden Erwartungen prägen natürlich auch das Kommunikationsgeschehen zwischen Arzt und Patient. Patienten stellen sich meist auf die Erwartungshaltung des Arztes, etwa auf seine rein funktionale Orientierung dem Patienten gegenüber, ein: „Jene Kranken, die in der Arzt-Patienten-Beziehung vor allem Zuwendung suchen, sind paradoxerweise bereit, vordergründig ihr emotionales Bedürfnis zu verleugnen und sich *unbewusst* dem Arzt als körperlich Kranke anzubieten. Sie wollen damit sichergehen, vom Arzt nicht ihrer eigentlichen, nämlich psychischen Probleme wegen fallen gelassen zu werden."[96]

Dass dies keine adäquaten, sondern im Gegenteil eigentlich unzumutbare Kommunikationsvoraussetzungen für Patienten sind, liegt auf der Hand. Kommunikation um den Preis der Selbstverleugnung ist nicht Kommunikation. Es ließe sich also folgende These aufstellen: Je geringer die Kongruenz der wechselseitigen Erwartungen zwischen Arzt und Patient, desto größer die Gefahr des Scheiterns der Beziehung, desto wahrscheinlicher die Enttäuschung von Patienten.

Wie jede Erwartung hat auch die Erwartung im Arzt-Patienten-Verhältnis eine geschehensprägende Doppelstruktur: Zum einen fokussieren sich in ihr bereits gemachte Erfahrungen über die Realität, wie sie *ist*; zum anderen haben Erwartungen immer auch einen normativen Aspekt, indem sie Vorstellungen umfassen, wie die Wirklichkeit sein *sollte*. In diesem Sinne drücken Erwartungen immer auch erhoffte (erwartete) Idealzustände aus.

Erwartungen umschreiben also einen spezifischen, auf eine bestimmte Situation hin entworfenen Spannungsbogen zwischen schon erfahrener (erlittener) und idealer (erhoffter) Realität. Wird die Diskrepanz zwischen Erlebtem und Erhofftem (Erwartetem) zu groß, wird sie nicht selten durch kommunikative Surrogate zu kompensieren versucht. Solche kommunikativen Surrogate markieren aber immer zugleich auch Prozesse kommunikativer Verweigerung.

Dazu zählen beispielsweise Zynismus und Resignation. Sie sind häufig anzutreffende quasi-kommunikative Verhaltensformen. Resignation und Zynismus bedeuten im Grunde den Verzicht, Realität und Idealität noch in Einklang bringen zu können. Solches resignative oder zynische Kommunikationsverhalten ist gerade in der medizinischen Kommunikation sowohl bei Ärzten als auch bei Patienten nicht selten anzutreffen. Beides, Resignation genauso wie Zynismus, sind eigentlich Merkmale des Scheiterns von Kommunikation, Merkmale von Beziehungsarmut und als solche Symptome beruflicher bzw. existenzieller Krisen. Sie sind gleichsam die dissonante Begleitmusik zum kommunikativen Vermeidungsverhalten, das den Medizinbetrieb kennzeichnet.[97]

Abwehrmechanismen

Der Vermeidungsprozess entspricht einer kommunikativen Abwehrhaltung: Der Patient wird als Bedrohung empfunden und seine Erwartung an den Arzt als überhöhter, nicht einlösbarer Anspruch missverstanden. Die kommunikative Situation wird als eine Herausforderung interpretiert, die Selbstverteidigung im Sinne der Wahrung des eigenen Images, auf das der Arzt emotional fixiert ist, nach sich zieht.

Das führt dazu, dass die Kommunikationsaktivität und die Rhetorik des Arztes zu Defensivpraktiken werden. Aus der Defensivlage heraus werden Gegenstrategien entworfen, z. B. nonverbale Zeichen des Entzugs von Zuwendung und Aufmerksamkeit (etwa: auf die Uhr sehen, nervös mit den Fingern klopfen, usw.). Es entsteht so der Eindruck der Wichtigkeit und Unersetzbarkeit des Arztes. Abwehr ist es auch, wenn der Arzt den Gesprächsverlauf bestimmt, denn wer die Dominanz im Kommunikationsgeschehen hat, hat auch sonst die Dominanz. Hier ist nochmals an die verheerende Asymmetrie der Beziehung zwischen Klinikern und Patienten zu erinnern, an den verhängnisvollen Zusammenhang zwischen Leidensdruck und ärztlicher Kommunikationsbereitschaft: Je schlechter der diagnostizierte Krankheitsverlauf, desto geringer die Kommunikationsbereitschaft der Ärzte! Der Patient im Allgemeinen und der Spitalspatient im Speziellen scheinen tatsächlich das Recht verwirkt zu haben, als adäquater Gesprächspartner ernst genommen zu werden, selbst Fragen stellen oder gar kritische Auseinandersetzung erwarten zu können.

Die beiden amerikanischen Forscherinnen D. Roter/J. Hall kommen in ihrer Studie über ärztliches Gesprächsverhalten zum Ergebnis, „... dass mehr als die Hälfte dessen, was Patienten in Gesprächen mit Ärzten sagen, aus Informationen besteht, die sie in Beantwortung von Fragen des Arztes liefern. Nur sechs Prozent eines durchschnittlich zwanzigminütigen Arztbesuches werden von Patienten genützt, um dem Arzt Fragen zu stellen. Etwa die Hälfte der 20 Minuten beschäftigt sich der Arzt mit Dingen, zu deren Erledigung die Anwesenheit des Patienten überhaupt nicht erforderlich ist.“[98]

Vermeidungsverhalten besteht nicht nur in der expliziten oder impliziten Gesprächsverweigerung des Arztes oder seiner Gesprächsdominanz. Zum Vermeidungsverhalten zählt neben Zynismus auch der gespielte Unernst. Selbst die betonte Bescheidenheit dient dazu, sich gegen mögliche Ansprüche des Gesprächspartners abzuschirmen. Die demonstrative Zurückhaltung ist genauso wie die demonstrative Selbstdarstellung eine Haltung kommunikativer Abwehr.

Sowohl ein gezielt eingesetzter defensiver als auch ein ebenso betont protektiver ärztlicher Kommunikationsstil verhindern, dass es zu einer authentischen und existenziellen Kommunikationsbeziehung kommt. Denn sie zwingen den Patienten seinerseits, Kommunikationsstrategien zu wählen – während er im Zustand der Not und des empfundenen Leids, auf der Suche nach Hilfe und Leidminderung nur *er selbst* sein will.

Im Fall der Dominanz der defensiven, also um die Verteidigung des eigenen ärztlichen Images bemühten Kommunikationsstrategie, die ein Verhalten der Über- und Unterordnung nach sich zieht, ist der Patient zu Gesten der Unterwerfung gegenüber der hervorgekehrten Überlegenheit gezwungen. Er wird darauf verzichten, die ihn bewegenden Erfahrungen oder Probleme auszusprechen, um nicht den Arzt in seinem Konzept der dominanten Interpretation der Situation zu stören. Der Patient wird gefällige Fragen stellen, gefällige Antworten geben und weil diese nicht mit seiner tatsächlichen Leidenssituation übereinstimmen, wird seine Beziehung zum Arzt sein Leid nicht lindern, sondern den Leidensdruck erhöhen.

Die Patienten benützten „Umschreibungen und Täuschungen, indem er nur Antworten mit sorgfältiger Ambiguität formuliert, sodass das Image anderer erhalten bleibt, selbst wenn ihr Wohlbehagen dahin ist", beschreibt E. Goffman diesen, auch sonst im Alltag beobachtbaren, in der Arzt-Patienten-Beziehung aber besonders tragischen Kommunikationsverlauf.[99]

Im umgekehrten Fall der Abschirmung gegenüber dem Patienten durch besonders protektive, also am Patienten orientierte Kommunikationsstrategien ändern sich zwar die Kommunikationsvorzeichen – der Arzt zieht sich zugunsten der Wahrung des Images des Patienten ganz zurück –, aber der Effekt ist ähnlich:

Die demonstrative (meist mit anhaltendem Schweigen verbundene) Zurückhaltung des Arztes schafft jedenfalls ebensolche Unsicherheit und Angst vor ungewollter Verletzung des ärztlichen Images. Da der Patient den Selbstanspruch des Arztes nicht kennt, agiert er vorsichtig beziehungsweise mit Ambiguität, um ihn nicht zu verletzen oder zu verunsichern. Der Arzt demonstriert respektvolle Zurückhaltung, um seinerseits zu signalisieren, dass er vom Patienten respektvoll, im Sinne der Anerkennung seiner Dominanz behandelt werden will.

Beide Strategien, die defensive wie die protektive Strategie, sind Strategien kommunikativer Abschirmung gegenüber den Ansprüchen und Erwartungen des Patienten. Die protektive Abschirmung operiert nur mit rein äußerlich gesehen unterschiedlichen Vorzeichen, läuft aber am Ende auf dasselbe hinaus: nämlich auf eine zeremoniell festgelegte Rangordnung des Interaktionsverhältnisses.

Goffman verweist in seiner Analyse von Interaktionsritualen auf ein weiteres Grundelement kommunikativen Verhaltens: den „Ausgleichs- oder Korrekturprozess".[100] Seitens des Patienten handelt es sich dabei um ein oft anzutreffendes kommunikatives Demuts- und Unterwerfungsritual.

Im Ausgleichs- oder Korrekturprozess wird mit Entschuldigungen operiert. Die Ausgleichshandlungen dienen dazu, eine Art expressiver Ordnung, die durch das eigene Verschulden gestört wurde, herzustellen. Solche rituellen Ausgleichshandlungen bestehen nach Goffman im Anbieten von Entschädigungen, Entschuldigungen, Verweisen auf enervierende Umstände usw. und sollen insgesamt signalisieren, dass man mit Gefühlen des anderen nicht leichtfertig umgeht.

Goffman führt als Variante an: „Die verletzten Personen können auch taktvoll die Rolle des Missetäters übernehmen und ihn freiwillig in einer Weise entschuldigen, die für sie sicherlich akzeptabel wird.“[101]

In der Arzt-Patienten-Situation bedeutet dies: Der Patient entschuldigt gleich vorweg den Arzt, dass er so wenig Zeit hat („Ich weiß, dass Sie viel zu tun haben ...“), und macht ihm so zwecks Gewinnung von Aufmerksamkeit und Wohlwollen das Angebot des Freibriefes. Die Patienten entlasten den Arzt, wollen ihm die Bürde des Gefühls der Ungerechtigkeit nehmen, in der Hoffnung, damit dessen Dankbarkeit zu erhalten – Dankbarkeit, die sich wiederum in besonderer Zuwendung äußern könnte. Das ist die mit der ungefragt offerierten Entlastung des Arztes verbundene Hoffnung des Patienten.

Bestimmendes Motiv des kommunikativen Verhaltens des Patienten ist dabei die Rettung des Arzt-Images. Der Patient will den Arzt mit seinem Leiden nicht in Verlegenheit bringen und sucht – unaufgefordert – den kommunikativen Ausgleich. Leid wird so zum Entschuldigungsgrund. Nicht selten nimmt ihn der Arzt an. Wohlgemerkt: der Patient entlastet kommunikativ den Arzt – nicht umgekehrt!

Formen kommunikativer Entfremdung und ihre unheilvollen Folgen

Asymmetrische Kommunikation, Inkongruenz der Erwartungen und kommunikative Vermeidungs- beziehungsweise Ausgleichsstrategien markieren aber nur einen Teil der Erfahrungen scheiternder Kommunikationsbeziehungen zwischen Arzt und Patient.

Mit Goffman lassen sich ergänzend weitere, häufig anzutreffende Kommunikationsblockaden anführen, die nicht nur unserer alltäglichen

Kommunikationserfahrung entsprechen, sondern auch kommunikative Fehlleistungen bzw. Formen der Entfremdung medizinischer Interaktion darstellen:[102]

Ablenkung von außen: Jemand bringt nicht die geforderte Aufmerksamkeit auf, sondern konzentriert sich auf Dinge, die außerhalb des gegenwärtigen Gesprächsthemas liegen. Es liegt eine Art *Präokkupation* vor: das Engagement ist oder wird durch äußere Störquellen losgelöst von der Konversation.

Ich-Befangenheit: Das Engagement am Thema wird vernachlässigt zugunsten der Konzentration der Aufmerksamkeit auf sich selbst. Der Arzt selbst macht sich – ohne es zu merken – zum Gesprächsthema. Das geschieht vorzugsweise dann, wenn das Gefühl entsteht, vom Gesprächspartner nicht adäquat eingeschätzt zu werden, bzw. wenn der ärztliche Status bedroht zu sein scheint oder im Gesprächsverlauf die Chance gesehen wird, eine Statusanhebung zu erreichen.

Interaktions-Befangenheit: Statt sich am Gesprächsthema zu beteiligen, sorgt sich der Interaktionspartner mehr um den Gesprächsverlauf selbst. Dies hängt mit einem besonderen Verantwortungsgefühl für einen „guten Verlauf" der Interaktion zusammen – zieht aber Engagement vom Thema ab, zugunsten der Betrachtung der sozialen Mechanismen der Konversation. Wer nur strategisch kommuniziert, wird schnell zum Opfer dieser Interaktions-Befangenheit.

Fremd-Befangenheit: Es erfolgt eine Fixierung auf den anderen Gesprächspartner – man lässt sich zwar auf Themen ein, ist aber gefangen genommen von dem Gedanken, welchen Eindruck man auf den anderen macht – der Patient auf den Arzt, der Arzt auf den Patienten. Die Gesprächspartner setzen sich in „Pose", um Lob vom anderen zu erhalten und Geringschätzung zu vermeiden. „Gerade affektierte Leute sind damit beschäftigt, zu kontrollieren, wie ein Beobachter sie einschätzt ..."[103] Wobei Überbescheidenheit genauso ein Zeichen der „Fremd-Befangenheit" sein kann wie Unbescheidenheit – Letzteres scheint jedoch, wie Goffman anmerkt, häufiger der Fall zu sein.

Was sich also zeigt, ist dies: Kommunikative Entfremdung ist zwar keine Besonderheit der Arzt-Patienten-Interaktion – insofern sie Teil der Alltagskommunikation ist; in der besonderen Situation der Arzt-Patienten-Interaktion haben die Formen kommunikativer Entfremdung aber wesentlich weitreichendere Folgen als in „gewöhnlichen“, trivialen Alltags-Interaktionen.

Jede dieser Formen und Spielarten kommunikativer Entfremdung bedeutet eine Abweichung von einem entscheidenden Prinzip: dem Prinzip ärztlicher Aufmerksamkeit. Aufmerksamkeit meint eine umfassende, zugleich intellektuelle und affektive Hinwendung zum Patienten. Zuwendung ist aber weder eine Frage der Strategie noch der Zeit, die man dafür aufwendet – Zuwendung ist eine Frage der inneren Haltung.

Patienten im Zustand von Angst und Ohnmachtserfahrung bedürfen der Aufmerksamkeit und Zuwendung des Arztes. Ablenkung von außen, Ich-Befangenheit, Interaktions-Befangenheit und Fremd-Befangenheit sind zentrale Störfaktoren, diese Grundhaltung der Aufmerksamkeit zu aktivieren.

Bleiben wir an dieser Stelle kurz bei der Aufmerksamkeit: Aufmerksamkeit umfasst beides: das kommunikative Engagement dem Patienten als Person gegenüber als auch das Engagement gegenüber dem Thema der Kommunikation. Wobei die Pflege der Beziehung zum Patienten vorrangig ist, weil sie über die Qualität der thematischen Orientierung mitentscheidet. Störungen auf der Beziehungsebene beeinträchtigen auch die themenorientierte Kommunikation.[104]

Thematische Verständigung ohne Einverständnis auf der Beziehungsebene ist höchst störanfällig. Jede thematische Verständigung setzt auch und vor allem eine Verständigung zwischen den Partnern voraus. Hier werden die Bedingungen des Gelingens oder Misslingens der thematischen, gegenständlichen Kommunikation festgelegt. Besteht z. B. kein Vertrauen zum Arzt, fehlt der gegebenen medizinischen Sachinformation die notwendige affektive Komponente zu ihrer sinnhaften Einordnung und Anwendung.

Die beklagte mangelnde Compliance ist ja nicht primär ein Problem verminderten Sachverstands der Patienten oder der verwendeten Fachsprache, sondern vielmehr ein Problem mangelnder Überzeugungskraft von Ärzten aufgrund vorhandener grundlegender Beziehungsstörungen. Missverständnisse, Fehlinterpretationen, Fehlbeurteilung der Relevanz, usw. sind die häufigsten Formen des Scheiterns der Verständigung zwischen Arzt und Patient auf der Inhaltsebene. Was sich zunächst als sachliches Missverständnis ausweist, dem liegt in Wahrheit aber ein Missverständnis und Missverhältnis zwischen den Interaktionspartnern zugrunde.

Gewiss: der Arzt hat keine Verpflichtung zum Heilerfolg, aber er hat eine Verpflichtung zum Engagement gegenüber der Pflege der Kommunikation mit dem Patienten und – darin „eingebettet" – gegenüber dem Thema der Kommunikation. Dieses doppelte Engagement speist sich wenn schon nicht aus der Liebe, so doch aus einer Grundhaltung der Solidarität mit dem Patienten. Das Medium, in dem sich diese Solidarität heilbringend entfalten kann, ist die Kommunikation. Kommunikation kann vielen strategischen Zielen dienen – wie dargestellt eben auch der Abwehr des Patienten. Kommunikation kann aber auch Medium und Ausdruck von Gemeinsamkeit, also Solidarität sein. Erst in dieser durch Kommunikation geschaffenen und sich in ihr manifestierenden Gemeinsamkeit begegnen einander Arzt und Patient als Existenzen, wie dies K. Jaspers beschreibt.[105] Denn nur so entsteht „eine Solidarität mit dem Patienten ... als gemeinsame Teilnahme an der Situation des Menschen wie an der Situation der Welt".[106]

Je mehr aber im Gegensatz dazu die vom Arzt ausgehende Kommunikation der Darstellung und Durchsetzung von Status und Rangordnung dient, also bloß strategische Bedeutung hat, desto weniger konstituiert sie echte Interaktion mit dem Patienten. Je weniger aber echte, also nicht strategisch orientierte Interaktion zustande kommt, desto geringer ist die Chance der Entfaltung auch des sanativen Potenzials von Kommunikation.

Entscheidend für diese an der Person des Patienten und seinem „Thema" orientierte Kommunikation sind aber, wie gesagt, die entsprechenden vorausgehenden, die Kommunikation steuernden Erwartungen. Erwartungen steuern nicht nur den Kommunikationsverlauf, sondern auch den Prozess des das Kommunikationsgeschehen begleitenden Beobachtens. Der Prozess des erwartungsvollen Beobachtens selbst wiederum verändert den Zustand der beobachteten Wirklichkeit. Um es vielleicht etwas überspitzt zu formulieren: Man muss das Heil des anderen erwarten, um es so möglich werden zu lassen ...

So gesehen erhält die auch von I. Illich vertretene Annahme, Krankheit sei, was das Medizinsystem als Krankheit definiert, eine beklemmende Brisanz. Denn dann geht es nicht mehr nur um den Prozess eines medizinisch generierten und gesellschaftlich konsentierten Interpretationsmonopols über Krankheit, sondern um das wirklichkeitsstiftende Potenzial ärztlicher Erwartungs- und Definitionsmuster in jeder konkreten Begegnung mit dem Patienten. Ärztliche Erwartungen legen dann nicht nur einen bestimmten Begriffsrahmen als kategoriales Schema fest, sondern diese Erwartungen werden selbst Teil derjenigen Wirklichkeit, die zu beschreiben sie vorgeben. Es könnte also der Fall eintreten, dass die Krankheit den Verlauf nimmt, der den ärztlichen Erwartungen entspricht ...

Nichts bleibt im komplexen Interaktionsgeschehen zwischen Arzt und Patient unverändert: Die in der Begegnung ablaufenden emotionalen und kognitiven Prozesse generieren eine neue und spezifische Realität, die beide, Arzt und Patient, einbindet – und aneinander bindet. Beide Partner werden in Richtung des gewählten emotiven wie kognitiven Bezugsrahmens ihrer Erwartungen verändert. Die medizinische Theorie des Arztes hat an der *Konstruktion* derjenigen Wirklichkeit teil, die sie zu beschreiben sucht.

Negative Kommunikationsformen, die erwähnten Strategien kommunikativer Abwehr, sowie die Formen kommunikativer Entfremdung und Depersonalisierung des Verhältnisses zum Patienten schaffen entsprechende – leidvolle – Realität.

In diesem Sinne *konstruiert* der Arzt genauso wie der Patient die Wirklichkeit der Krankheit, eine Wirklichkeit, innerhalb derer sich beide, sich selbst und einander deutend, bewegen und von der sie – ohne sich dessen bewusst zu sein – selbst bewegt werden.

Entpersönlichung durch Versachlichung

In ihrem Plädoyer für emotionale Vernunft stellt die Schweizer Psychotherapeutin C. Meier-Seethaler fest: „Es gibt kaum einen Slogan im gegenwärtigen Wissenschafts- und Politikverständnis, der öfter auftaucht als der Appell, alle Emotionen beiseite zu lassen und sachlich zu diskutieren: keine

Gefühle im Hörsaal, keine im Gerichtshof … kühle Sachlichkeit auch im Operationssaal, in den Chefetagen der Wirtschaft, in den Amtsstuben der Verwaltung."[107]

Und sie fragt: „Was ist Sache – und wessen Sache … und wenn wir unsere Empathie in die Urteilsfindung einbeziehen, sind wir dann unsachlich?"[108]

Sachliches Urteil und empathische Zuwendung schließen einander nicht aus. Im Gegenteil: Ein sachliches Urteil im Sinne von „sachgerecht" muss bei empfindungsfähigen Wesen die Fähigkeit miteinschließen, sich in deren Empfindungsvermögen einzufühlen.[109]

Sachlichkeit umfasst beides – die Objektseite wie auch die Subjektseite.[110] Und dies auf doppelte Weise: Denn der Urteilende ist genauso Subjekt wie der Beurteilte, um dessen „Sache" es geht.

Wer den Patienten lediglich als Objekt der Behandlung sieht, ihn einfach begrifflich kategorisiert, der hält sich damit den Patienten auch auf Distanz.

Solche „Versachlichung" nimmt dem Geschehen die persönliche Dimension, aus dem Krank*sein* als subjektive Empfindung wird eine begrifflich fassbare, objektivierbare Krank*heit*, die ein vom Menschen mehr oder minder unabhängiges Dasein führt.

Eigentlich sucht der Patient eine existenztragende Begegnung, eben eine Begegnung von Existenz zu Existenz – was er findet, ist jedoch eine Begegnung mit Begriffen, die ihm fremd sind. Die mit Fachtermini durchsetzte sprachliche Verobjektivierung kommt in der Regel zum falschen Zeitpunkt – und sie blockiert die Möglichkeit, Emotion zu äußern. Der Arzt hält sich mit der begrifflichen Verobjektivierung den Patienten in seiner Leidempfindlichkeit auf Distanz, und der Patient findet in der „versachlichten" Gesprächsbeziehung kein adäquates Medium, seine affektiv hoch aufgeladene Befindlichkeit, sein Leid ausdrücken zu können.

Man muss es ganz klar sagen: „Versachlichung" ist die falsche Antwort auf die emotionalen Bedürfnisse hilfe- und haltsuchender Patienten. Nur Leiden, das sich mitteilen kann, verhilft dem Patienten zur mentalen Kontrolle des Krankheitsgeschehens und damit zur notwendigen Distanz. Dort, wo Leiden nicht ausgedrückt werden kann, bleibt es im Menschen und nur mehr die Zeit verhilft zur überlebensnotwendigen Distanz. Aber dazu bedarf es nicht des Arztes, sondern dafür hat die Natur ohnehin vorgesorgt: „Oftmals bedarf es des zeitlichen Abstands von aufwühlenden Erfahrungen, um über sie sprechen zu können oder auf sie angesprochen zu werden. Die Zeit muss geschlagene Wunden heilen, ehe eine sprachliche Verobjektivierung möglich ist. Ja, es gibt so etwas wie eine Einkapselung von Konfliktherden, es bedarf des befreienden Vergessens und Verdrängens über lange Zeitstrecken hinweg, ehe man im Wort auf sie zurückkommen kann ...“[111]

Gerade für die ärztliche Kommunikation ist die Versachlichung und sprachliche Verobjektivierung eine untaugliche Grundlage – so sehr dies auch dem Denkschema und der naturwissenschaftlichen Denktradition entsprechen mag.

Die Sachlichkeit der Arztsprache beruht auf einem ergebnisorientierten, auf Reparatur und Bewahrung des eigenen ärztlichen Egos abzielenden Verhaltenskonzept, das die moderne, kurative Medizin kennzeichnet. Versachlichung aber kann nicht Ersatz für empathische Zuwendung sein. Von der begrifflichen Kategorisierung hat der Patient nichts, denn er will nicht Partner in einem wissenschaftlichen Diskurs sein, sondern Partner in einer Beziehung, die er zum Überleben braucht und die daher auch primär durch eine affektive Wahrnehmung der Wirklichkeit geprägt ist und diese affektive Wahrnehmung der Wirklichkeit auch zulässt.

Versachlichung, die darin besteht, den Patienten – allgemein: den anderen – zu kategorisieren, ihn und seinen leidvollen Zustand „auf den Begriff“ zu bringen, stellt überhaupt den Sündenfall des Arztes dar: Die zentrale Bedeutung und Stellung des anderen, seine Schutzlosigkeit, verbietet geradezu, ihn „begrifflich zu erfassen, ihn in Kategorien oder Fälle einzuordnen und zu qualifizieren“.[112] E. Lévinas hat auf diesen wichtigen Umstand aufmerksam gemacht.

Den anderen nur denkend und erkennend erfassen zu wollen, hieße nach E. Lévinas, dem anderen Gewalt anzutun, weil dieses denkende Erfassen nur um den Preis der Unterwerfung des anderen, um den Preis der Auslöschung seines Andersseins möglich ist. Denn der andere widersetzt sich einem Verstandenwerden in Kategorien.[113]

Die fundamentale ethische Verantwortung ergibt sich gerade aus der Schutzlosigkeit des Anderen, der – wie Lévinas es formuliert – „Direktheit des dem Tode-Ausgesetztseins und Befehl an mich, den Nächsten nicht im Elend zu lassen (Wort Gottes)“[114]. Und dies bedeutet den klaren Verzicht, ihn unter mein kategorisierendes Verstehen unterwerfen und ihm damit Gewalt im Sinne der Durchsetzung eines ärztlichen Interpretationsmonopols antun zu wollen.

Rein sachliche, begriffliche und sprachliche Verobjektivierung dessen, was sich der Verobjektivierung eigentlich entzieht, meint Unterwerfung unter die Definitionskraft des Arztes. Damit wird die Leidenserfahrung des Patienten um eine entscheidende Dimension verschärft: Nicht nur sein Leiden isoliert ihn von der gewohnten Ordnung der Dinge und den gewohnten sozialen Beziehungen, sondern zur krankheitsbedingten Isolation kommt die Isolierung durch den Arzt in der Situation größter Hilfsbedürftigkeit hinzu. Der Patient leidet also unter doppelter Isolation. Um dieser Isolation zu entkommen, signalisiert er um den Preis der Selbstverleugnung Unterwerfungsbereitschaft unter das Definitions- und Interpretationsmonopol des Arztes.

Wir kennen die Problematik aus unseren alltäglichen Kommunikationssituationen: Nahezu ununterbrochen wird „Sachlichkeit“ der Kommunikation eingefordert. Erwartet wird der Verzicht auf Expression innerer, emotionaler Beweggründe. „Sachlichkeit“ als Kommunikationsforderung gleicht aber eher einer hochgezogenen Zugbrücke, die jedem Fremden den Zutritt in die eigene Festung verwehrt.

„Sachlichkeit“ ist ein unverdächtiger Wert für einen höchst verdächtigen Sachverhalt: sich selbst nicht in die Karten schauen zu lassen und zu erwarten, dass der andere ebenso verschlossen ist, um nicht auf ein unvermittelt offenbartes Inneres des anderen mit der Öffnung des eigenen Inneren antworten zu müssen. „Sachlichkeit“ ist der negative, kleinste gemeinsame Nenner formal-kommunikativer Austauschprozesse. Auf ihr allein lässt sich aber keine sinnvolle ärztliche Kommunikation aufbauen.

Kommunikationspsychologisch gesehen bedeutet die selbstverordnete Reduktion komplexer Bedeutungszusammenhänge auf sogenannte Sachargumente das Gegenteil dessen, was durch solche Strategien der „Entemotionalisierung“ erreicht werden soll: „Dieser Appell zur Disziplin sucht das Unerwünschte zu unterbinden (‚Wir wollen doch sachlich bleiben!‘). Für einen reibungslosen Schnellverkehr mag diese Methode eine zeitsparende Notlösung sein. Für eine langfristige Kooperation ist es wenig aussichtsreich, den Deckel der Sachlichkeit auf die Schlangengrube menschlicher Gefühle zu pressen. Denn zum einen braucht eine engagierte, kreative Sachlichkeit den Aufwind positiver mitmenschlicher Beziehungen – andernfalls herrscht auch sachliche Flaute. Zum anderen lassen sich die unsachlichen Impulse gar nicht aus der (Seelen-)Welt schaffen – sie sind Teil der Realität und gehen bei offiziellem Verbot in den Untergrund und bestimmen die Kommunikation aus dem Verborgenen: Schein-sachliche Argumentiererei wird zum Vehikel persönlicher Auseinandersetzung, überlange ‚sachliche‘ Ausführungen dienen der Selbstrechtfertigung – die ‚Sache‘ wird zum trojanischen Pferd einer persönlich-emotionalen Untergrundbewegung.“[115]

Die Begegnung mit dem Arzt hätte gerade diese sich aus dem emotionalen, seelischen „Untergrund“ des Patienten speisenden Bedeutungen zuzulassen, ja zu fördern, um sie an die Oberfläche des Bewusstseins zu bringen. In diesem Sinne liegt es am Arzt, „kommunikativ zu erwecken“, also am Prozess der Selbstfindung des Patienten, seiner Begegnung mit sich selbst, mitzuwirken. Auf diesen Anspruch „kommunikativer Erweckung“ werden wir in der Folge noch eingehend zu sprechen kommen.

Der Sachlichkeit erschließen sich nicht die verdeckten Bedeutungen, mit denen Patienten etwa ihre Eigen- und Fremdwahrnehmung des Arztes oder der Umwelt versehen. Deswegen bedarf es ja gerade des ärztlichen Bemühens zur Selbstoffenbarung, der eigenen wie derjenigen des Patienten.

Krankheit ist eine existenzielle, alle Seinsebenen des Menschen, die seelische, geistige, körperliche, soziale und spirituelle Ebene, durchdringende Störung. „Sachlichkeit“ ist darauf keine adäquate Antwort. Die Fixierung auf eine sachliche, also vermeintlich entemotionalisierte, leicht steuerbare Arzt-Patienten-Kommunikation verkennt die eigentliche Herausforderung, die mit einer solchen komplexen, den ganzen Menschen betreffenden Störung verbunden ist. Die Strategien kommunikativer Abwehr bzw. Entfremdung sowie das Ignorieren der affektiven Wahrnehmung des Patienten dienen dazu, dem diesen Störungen innewohnenden Appell, die Störungen zu beheben und darauf mit Mitmenschlichkeit zu reagieren, auszuweichen. Währenddessen gerade das Gegenteil notwendig wäre, wie dies etwa Ruth Cohn mit der Kommunikationsregel *„Störungen haben Vorrang"* fordert: „Störungen haben de facto den Vorrang, ob Direktiven gegeben werden oder nicht. Störungen fragen nicht nach Erlaubnis, sie sind da: als Schmerz, als Freude, als Angst, als Zerstreutheit; die Frage ist nur, wie man sie bewältigt. Antipathien und Verstörtheiten können den Einzelnen versteinern und die Gruppe unterminieren. Unausgesprochen und unterdrückt bestimmen sie Vorgänge in Schulklassen, in Vorständen, in Regierungen ...

Die unpersönlichen ‚störungsfreien' Klassenzimmer, Hörsäle, Fabrikräume, Konferenzzimmer sind dann angefüllt mit apathischen und unterwürfigen oder mit verzweifelten und rebellierenden Menschen, deren Frustration zur Zerstörung ihrer selbst oder ihrer Institution führt.

Das Postulat, dass Störungen und leidenschaftliche Gefühle den Vorrang haben, bedeutet, dass wir die Wirklichkeit des Menschen anerkennen; und diese enthält die Tatsache, dass unsere lebendigen, gefühlsbewegten Körper und Seelen Träger unserer Gedanken und Handlungen sind. Wenn diese Träger wanken, sind unsere Handlungen und Gedanken so unsicher wie ihre Grundlagen ...

Wie werden solche positiven und negativen Störungen im Allgemeinen in Klassenzimmern und anderen Gruppen behandelt? Was tun die Teilnehmer? 1. Sie täuschen Aufmerksamkeit vor, die nicht da ist. 2. Sie zwingen sich zu einer Aufmerksamkeit, die nur von einem Bruchteil ihrer Energien gespeist wird, weil diese in starken Emotionen gebunden ist. 3. Die unterdrückten Emotionen schleichen sich meist auf Nebenwegen als Fehlerquelle in Entscheidungen und Gedankengänge ein."[116]

Was hier beschrieben wird, lässt sich mühelos und mit wenig Fantasie auf jene die Störungen des Patienten überlagernden „iatrogenen Kommunikationsstörungen" in Spitälern und Arztpraxen ausweiten.

Die Fixierung auf „Sachlichkeit" ist nämlich selbst Ausdruck einer tiefen Störung. Diese Störung besteht darin, sich als Arzt gerade nicht an der gemeinsamen Kommunikationshandlung wechselseitiger Erschließung von Bedeutungszusammenhängen beteiligen zu wollen, um einer Eigendynamik, die mit dem „einfühlenden Verstehen" verbunden sein könnte, vorzubeugen.

Die Fixierung auf „Sachlichkeit" ist eine weitere mentale und verbale Abwehrhaltung gegenüber dem Patienten und seinen ausgesprochenen, mehr aber noch seinen unausgesprochenen Heilserwartungen. „Sachlichkeit" ist ein verbaler Modus, mit dem das ärztliche Vermeidungs- und Abwehrverhalten gegenüber dem Patienten und dessen Störungen „positiv", d. h. ohne Verlust des ärztlichen Images, erhalten werden kann – freilich auf Kosten der Patienten.

Diese Art von Selbstschutzmechanismus funktioniert etwa so: Da einfühlendes Verstehen die Gefahr mit sich bringt, vom Leiden des anderen selbst affiziert zu werden, in das Leidensgeschehen des anderen involviert zu werden, sucht man dieser Gefahr tunlichst auszuweichen. Und dies schon aus zeitökonomischen Gründen, weil Distanz und Sachlichkeit die Mühe von Kommunikations- und Interpretationshandlungen spart und an ihrer Stelle zeitsparende Handlungs- und Kommunikationsmuster eingesetzt werden können. Da mit einfühlendem Verstehen immer auch ein Stück Selbstinterpretation, ja Selbstenthüllung zu leisten ist, liegt Vermeidungsverhalten nahe.

So wird aus dem geleugneten „Ich will mich nicht mit dem Patienten und seinen Leiden zu eingehend auseinandersetzen" ein „Ich kann mich schon aus Zeitgründen nicht mit jedem Patient so eingehend auseinandersetzen, auch wenn es vielleicht wünschenswert wäre". Mit dieser Umdeutung schützt sich der Arzt vor seiner eigenen Verletzlichkeit. Und darin mag auch der eigentliche, tiefere Grund für die Leugnung und das kommunikative Abwehrverhalten im Sprachgewand der „Sachlichkeit" zu suchen sein.

Damit weiß sich zwar – vorderhand – der Arzt in seiner Verletzlichkeit geschützt, nicht aber der Patient. Für beide, Arzt und Patient, ist es unmöglich, auf dieser Gesprächsebene die kommunikativen Möglichkeiten wechselseitiger Selbstoffenbarung zu aktivieren. Der Vorteil des einen wird zum Nachteil für den anderen.

Zwar bietet die begriffliche Kategorisierung eine Art kommunikativen Schutzwall gegen die vom Patienten ausgehende, mögliche eigene Verletzung. Aber dem Patienten wird durch die solcherart aufgebauten Kommunikationshürden eine bloß einseitige Selbstoffenbarung nahezu unmöglich gemacht. Die Selbstoffenbarung des einen setzt nämlich die Bereitschaft zur Selbstoffenbarung des anderen voraus. Das ereignet sich aber nur dann, wenn das Prinzip „Achtung" Geltung hat. Erst wechselseitig entgegengebrachte Achtung schafft das Vertrauen dafür, dass die Selbstoffenbarung nicht missbraucht wird, indem sie etwa zur Vereinnahmung führt.[117]

Sprachliche „Verobjektivierung" zum falschen Zeitpunkt – in der Kürze einer durchschnittlichen Arzt-Patienten-Begegnung muss dieser Zeitpunkt nahezu immer falsch sein – verhindert diese auf *Achtung* und *Selbstoffenbarung* beruhende Kommunikationsbeziehung. Dabei geht es auch gar nicht um komplexe, zeitintensive Dialoghandlungen. Vielmehr ist es die persönliche, geistig-emotionale, ganz am Patienten orientierte, unmittelbare Präsenz des „Für-jemanden-da-Seins". Es ist eben die Haltung der Aufmerksamkeit, die dem Patienten Achtung signalisiert und eine Selbstoffenbarung des Patienten möglich macht.

Oder mit den Worten K. Jaspers': „Die Gegenwart einer Persönlichkeit, in ihrem Willen zum Helfen einen Augenblick ganz für den Kranken da, ist nicht nur unendlich wohltuend. Das Dasein eines vernünftigen Menschen mit der Kraft des Geistes und der überzeugenden Wirkung eines unbedingt gütigen Wesens weckt im anderen, und so auch im Kranken, unberechenbare Mächte des Vertrauens, des Lebenwollens, der Wahrhaftigkeit, ohne dass darüber ein Wort fällt. Was der Mensch dem Menschen sein kann, erschöpft sich nicht in Begreiflichkeiten."[118] Und – so ließe sich ergänzen – was der Mensch dem Menschen sein kann, erschöpft sich auch nicht, und schon am allerwenigsten, in Begrifflichkeiten.

Gesprächsverhalten unter dem Diktat der „Sachlichkeit" und sprachlichen Verobjektivierung machen den anderen, und insbesondere den Patienten, zum behandelbaren, bearbeitbaren, letztlich dem Arzt verfügbaren Objekt. Und dies ist das Gegenteil dessen, was mit gemeinsamer Beteiligung an einer Kommunikationshandlung (J. Habermas) oder dem dialogischen Prinzip (M. Buber) gemeint und in der Begegnung zwischen Arzt und Patient gefordert ist.

4. Kommunikationsnot und Not der Seele

Medizinische Nemesis – von Ärzten zugefügtes Leid

Angesichts der aufgezeigten Diskrepanz zwischen kommunikationsethischem Anspruch und der Realität ärztlichen kommunikativen Handelns wird deutlich: Der Arzt mit all seinem wissenschaftlich-technischen Handlungspotenzial, mit all seiner damit einhergehenden „egalitären Rhetorik" ist nicht mehr an der Seite des Patienten. Mehr noch: Arzt und Patient stehen einander nicht selten feindlich gegenüber. Statt Achtung herrscht Achtlosigkeit vor.

I. Illichs nüchterne Bilanz: „Von Ärzten zugefügte Leiden und Gebrechen sind seit jeher Bestandteil der medizinischen Praxis. Berufsbedingte Gefühllosigkeit, Nachlässigkeit und schiere Unfähigkeit sind althergebrachte Formen der Kurpfuscherei. Mit der Wandlung des Arztes vom Handwerker, der seine Kunst an ihm persönlich bekannten Individuen ausübt, zum Techniker, der wissenschaftliche Regeln auf Patientenkategorien anwendet, hat die Kurpfuscherei einen anonymen, fast respektablen Status gewonnen.

Was vordem als Vertrauensbruch und als moralisches Vergehen galt, lässt sich heute als zufälliges Versagen von technischem Gerät und dessen Bedienungspersonal rationalisieren. Im Rahmen einer komplexen Krankenhaustechnologie wird Achtlosigkeit zum ‚versehentlichen' menschlichen Irrtum oder ‚Systemversagen', Gleichgültigkeit zu ‚wissenschaftlicher Objektivität' und Unfähigkeit zu einem ‚Mangel an Spezialgeräten'. Die Entpersönlichung von Diagnose und Therapie hat dazu geführt, dass die Pfuscherei nicht mehr als ethisches, sondern als technisches Problem betrachtet wird."[119]

So geht ein weithin entpersönlichtes, berufliches Selbstverständnis und Handeln auch mit entpersönlichter Kommunikation einher.

Im Anschluss an Illich kann man sagen: „Iatrogene Krankheiten", also Leiden, die von Ärzten oder dem Medizinsystem selbst zugefügt werden, haben eine elementare, kommunikative Dimension. Die Fülle kommunikativer Fehlhandlungen von Ärzten ist ebenso als pathogene, also krankmachende Ursachen anzusehen wie diagnostische oder therapeutische Fehlleistungen. Ist die Belangbarkeit des Arztes in Hinblick auf eine schädigende Diagnose bzw. Therapie schon kaum gegeben – weil meistens keine Regelverletzung gegenüber professionellen Standards, Lehrsätzen und Verfahren nachgewiesen werden kann, sondern, im Gegenteil, nicht selten ihre strikte Befolgung[120] –, wie sollte erst eine Belangbarkeit wegen seelischer Verletzung, wegen eines gesundheitsgefährdenden ärztlichen Kommunikationsverhaltens erwartbar sein?

Jene von Illich angeprangerte, pathogene Medizin weist auch ein ebenso pathogenes Kommunikationsverhalten auf. Die Geschichte dieser kommunikativen Iatrogenesis wird zwar unentwegt auf allen Ebenen des Medizinsystems erlitten, sie bleibt aber ungeschrieben und wohl auch ungesühnt.

Kommunikative Iatrogenesis bedeutet das im System selbst begründete und in seinen Folgen verheerende Unvermögen, im Leiden des Menschen den eigentlichen – und auch im Sinne Lévinas ethischen – Anspruch für heilstiftende Kommunikation zu erkennen.

Das Problem der modernen, naturwissenschaftlichen Medizin liegt nach Illich darin, dass selbst dort, wo technische und organisatorische Maßnahmen ergriffen werden, um die im Medizinsystem selbst gelegenen pathogenen Entwicklungen zu beseitigen, erst recht ein sich selbst beschleunigender, iatrogener Kreislauf erzeugt wird. Das System ist aus sich selbst heraus nicht reformierbar, „die Iatrogenesis ist irreversibel geworden".[121] Illich sah darin die eigentliche medizinische Nemesis: die Rache der Götter für die Hybris der Menschen, sich die Vorrechte der Götter anzumaßen.

Die Nemesis hat sich, wie gesagt, auch der kommunikativen Dimension der Medizin bemächtigt und wütet dort nicht weniger als im Bereich der klinischen Iatrogenesis. Die Sprachlosigkeit, in die das Medizinsystem die Patienten treibt, seine Anonymität, seine Sterilität und Rigidität, die gegen die persönliche Leiderfahrung immunisieren, schlagen auf das Medizinsystem selbst zurück. Es hat nicht nur die Patienten, sondern auch sich selbst um die kommunikativen und damit sinnstiftenden Möglichkeiten gebracht.

Der wissenschaftlich-methodisch begründete, aber in seinen humanitären Folgen katastrophale Primat der Funktionalität vor der Humanität hat die Gesundheit zur Ware, die Medizin zum industriell organisierten, seelenlosen Reparaturbetrieb und den Patienten zum entpersönlichten „Fall" verkommen lassen. Der Zweifel an der Medizin hat nicht nur die Patienten, sondern mit ihnen auch die Ärzte selbst erfasst. Beiden bleibt nicht nur der Sinn des Krankseins verborgen, sondern es verschließt sich ihnen auch die mit kommunikativer Sinnfindung verbundene Dimension einer heilsamen Begegnung.

Illich sah nur eine einzige Chance, diesem Circulus vitiosus einer „eskalierenden Zerstörung" durch den medizinischen Fortschritt zu entkommen: „Die medizinische Nemesis ist gegen medizinische Heilmittel resistent. Sie kann nur revidiert werden, wenn die Laien den Willen zur Selbstbehandlung wiederfinden und das Recht zur Selbstbehandlung auf der rechtlichen, politischen und institutionellen Ebene anerkannt wird, wodurch dem Berufsmonopol der Ärzte Grenzen gezogen werden."[122]

Vom gesellschaftskritischen Standpunkt aus gesehen ist eine solche, politisch herbeizuführende Beschränkung und Brechung des ärztlichen Monopols eine nahe liegende Möglichkeit. Sie setzt aber eine andere Entwicklung voraus: die Entwicklung einer neuen medizinischen Kommunikationskultur, in der die Patientenautonomie tatsächlich jenes Gewicht erhält, das ihr eigentlich zukommt.

Illich rechnete auch mit dieser Möglichkeit trotz seines primär gesellschaftspolitischen und systemkritischen Engagements, wenn er meinte: „Ich glaube, dass die Reversion der Nemesis nur von innen, durch den Menschen selbst erfolgen kann und nicht durch ein weiteres administratives (und heteronomes) Management, das wiederum von vermessenem Expertentum und daraus folgender Mystifikation abhängig wäre."[123]

Die „Reversion der Nemesis" kann nur bei der Kommunikation ansetzen. Und so könnte man vorsichtig auf die Zukunft hin sagen: An seinen Patienten und der von ihnen erzwungenen neuen Kommunikationskultur wird das Medizinsystem gesunden. Die neue Achtung für den Patienten kann so auch zum Heilmittel gegen die verlorene Selbstachtung des Arztes werden.

Zum Schweigen verurteilt

Dem kommunikationsethischen Postulat der Achtung steht jedenfalls in der Realität und Alltagspraxis der Arzt-Patienten-Beziehung die Missachtung gegenüber. Die Antwort auf diese Missachtung ist aber selten der Protest, sondern allzu oft das Schweigen. Die Bedrängnis, in der sich ein Patient befindet, ist immer unmittelbar, aber sie wird meist ignoriert. Alle Versuche der Herbeiführung „echten" Sprechens über die Unmittelbarkeit des Betroffenseins werden als Störung diskreditiert und als Störgrößen im medizinisch-administrativen Ablauf, so weit wie möglich, eliminiert.

Das hat weitreichende negative Konsequenzen, denn auf diese Weise kann der Patient, der primär von *sich* sprechen möchte, auch nicht *zu* sich *von* sich sprechen, d. h. er wird gehindert, sich selbst zu begegnen. Der Patient wird so um die Möglichkeit gebracht, zu sich *selbst* zu kommen. Das Medizinsystem und sein Sprach-Code verdammen ihn zum Schweigen und die Sprachlosigkeit der Angehörigen tut ihr Übriges dazu. Darin liegt ja der tiefere Sinn des Sprechens, dass „Sprechen" immer zugleich ein *zu* sich, *von* sich und *über* sich Sprechen ist. Wenn dieses Sprechen unterbunden wird, dann bleibt dieser dem Sprechen innewohnende Sinn verborgen und kann sein therapeutisches, also heilstiftendes Potenzial nicht entfalten.

Man könnte dies auch so sagen: Das „Selbst" kommt nicht zur Anschauung, weil es keinen Zugang zu seiner sprachlichen Selbstvermittlung findet oder doch nur im duldenden Verstummen, das einen so greifbar bleiern in den Krankenhäusern, den Anstalten sprachlosen Leidens umfängt. In diesen Räumen erleidender und erlittener Sprachlosigkeit werden Ärzte und Pflegepersonal zu Wächtern dieser Sprachlosigkeit. Regelverletzungen bis hin zum Aufschrei der leidenden Kreaturen lässt das System nicht zu.

Dieses Schweigen hat etwas Elementares. Max Picard beschreibt diesen Zustand des Schweigens so: „Um die Krankheit ist auch heute, in der Welt des Lärmes, ein Schweigen, das alle richtigen und falschen Reden der Ärzte nicht vertreiben können. Es ist, als sei das Schweigen, von überall her verjagt, zu den Kranken in ein Versteck gegangen, es lebt bei ihnen wie in den Katakomben.

Oft, wenn ein Kranker schweigend daliegt, ist es, als sei der Kranke nur der Ort, wo das Schweigen sich niederließ – die Krankheit kam und ihr folgte das Schweigen, sie scheint nur wie der Weg, auf dem für das Schweigen Platz gemacht wurde, langsam besetzt es den Körper, und das Wort des Kranken und das des Besuchers vermag kaum durch das Schweigen hindurchzudringen.

Immer war das Schweigen beim Kranken. Und doch ist das Schweigen, das heute beim Kranken ist, nicht das gleiche wie früher. Das Schweigen heute beim Kranken ist unheimlich, denn es, das ein Teil des gesunden Lebens sein und in ihm wirken soll, ist nun vertrieben von dort und nur beim Kranken."[124]

So stehen wir vor der paradoxen Situation, in dieser lärmenden Kommunikationsgesellschaft vergeblich nach Räumen der Stille, des Schweigens zu suchen, während in der Welt des Kranken vergeblich und verzweifelt nach dem heilstiftenden Wort gesucht wird – dem heilstiftenden Wort, das die schwere Last des Schweigens mildert, ja sie aufzuheben vermag.

Für das Schweigen fühlt sich niemand verantwortlich. Die arbeitsteilig verfahrende Medizin, die nicht selten für den Patienten zur Odyssee im Reich der Spezialisten mit ungewissem Ende wird, agiert in ebenso eng umgrenzten Verantwortungszirkeln. Mit dem Verlust der Wahrnehmung des Ganzen in der Medizin geht auch der Verlust der Verantwortung für das Ganze der leidenden Person verloren. Spezialisten wissen nur beschränkt um die Bedeutung ihres Handelns für das Ganze und ihre Verantwortung bezieht sich auch nicht auf dieses Ganze.

Wer aber nicht seine Verantwortung und Zuständigkeit für das Ganze erkennt, wer sich damit begnügt, als bloßes „Rädchen" im System zu funktionieren, und sich auch so rechtfertigt, der trägt zur Verwirklichung jedweder Systemziele bei. So funktionieren, wie gerade die jüngere Geschichte zeigt, Unrechtsregime, so wurden die in ihrem Namen verübten unermesslichen Verbrechen möglich.

Die Befreiung von der Verantwortung für das Ganze entlastet natürlich und setzt Handlungspotenzial frei, das sonst unter dem Druck moralischer Verantwortung gebunden oder unterbunden bliebe. Mit der Verantwortung für das Ganze bzw. ihrem Verlust hängt auch die Qualität ärztlicher Kommunikation zusammen. Der Kommunikationsanspruch, der mit dem Risiko der Verantwortung für das Ganze, für die Gesamtpersönlichkeit des Patienten verbunden ist, ist ein anderer als jener, der sich auf die Funktionsstörung eines Organs bezieht, ohne zu erkennen, dass diese Funktionsstörung Ausdruck einer Störung des Ganzen ist.

Die Grenzen der jeweiligen Spezialisten sind nicht nur Wahrnehmungsgrenzen, sondern auch Kommunikationsgrenzen und Grenzen der Verantwortung. Das ist ein zentrales Hauptübel der modernen, arbeitsteiligen Medizin. Kommunikation und Verantwortung nämlich lassen sich nicht teilen und auch nicht delegieren. Sie sind von allen, die mit den Leidenden konfrontiert sind, ganz wahrzunehmen und zu erfüllen: In der Begegnung mit dem Leiden und der Not des anderen liegt immer ein Gesamtanspruch und eine nicht delegierbare Gesamtverantwortung. Heute ist es umgekehrt: Die Familie nimmt ihre Kommunikationsverantwortung, ihre Verantwortung auch für das psychische Wohlergehen der Familienangehörigen, nicht wahr und delegiert an die Arztpraxis, der praktische Kassenarzt wiederum, der meint, sich gerade dadurch am Leben erhalten zu können, dass er auf allzu ausführliche, zeitintensive Kommunikation und psychische Betreuung verzichtet, nimmt die Verantwortung nur eingeschränkt wahr und delegiert an den Facharzt. Der Facharzt wiederum delegiert an die Klinik, in der er meist selbst oder seine Kollegen tätig sind. Und in der Klinik als medizinisch-administratives System geht der Anspruch, als Person mit individuellen, seelischen Bedürfnissen wahrgenommen zu werden, überhaupt verloren.

Statt mündlicher Erklärungen werden etwa Videos zur „Information“ vor Operationen gezeigt, da kommen oftmals unbeholfene Psychologen, die kaum zu Fragen, geschweige denn zu tragfähigen Antworten fähig sind – letztlich aber bleibt der Patient alleine. Die künstliche, „aufgesetzte“ Freundlichkeit des Krankenhauspersonals ändert an diesem Zustand nichts Entscheidendes. „Small talk“ und – schon seltener – Händchenhalten am Krankenbett sind meist spürbar unbeholfene Versuche, die Sprachlosigkeit auf beiden Seiten zu überspielen.

Das Schweigen in der Medizin ist in der einschlägigen Fachliteratur eingehend beschrieben.[125] Und alle Daten signalisieren: Im Klima des Schweigens und Verschweigens entstehen Unzufriedenheit und Enttäuschung – auf Seiten der Patienten und nicht weniger auch auf Seiten von Ärzten, die in der Medizin mehr sehen als eine Einrichtung zur Reparatur körperlicher Gebrechen.

Die Seele ruft nach Kommunikation, nicht nach Chemie

Auf das sprachlose Leid des Patienten reagiert die Medizin mit ebensolcher Sprachlosigkeit. Arzt und Patient befinden sich solcherart in einer negativen Spirale der Kommunikationslosigkeit. Das liegt sicher zum Teil an den Sprachbarrieren, die zwischen Ärzten und Patienten bestehen. Das alleine aber ist nicht das Problem. Die spezifischen Sprachbarrieren sind selbst nur Symptome für eine dahinterliegende, tiefgehende Kommunikationskrise. Sie lässt in der Tat erheblichen Zweifel darüber aufkommen, ob das System aus sich heraus noch seine Kommunikationsdefekte zu beheben vermag.

So zeigt etwa eine deutsche Fallstudie, dass selbst dort, wo Ärzte besonders bemüht sind, sich im Rahmen des Klinikalltags für die psychosozialen Probleme der Patienten zu interessieren, der Erfolg dennoch minimal bleibt. Die behandelnden Ärzte und Schwestern hatten tatsächlich nur von 10 % der 120 Patienten, die im Zeitraum von neun Monaten befragt worden waren, volle Kenntnis derjenigen Faktoren, die das Krankengeschehen mitbedingten. Von der Mehrheit der Patienten hatten Ärzte und Schwestern keine oder nur ungenaue und unzureichende Kenntnis der psychischen und sozialen Vorgeschichte des Kranken. Und das bei besonders intensiver Kommunikationsanstrengung des gesamten Personals!

Umgekehrt hatte nur ein Drittel der Patienten richtige Vorstellungen über seine Krankheit, 24 % hatten falsche, 36 % der Patienten nur teilweise richtige Vorstellungen von der eigenen Krankheit. Entsprechend gering war auch die Kenntnis über die an den Patienten zur Anwendung gebrachten Therapien: Mehr als zwei Drittel (69 %) wussten nicht wirklich, was mit ihnen in der Klinik gemacht worden war.[126]

Über Kommunikation lässt sich also nicht so leicht verfügen wie über andere Faktoren zur Optimierung organisatorischer und bürokratischer Abläufe. Was im Vorstellungsbild der einen durchaus als akzeptable, ja vielen als optimale Arzt-Patienten-Kommunikation erscheinen mag, entspricht keineswegs der Erwartungshaltung und der Erfahrung der anderen, der Patienten nämlich.

Die empirischen Befunde zeigen: Mehr als über medizinische Fragen wollen Patienten über ihre emotionale Situation sprechen – diesem Bedürfnis versuchen sich Ärzte aber weitgehend zu entziehen.

In Teil II werden wir der Diskrepanz zwischen den Erwartungen der Patienten und den ärztlichen Kommunikationsangeboten weiter nachgehen.

Hier soll der Hinweis genügen: Was dem Arzt im Rahmen seiner durchschnittlich fünf- bis zehnminütigen Begegnung mit dem Patienten als effizient und x-fach bewährt erscheint, kann sich im Erleben des Patienten genau als gegenteilig und damit unbefriedigend darstellen. Abgesehen davon, dass die wenigen Minuten kaum dazu reichen, die Oberflächensymptomatik zu erfassen, geschweige denn, den möglichen, aber verborgenen psychosozialen Krankheitsfaktoren nachzugehen.

Das Konzept einer „sprechenden Medizin" zielt aber gerade darauf ab, über die Oberflächensymptomatik hinauszukommen und die psychischen oder psychosomatischen Bedingungen des Krankengeschehens zu rekonstruieren. In diesem Sinne plädiert etwa P. Lüth ebenso wie auch M. Balint für gesprächstherapeutische Kompetenz auch des „normalen" Kassenarztes.[127]

Zu Recht wird auf den Umstand verwiesen, dass jedes Arzt-Patienten-Gespräch eine mehr oder minder ausgeprägte, mehr oder minder augenfällige, psychotherapeutische Dimension enthält, derer sich auch der niedergelassene Allgemeinmediziner bzw. Kassenarzt bewusst sein sollte. Vor dem Hintergrund eines hohen und wachsenden Anteils psychosomatischer Erkrankungen in den westlichen Industrienationen gewinnt dieses Problem zunehmend an Brisanz.

Schon in den siebziger Jahren zeigten entsprechende Befunde der psychologischen Medizin im internationalen Vergleich, dass 14 % bis 17 % der Patienten eines Allgemeinpraktikers psychische Störungen aufwiesen und in der

Praxis des Internisten damals schon zwischen 40 % und 50 % der Patienten mittleren Alters als Kranke mit deutlich psychosomatischer Komponente einzustufen waren.[128] Heute liegen die epidemiologischen Daten noch wesentlich höher.

Studien in den USA sprechen davon, dass gegenwärtig rund drei Viertel aller körperlichen Beschwerden psychosoziale Ursachen haben und 60–90 % aller Arztbesuche stressbedingt sind. Welche Antworten gibt hier die Schulmedizin?

Was bereits seit Jahrzehnten erkennbar war, müsste heute endlich die Alarmglocken läuten lassen: „Angesichts der großen Häufigkeit psychischer Störungen muss erwartet werden, dass auch unter den organisch Kranken ein erheblicher Prozentsatz psychische Störungen aufweist, die mit der organischen Krankheit in keinen unmittelbaren Zusammenhang zu bringen sind.“[129]

Sieht man von der Frage ab, was eigentlich „psychische Störungen“ im Verhältnis zu einem als gesellschaftlich „normal“ definierten Verhalten sind und ob es überhaupt berechtigt ist, von „psychischen Störungen“ klassifikatorisch zu sprechen,[130] so erhebt sich doch die Frage, was Ärzte eigentlich behandeln, wenn sie ihren professionellen Handlungsmustern folgen, und mit welchen Konsequenzen für den Patienten sie dies tun? Dass der verordnete Griff zu Tranquilizern und Psychopharmaka die Probleme nur verschiebt, anstatt sie zu lösen, ist den meisten Beteiligten klar. P. Lüth hat vor mehr als 40 Jahren auf die Problematik aufmerksam gemacht, wenn er schreibt: „Es ist gar kein Zweifel, dass der Kassenarzt, der nicht speziell für diese Problematik durch Weiterbildung oder Fortbildung sensibilisiert ist, die Mehrzahl dieser Kranken verkennt, sie also falsch einordnet und beurteilt, demgemäß erheblichen Schaden anrichtet, sowohl individuell für jeden Kranken als auch volkswirtschaftlich hinsichtlich der Kostendeckung für soziale Sicherheit. Die Diagnose, mit der diese Kranken in einer Kassenpraxis versehen werden, geht in Richtung der vegetativen Dystonie, neurozirculatorischen Dystonie, vegetativen Stigmatisation ... Man wird in jedem Fall nicht umhin können, zuzugeben, dass ein hoher Prozentsatz von Kranken in den Praxen der Kassenärzte falsch beurteilt und eingestuft und damit auch falsch oder mindestens unzweckmäßig behandelt wird. Dieser Prozentsatz von ‚Irrläufern‘ ist für jede Praxis und jedes Land sicherlich verschieden, liegt aber wohl mit dem durchschnittlichen Vorkommen bei etwa 30 bis 40."[131]

Es besteht kein Anlass zur Annahme, dass sich die Verhältnisse in den vergangenen Jahren grundlegend oder auch nur peripher verbessert hätten. Im Gegenteil: Die Diskrepanz zwischen den gesellschaftlich mitbedingten Störungen und den vielfältigen Mechanismen ihrer Unterdrückung, etwa durch das reiche Angebot der Pharmaindustrie, „die Schwierigkeiten pharmakotherapeutisch zuzudecken und damit zu überspielen",[132] wird immer größer.

Angesichts eines boomenden Psychopharmaka-Marktes könnte man meinen: Diese Gesellschaft hält sich nur mehr mit Psychopharmaka „über Wasser". Ihr reguliertes, soziales Zusammenleben erfolgt mehr und mehr über den Konsum von Psychopharmaka. Allerdings gibt es hier Unterschiede: Patienten aus der sozialen Unterschicht tendieren, wie medizinsoziologische Studien zeigen, häufiger als Angehörige der Mittelschicht dazu, ihr Leiden zu „somatisieren". Sie haben zwar nicht weniger psychische Schwierigkeiten, als dies in anderen sozialen Schichten der Fall ist, können dies aber dem Arzt nicht verständlich machen, sodass dieser die Leiden gar nicht als psychosomatisch erkennen kann.[133]

Die Erfahrungen kommunikationspathologischer Störungen in Familie, Beruf und Gesellschaft werden also durch kollektive Narkotisierung zugedeckt. Um den Preis der Konfliktvermeidung organisiert und entwickelt sich die Gesellschaft immer mehr zur Suchtgesellschaft – begleitet durch ein dichtes Netz „williger Helfer" in Kliniken und Arztpraxen, zum Wohle der allgegenwärtigen Pharmaindustrie und ihrer Produkte.

Parallel dazu ist die Nachfrage nach Psychotherapie in den vergangenen Jahren rasant gestiegen. Da nur ein geringer Prozentsatz der seelisch Kranken sich ihrer seelischen Konflikte auch bewusst ist, besteht kaum Hoffnung auf jene von P. Lüth schon vor mehr als dreißig Jahren erhoffte „Eruption" der Medizin-Konsumenten, der Patienten gegen ihre Fremdbestimmung durch Medizin- und Pharmaindustrie.

Herrschaftsfreies Sprechen

Mit der wachsenden Bedeutung und Akzeptanz ganzheitlicher Heilverfahren, insbesondere im Bereich chronischer Erkrankungen, wendet sich allerdings langsam das Blatt. Immer mehr Ärzte bieten zusätzlich zu schulmedizinischen Verfahren auch alternative Heilmethoden an. Mit der Aufhebung der Trennung zwischen körperlichen und seelischen Krankheiten gewinnt die Frage nach dem psychodynamischen Hintergrund von Störungen immer mehr Bedeutung.

Es ist dies auch eine Wende in den Kommunikationsbeziehungen zwischen Arzt und Patient. Wenn seelische Leiden auch das Ergebnis von Beziehungsstörungen auf den verschiedenen Ebenen sozialer Existenz sind, dann liegt es nahe, nach den kommunikationstherapeutischen Möglichkeiten, die diese Störungen beheben können, zu fragen. Und diese Frage geht jeden an – gerade auch den praktischen Arzt. Sie ist nicht auf den Facharzt für Psychiatrie oder den Psychotherapeuten beschränkt. Darüber hat M. Balint bereits in den 1960er Jahren geschrieben: „Es herrscht im Allgemeinen Übereinstimmung darüber, dass mindestens ein Viertel, wenn nicht ein Drittel der Arbeit des praktischen Arztes reine Psychotherapie ist."[134]

Oftmals entledigen sich Ärzte dieser mühsamen, an die eigene Substanz gehenden Gesprächsaufgabe durch routinierte Aufmunterung und allgemeine Ratschläge, die alles und nichts besagen. Damit wird dem Patienten aber nicht geholfen: „... zu oft erfolgt der beruhigende Zuspruch nur um des Arztes willen, weil ihm die Last der Tatsache, dass er nicht genug weiß oder nicht helfen kann, unerträglich ist; und häufiger, als es der Arzt zugibt, gilt dies auch für die vielen fachärztlichen Untersuchungen, zu denen der Patient geschickt wird, und für die vielen Medikamente, die verschrieben werden."[135]

Wenn überhaupt, so wirkt diese Beruhigung, sofern sie als Ersatz für die mühevolle Diagnose psychischer Probleme dient, bei normalen, nicht sehr neurotischen Patienten mit organischen Symptomen. Die Wirkung dieses Placebo-Effekts ärztlicher Beruhigung nimmt aber ab, je stärker Persönlichkeitsprobleme mitspielen.[136]

Ärztliche Kommunikation steht vor einem größeren Anspruch als demjenigen billiger Beruhigung.

Sowohl für das psychoanalytische als auch das therapeutische Gespräch – etwa in der Allgemeinpraxis – gilt die bereits in der Einleitung zitierte Einsicht Freuds, dass Worte unsagbar wohltun oder fürchterliche Verletzungen zufügen können.

P. Lüth sieht den Unterschied zwischen analytischem und therapeutischem Gespräch darin: Während es in der Analyse „um Erhellung des unbewussten psychischen Lebens des Patienten" geht, ist „die Gesprächstherapie des Arztes ... primär nicht auf das Unbewusste gerichtet". Und er führt weiter aus: „Sie sollte im Gegenteil eher versuchen, dieses möglichst auszuklammern, soweit das praktikabel ist. Für den Arzt geht es darum, im Bereich des Bewussten zu einer Neuorientierung zu kommen und mit der notwendigen Schärfestellung der Begriffe und Gegenstände sowie der Aufweisung der verborgenen Zusammenhänge und Wechselwirkungen zum Abbau des bestehenden Konflikts beizutragen ... ist doch die Haltung und Einstellung des Arztes im Vergleich mit dem Analytiker pragmatischer, nicht im gehobenen Sinn gegenwarts-, sondern schlechthin alltagsorientiert.

Der Unterschied geht daraus hervor, dass der Arzt die Konflikte zwar auf ihre affektive Grundlage prüft, die Verwurzelung in frühkindlichen Frustrationen erwägt, jedoch abstellt auf das, was aktuell im sozialen Leben Schwierigkeiten bereitet ...

Der gewichtigste Unterschied liegt jedoch in der Gesprächsorientierung, in der Grundhaltung zu diesem Gespräch. Die Analyse kennt ... keine Gleichberechtigung. Das ärztliche Gespräch ist ebenfalls mit einer Herrschaftsstruktur angelegt, einmal durch die Situation, zum anderen durch die Sprache, schließlich auch durch den Informationsvorsprung auf ärztlicher Seite, anders als die Analyse steht sie – sollte stehen – unter dem Gesetz einer Orientierung an herrschaftsfreiem Sprechen."[137]

Wo in der Medizin wird dieser Anspruch herrschaftsfreien Sprechens erfüllt? Aber es gibt noch weitere Unterschiede, auf die P. Lüth aufmerksam macht: „Anders als der Analytiker, der zuhört und wertet, bis er Material für Konfrontation und Klärung findet, ohne selbst zu lenken, muss der Arzt besorgt sein, dass das Gespräch nicht ozeanisch ausufert, sondern einem bestimmten Ziel zu sich bewegt. Während für den Analytiker die Möglichkeit nicht besteht, sich irgendwann mit der idealen Redesituation zu identifizieren, denn er ist es, der immer wieder eingreift, muss der Arzt sich dieses Zieles unablässig vergewissern, um durch seine Orientierung an der unmittelbaren Praxis nicht autoritär zuzudecken, was doch nur den einen Sinn haben kann, die Chancengleichheit in der Kommunikation zu wahren.

Auch beim Arzt soll im Gespräch vor allem der Patient reden, sich seiner Chancengleichheit gleichsam ständig versichernd."[138]

Und er fügt abschließend noch ein weiteres pragmatisches Unterscheidungsmerkmal hinzu: „Der Arzt ist gehalten, das begrenzte Ziel des Gesprächs unablässig gegenwärtig zu haben, weil nicht auf Veränderung im langen Maßstab biblischen Menschenlebens, sondern auf Veränderung *hier* und *heute* abzustellen ist.

Die Analyse rechnet – sehen wir von der Forderung der unendlichen Analyse ab – mit Monaten und Jahren. Das ärztliche Gespräch geht – nehmen wir den Gedanken, bewusstes Leben sei immer Gespräch, als philosophisches Impromptu – auf Wochen, intendiert eine Klärung in einem – dem ersten – Gespräch, wird jedoch eine Gesprächsserie nicht über einen Monat ausdehnen wollen."[139]

Zu Recht verweist M. Balint darauf, dass das viel strapazierte Zeit-Argument nicht stichhaltig ist. Es zeigt sich nämlich, dass eine „lange Aussprache" mit dem Allgemeinpraktiker auch ohne psychotherapeutische Erfahrung durchaus zu positiven Ergebnissen führen kann. In der Regel hört der Praktiker zu, ohne viele Fragen zu stellen, und dadurch wird dem Patienten die Möglichkeit gegeben, sich innerlich aufzuschließen.[140]

Solche „Aussprachen" verschaffen zum einen tatsächlich Erleichterung beim Patienten, indem sie vor dem Gespräch noch vorhandene Symptome zum Verschwinden bringen, und sie helfen insofern auch Zeit zu sparen, als die Häufigkeit des Arztbesuches nach solchen Aussprachen gewöhnlich zurückgeht.[141]

Aber Kommunikation ist nicht nur eine Abfolge von Reden und Zuhören. Kommunikation bedeutet – nimmt man sie so ernst, wie man sie eigentlich nehmen sollte – schwere psychische Arbeit. Kommunikation kostet zunächst Substanz – selbst dann, wenn man „nur" Zuhörer ist. Darauf macht auch M. Balint aufmerksam: „Die ‚lange Aussprache' ist eine Sache des Gebens und Nehmens. Der Patient hat dem Doktor viel gegeben: sein

Vertrauen und einige eifersüchtig gehütete Geheimnisse, die einem Außenseiter zwar gelegentlich unbedeutend, selbst kindisch erscheinen mögen, die ihm aber ungeheuer viel bedeuten; wenn nun nicht genug geschieht, um das Gleichgewicht wiederherzustellen, muss der Patient sich beraubt und betrogen vorkommen. Sehr oft muss er hinterher entwerten oder zurücknehmen, was er seinem Doktor gegeben hatte, oder er läuft mit einem Gefühl der Entrüstung, Demütigung, selbst des Hasses davon. Es ist nur schwer zu sagen, wodurch eigentlich das Gleichgewicht so wiederhergestellt wird, dass der Patient sich nach der Aussprache verstanden, erleichtert und sogar bereichert und nicht beraubt und betrogen fühlt. Der Unterschied liegt nicht in der korrekten Deutung, obgleich die korrekte Deutung ein Teil davon sein kann. Noch auch liegt er in der ‚Beruhigung', wie wir schon sahen. Man kann vielleicht noch am ehesten sagen, dass der erfahrene Arzt ein Gefühl dafür hat, wann er aufhören muss, und dass der Anfänger es sich zweimal überlegen sollte, ehe er über den Zeitraum einer Stunde hinausgeht."[142]

Zu lange Aussprachen stören das Gleichgewicht des Gebens und Nehmens. Es bedarf hier einer feinfühligen Dosierung der Droge „Arzt": „Wenn sie zu konzentriert gegeben wird, kann der Patient sie nicht vertragen; aber die beabsichtigte therapeutische Wirkung ließe sich vielleicht ohne ernstliche Risiken erreichen, wenn das Medikament in refracta dosi gereicht wird."[143]

Dass es hierbei allerdings weniger um zeitliche Dauer als um die Intensität der kommunikativen Aktivität, die Intensität der Aufmerksamkeit und auch psychische Präsenz geht, darauf hat ja gerade auch M. Balint aufmerksam gemacht.

Die Beziehung ist vor dem Wort

P. Lüth führte als wesentliches Unterscheidungsmerkmal zwischen einem psychotherapeutischen und einem psychoanalytischen Gespräch den Umstand der kommunikativen Chancengleichheit beim therapeutischen Gespräch an. Eine solche kommunikative Chancengleichheit im Rahmen eines „herrschaftsfreien Dialogs" ist freilich höchst akademisch. Denn in der Situation des Leids, der Not auf der einen und der Möglichkeit, dem anderen in der Not zu helfen, aber selbst nicht in Not zu sein (oder zumindest nicht in der aktuell gegebenen Not des Gesprächspartners) auf der anderen Seite, stellt sich die Frage der Chancengleichheit gar nicht. Wer Not leidet, ist a priori nicht chancengleich mit dem, der keine Not leidet. Leiderfahrung ist immer Erfahrung der Benachteiligung, des Verlustes entscheidender Handlungschancen. Hier vermag kommunikative Chancengleichheit nichts Entscheidendes zu verändern. Sie ist eine Selbstverständlichkeit und das Minimum, das an ärztlicher Hinwendung zum Patienten erwartet werden kann. Ein Minimum freilich, das zugegebenermaßen oftmals nicht einmal ansatzweise in der Praxis erfüllt wird.

Not erfordert nicht – ohnehin nur fiktive – Chancengleichheit, sondern geht wesentlich darüber hinaus: Not erfordert nicht Proporz – Kommunikationsproporz –, sondern gerade einen kommunikativen „Umkehrproporz“: Not und das Gewahrwerden von Not erfordern – E. Lévinas folgend – vielmehr die Haltung der Asymmetrie im Sinne einer bewussten Unterordnung des Arztes unter den Patienten. Nichts anderes meint auch die ursprüngliche, etymologische Bedeutung des Begriffes *Therapie* bzw. *Therapeut*: Damit ist einer gemeint, der dient, pflegt, heilt.[144] Diese „dienende“ Funktion muss sich auch kommunikativ ausdrücken: Im Zustand des Leidens wird der Anruf des anderen unvergleichlich deutlicher als sonst, und zugleich werden die Grenzen der Mitteilbarkeit der Not unvergleichlich deutlicher, als dies sonst bei Mitteilungen über die eigene subjektive Befindlichkeit der Fall ist.

Um im Bild des „Dieners“ zu bleiben: Charakteristisch für den guten Diener ist seine die Wünsche und Bedürfnisse antizipierende Grundhaltung. Nicht die Worte sind es so sehr, die ein bestimmtes, erwartetes Verhalten nach sich ziehen, sondern die Qualität der Beziehung ist es, die Worte erst gar nicht notwendig macht: Die Bedürfnisse „der Herrschaft“ bedürfen gar nicht erst vieler Worte, um erfüllt zu werden. Die Qualität der Bindung zwischen Diener und Herren macht es aus – sie geht den Worten voraus, ja ersetzt die Worte.

Ähnliches gilt für jede echte, nicht triviale, zwischenmenschliche Kommunikationsbeziehung und damit auch für die Arzt-Patienten-Beziehung:

In der Mitteilung aktualisiert sich eine immer schon dieser Mitteilung vorausgehende Beziehung der Gemeinsamkeit. Diese Gemeinsamkeit wird durch die Mitteilung nicht erst hergestellt, sondern das Bewusstsein um die Gemeinsamkeit macht Mitteilen und das Mitteilenkönnen erst möglich.

Die Erfahrung eines „glückenden" Gesprächs, einer positiven therapeutischen Beziehung liegt genau darin, dass die so ausgetauschten Worte Resonanz in einem schon vorgängig *Gemeinsamen* finden. Um diese Gemeinsamkeit geht es auch in der Arzt-Patienten-Beziehung. Die Gemeinsamkeit besteht aber nicht, oder nur bei oberflächlicher Betrachtung, im dialogischen und chancengleichen, kommunikativen Prozess – das wäre ja noch relativ einfach zu bewerkstelligen –, sondern in einer gleichsam außersprachlichen Beziehung, die Lévinas treffend als „Unmittelbarkeit der Mit-Gegenwärtigkeit" bezeichnet.[145] Wo diese therapeutische Fähigkeit zur „Unmittelbarkeit der Mit-Gegenwärtigkeit" nicht gegeben ist, dort entsteht nicht jene postulierte Gemeinsamkeit zwischen Arzt und Patient – eine Gemeinsamkeit, auf deren Grundlage sich empfundene Not und erlebtes Leid mitteilen lassen.

Darin liegt die spezifische kommunikationsethische Haltung des Arztes: durch seine personale Präsenz und Aufmerksamkeit, durch seine Haltung „unmittelbarer Mit-Gegenwärtigkeit" mit dem Not leidenden anderen jene Bedingungen zu schaffen, die es dem anderen möglich machen, die ihn bedrängende Wahrheit seiner Not zum Ausdruck zu bringen.

Insofern ist eine kommunikative Medizin eben mehr als nur eine „sprechende Medizin". Eine kommunikative Medizin hat einem doppelten Anspruch zu genügen: Einerseits hat sie mit den – verborgenen – Voraussetzungen des eigenen medizinischen Sprechens zu tun, ist also in diesem Sinn *reflexiv*; und sie hat andererseits mit den Voraussetzungen und Bedingungen des Sprechenkönnens ihrer Patienten zu tun und ist insofern *protektiv*.

Ärztliche Kommunikation ist dann protektiv, wenn sie die Kommunikationsbedürfnisse der Patienten mehr fördert als die eigenen Kommunikationsinteressen, wenn sie sich ganz am Patienten, also an seiner körperlichen, seelischen und geistigen Einheit orientiert und auf die Verteidigung und Durchsetzung ärztlicher Definitions- und Steuerungsmacht verzichtet.

Sie operiert nicht mit Versachlichung und verzichtet, auf subjektives Leid mit Formen verbaler Verobjektivierung zu reagieren. Sie weiß um die fundamentale Bedeutung kommunikativ unterstützter Selbstwahrnehmung des Patienten und öffnet ihm daher den Weg zur eigenen existenziellen Selbst-Orientierung. Die protektive Grundhaltung begnügt sich nicht mit routinierter Freundlichkeit und ausgesuchter Zuvorkommenheit und ist nicht mit billiger Kundenorientierung zu verwechseln. Sie ist nicht Instrument zur Erreichung eines vom Arzt vorgegebenen Ziels oder Zwecks, sondern sie selbst weiß um sich als der Zweck, der sich im Patienten heilswirksam zu erfüllen sucht …

Teil II

Medizin braucht Mitgefühl – wie empathische Kommunikation in der Medizin gelingen kann

Im Getrenntsein vom Nächsten, in dieser Isolierung erlebt der Kranke das Getrenntsein von sich selbst. Dieser Zustand ist mit der ‚Liebe zur Sache' nicht zu ändern; es bedarf zunächst der Liebe zum Menschen und sie allein muss die Grundhaltung des Arztes sein …
(W. Leibbrand)

Wir haben in den vorangehenden Kapiteln einige Probleme angesprochen, die dazu führen, dass trotz wachsender Zunahme medizinischer Interventionsmöglichkeiten und lautstark verkündeter diagnostischer und therapeutischer Erfolgsbilanzen zugleich und unübersehbar das Unbehagen in der Gesellschaft an dieser Medizin wächst.

Die Frage bleibt aufrecht: Warum wird der nicht selten spektakulär verlaufende Wettkampf der modernen naturwissenschaftlichen Medizin gegen Krankheit und Tod gesellschaftlich nicht mehr und gebührend honoriert? Woher dieses Misstrauen gegenüber den Errungenschaften der modernen Medizin? Führen Ärzte und Pflegepersonal in den Operationssälen, Intensivstationen, Rehabilitationszentren, den Einrichtungen zur Vorsorge und schnellen Versorgung nicht immer auch und zugleich unseren Kampf, den Kampf auch für jeden von uns?

Man darf sich die Antwort darauf nicht allzu leicht machen. Die Ideologie einer plakativen Fortschrittsfeindlichkeit wäre allzu billig und ist mittlerweile selbst Teil des Systems, dessen Negation sie propagiert. Das Unbehagen an der modernen Schulmedizin reicht tiefer, und es hat mit der wachsenden Entfremdung zwischen Arzt und Patient zu tun.

Die eigentliche „Nemesis der Medizin", so argumentierten wir, liegt in den versteckten Mechanismen kommunikativer Verweigerung, in der unheilvollen Kommunikationsnot, im System des iatrogenen Schweigens, das das Leid des Menschen verstärkt, weil es seine Sagbarkeit unterbindet. Damit aber werden nicht nur Patienten, sondern auch Ärzte Opfer dieses Systems – beiden bleiben die positiven, sanativen Sinn-Möglichkeiten versagt, die gerade in der existenziellen Begegnung zwischen Arzt und Patient aktivierbar liegen.

Die kritische Auseinandersetzung mit häufig anzutreffenden kommunikativen Fehlleistungen bot zugleich die Möglichkeit – gleichsam als Hintergrund der Kritik –, einige kommunikationsethische Parameter für die Arzt-Patienten-Beziehung anzugeben.

Im Folgenden soll es nun darum gehen, die Konturen einer neuen kommunikativen Medizin erkennbar zu machen. Zu diesem Zweck werden wir einerseits dem faszinierenden Zusammenhang zwischen positiver, empathischer Kommunikation und ihrer heilsamen Wirkung weiter nachgehen; andererseits sollen die kommunikationsethischen Argumente so weit verdichtet werden, dass sie als mögliche Maßstäbe bzw. Maxime kommunikativen Verhaltens – man könnte auch sagen: als kommunikative ärztliche Tugenden – erkennbar werden. In der Darstellung des faszinierenden Zusammenhangs zwischen mitfühlender, positiver Kommunikation, Glaubensüberzeugungen und Heilerfolg werden wir uns auf eine Reihe empirischer Forschungsergebnisse beziehen, die hierzu deutliche Hinweise und Indizien liefern.

5. Die Entdeckung des Patienten

Das Arzt-Sein ist ausschließlich
durch das Patient-Sein gerechtfertigt.
(W. Leibbrand)

Die Welt des Patienten liegt im Dunkeln. Und dies nicht nur angesichts einer Medizingeschichte, die eine Geschichte der Behandlungsmethoden und ärztlichen Berufskarrieren, nicht aber eine Geschichte des Homo patiens ist.[146]

Was weiß denn die moderne Medizin über die Welt des Patienten? Die ärztliche Behandlung ist somatisch, technisch-instrumentell ausgerichtet, das subjektive Erleben des Patienten, seine Leidensgeschichte ist vom Standpunkt der medizinischen Institution aus gesehen unerheblich und ohne Bedeutung und wird daher auch objektiviert, um vom leidenden Subjekt abstrahiert zu werden.[147] Die moderne Medizin hat den Patienten noch nicht entdeckt.

„Der Patient ist derjenige, für den der ganze, prunkende und anspruchsvolle Aufwand da ist, der Medizin und System sozialer Sicherheit genannt wird, aber über den Patienten wissen wir verhältnismäßig wenig. Es gibt bis heute, wenn ich nicht irre, keine Geschichte des Patienten und sämtliche Geschichten der Medizin ... sind einseitig auf die Ärzte ausgerichtet. Man kann, ohne jede Übertreibung, feststellen, dass die naturwissenschaftliche Medizin genau ebenso wenig zur Kenntnis des Patienten beigetragen hat wie die vorausgehenden zweitausend Jahre priesterlicher, magischer, vorwissenschaftlicher und humoralpathologischer Medizin."[148]

Diese von P. Lüth vor mehr als dreißig Jahren vorgetragene Kritik hat bis heute nichts an Gültigkeit verloren. Nicht umsonst vergeht kaum ein Ärztekongress, bei dem nicht angemahnt würde, über all dem medizinwissenschaftlichen Fortschritt in Diagnose und Therapie nicht den Menschen als den Mittelpunkt ärztlichen Handelns zu vergessen. Vorläufig freilich sind dies nicht mehr als bloße Lippenbekenntnisse, die mit der Realität der Leidenden und den an der Realität Leidenden wenig bis gar nichts zu tun haben.

Die von Lüth erwähnten Priesterärzte zeichnete noch die Fähigkeit aus, „Heilung" als Prozess und Ergebnis transzendenter Kommunikation mit dem Übernatürlichen möglich zu machen. In diesem Sinne waren sie Medium des heilstiftenden Wirkens der Götter, Medium transzendenter Kräfte. Was sie ermöglicht haben, wurde nicht aus ihnen selbst hervorgebracht – so gesehen bedurften die alten Priesterärzte auch keiner differenzierten Kenntnis über ihre Patienten –, sie delegierten deren Leid an eine übergeordnete, höhere Instanz, und ihr Charisma lag in der Fähigkeit zur kommunikativen Vermittlung zwischen Krankheit und göttlicher Heilung. Heilung war – anders als heute – kein profanes Geschäft und die Orte der Heilung waren sakrale Orte und damit der Wahrheit des Heilens vielleicht ein Stück näher.

Im Gegensatz dazu hat die von jeglicher transzendenten Rückkoppelung emanzipierte, naturwissenschaftlich-positivistische Medizin den Heil(ungs)-auftrag und Heilanspruch selbst in die Hand genommen und damit auch die Verantwortung für das Geschick des heilsuchenden Menschen.

Die Geschichte der Patienten, die Geschichte der Welt- und Seinserfahrung unter den Bedingungen von Krankheit und Leid ist noch ausständig. Aber selbst wenn es diese Geschichte gäbe, es würde nichts am täglich, ja stündlich neu gestellten Anspruch ändern, sich als Arzt auf die Welt der subjektiven Bedeutungen jedes einzelnen Patienten aufs Neue einzulassen und mit ihm gemeinsam und durch ihn geführt seine Erfahrungswirklichkeit zu teilen.

Achtung vor dem leidenden Subjekt

Die Beachtung und Achtung der *Subjektivität* des Leidenden ist mehr als ein für den reibungslosen Ablauf des Systems zu kalkulierender Faktor, ist mehr als bloß ein notwendiges Übel, mehr als ein vielleicht in Kauf genommenes Zugeständnis an die „Irrationalität" des Patienten-Daseins: Über die Subjektivität des anderen erschließt sich erst die Möglichkeit einer Begegnung jenseits der Gleichgültigkeit. Immer seltener jedoch kommen wir über eine alles bestimmende Grundhaltung der Gleichgültigkeit hinaus.

Der andere wird zum Objekt und nur als Objekt erhält er seinen gesellschaftlichen Status, ist er interpretierbar und wird interpretiert. Demgegenüber verbindet sich mit „Subjektivität" ein ganz anderer – kommunikativer – Anspruch: Erst in der größtmöglichen Respektierung der Subjektivität des anderen wird er nicht zum Objekt, zum „Fall" reduziert.

„Hassen bedeutet: Nicht die Subjektivität meines Mitmenschen akzeptieren, nicht ertragen können, dass der andere sich selbst persönlich verwirklicht, seine persönliche Geschichte vollzieht. Hassen bedeutet: sich weigern ‚zusammen' ‚unsere' Welt zu bewohnen und ‚unsere' Geschichte zu vollziehen. Es ist der Versuch, die Subjektivität des anderen in meinen Weltentwurf aufgehen zu lassen, in dem Bedeutungssystem, das ich mir entwerfe, zu integrieren. Das bedeutet Sklaverei und Mord! Wer seinen Bruder hasst, ist ein Mörder, denn er vernichtet seine Subjektivität, die ihn zum Menschen macht."[149]

Im hoch technisierten, bürokratisch und arbeitsteilig organisierten Medizinsystem wird Subjektivität systematisch vernichtet. Gemessen am Anspruch der Unantastbarkeit menschlicher Subjektivität ist unser Gesundheitssystem letztlich ein inhumanes, menschenverachtendes System. Und das ist es, was den Menschen Angst macht, was ihre Skepsis gegenüber dem anonymen Medizinbetrieb bewirkt.

Der Anpassungsdruck, den das System gegenüber „seinen" Patienten entfaltet, lässt jene Subjektivität, an deren Negation der Kranke noch mehr leidet als der Gesunde, nicht zu. Es überflutet den Leidenden mit Appellen zur Gefügsamkeit, also mit Appellen zum Verzicht auf Subjektivität. Nur ein sich seiner Subjektivität entäußernder Patient ist ein guter Patient, und nur solche Patienten dürfen vom System Zuwendung als Belohnung für Wohlverhalten erwarten.

In der Betriebsamkeit der modernen „Gesundheitsfabriken" hat das Respektieren der subjektiven Wahrnehmung des Patienten keinen Platz. Und das macht ihren eigentlich pathologischen Charakter aus – für den Anruf der Subjektivität des Leidenden immun und daher auch unfähig zur empathischen Kommunikation zu sein.

Damit bringt das moderne Medizinsystem nicht nur die Patienten um die Entfaltung ihrer Existenzmöglichkeiten *im* Kranksein und *durch* das Kranksein hindurch, sondern sich selbst um die Chance, an dieser Entfaltung und damit am Prozess der Selbsttranszendierung teilzuhaben. Denn der Appell des anderen ist immer zugleich auch eine Einladung, „aus mir selbst herauszutreten, das Okkupiertsein meiner selbst und das Fasziniertwerden durch das Meine zu durchbrechen".[150]

Der Appellcharakter der Begegnung zwischen Arzt und Patient liegt also nicht – wie oftmals geglaubt wird – darin, etwas zu tun, sondern zunächst einmal liegt im stummen Appell des Patienten die Einladung an den Arzt, aus sich selbst, aus den eigenen Befangenheiten herauszutreten.

Der Arzt, der nur eine Rolle spielt, ist für die Begegnung mit dem leidenden Patienten unempfindlich. Auch selbst wenn er sich mit dieser Rolle identifiziert, bleibt er auf sich selbst bezogen, von sich selbst eingenommen und daher präokkupiert – der wirkliche Appell des anderen kann nicht aufgenommen werden.[151]

Das aber ist die zentrale Voraussetzung auch für die so notwendige empathische Kommunikation. Die Begegnung mit dem leidenden anderen ist mehr als bloß das Ersuchen um Behebung eines körperlichen Mangelzustandes.

Zunächst einmal geht es um die Wahrnehmung des anderen in seiner *Ganzheit* und nicht um die Beobachtung bestimmter pathophysiologischer Teilaspekte des Hilfesuchenden.

Nicht das „Was fehlt Dir?", sondern eher das „Was hast Du?" steht dabei im Vordergrund.[152] Dabei geht es freilich um mehr als um bloße Sprachfloskeln oder den Austausch nichtssagender Höflichkeiten. Es geht darum, sich bewusst auf die Subjektivität des anderen einzulassen und damit an der Welt seiner Bedeutungen, an seinem persönlichen Dasein teilzunehmen.

Das ist das genaue Gegenteil einer bloß funktionellen Begegnung. Bleibt sie funktionell, dann bleibt sie auch gleichgültig. In *nur* funktionellen Relationen gibt es keine Emotion und das Wohlwollen dem anderen gegenüber läuft Gefahr auf der Strecke zu bleiben. Darum aber geht es, wie der holländische Philosoph W. Luijpen darlegt, dass selbst funktionale Beziehungen „an dem allgemeinen Wohlwollen für den Menschen zu partizipieren haben, wodurch die Begegnung unmittelbar aufhört, *rein* funktionell zu sein. Es geht hier nicht um einen ausdrücklichen Akt der Liebe, sondern um eine liebevolle Gesinnung, die sich praktisch nicht definieren lässt, sondern im Verhältnis von Mensch zu Mensch als Wohltat erfahren oder als peinlicher Mangel empfunden wird. Bei diesem Mangel wird die Begegnung mit Recht ‚Gleichgültigkeit' genannt. Es fehlt etwas, was anwesend zu sein hätte. Der Mensch erfährt sich selbst als ‚allein' und den anderen als ‚fern'. Bin ich nicht mehr als die Summe meiner Qualitäten? Bin ich nicht mehr als der Gegenstand eines ‚objektiven' Urteils? Was bedeutet mein ‚Alleinsein', wenn der andere ‚fern' von mir ist? Dass ich den anderen ‚vermisse', dass ich ihn ‚vermissen' kann, verrät eine ursprüngliche Berufung, eine Berufung zur Gemeinsamkeit."[153]

Daher ist jede affektive Äußerung etwa der Angst, der Sorge, des Unmuts, usw. seitens des Arztes besser als affektive Neutralität und Distanz. Distanz isoliert und wirkt sich negativ auf den Patienten und sein Verständnis des Behandlungsprozesses aus. Selbst negative Emotion verbindet genauso (vielleicht sogar besser) wie gezeigte positive Emotion.

Niemand anderer fühlt sich so alleine wie der Kranke. Krankheit isoliert, nicht trotz, sondern gerade wegen des hoch entwickelten Systems technisch-medizinischer Sicherung und Dauerversorgung. Er fühlt sich heute deswegen alleine, weil sich die Begegnung mit dem Arzt im rein Funktionalen erschöpft und sich das Elend der Gleichgültigkeit, die Gleichgültigkeit gegenüber dem Elend, das immer subjektiv empfundenes Elend ist, wie ein undurchdringbarer Schleier über alles legt. Der Preis der technisch hochgerüsteten, arbeitsteilig organisierten und bürokratisch verwalteten Medizin ist ihre vollkommene emotionale Verödung. Unter ihr leiden zwar primär die Patienten, für die es kaum ein Entrinnen aus dem System der Mitleidslosigkeit gibt – unter dieser emotionalen Verödung leiden aber auch Ärzte und Pflegepersonal, wie die Burn-out-Statistik zeigt.

Der modernen Arzt-Patienten-Beziehung ist die Dimension der Individualität und Subjektivität verloren gegangen. Nichts scheuen Ärzte mehr als den Anruf und die Herausforderung der Subjektivität des Patienten. Was nicht in ein objektivierbares Krankheitsbild umgesetzt werden kann, hat weder Geltung noch Chance auf einfühlsame Wahrnehmung und Beachtung. Damit aber fehlt der Begegnung zwischen Arzt und Patient nicht nur eine, sondern *die* entscheidende Dimension, die aus einer eher zufälligen Begegnung eine existenzielle Beziehung entstehen lassen könnte.

Was W. Luijpen in Hinblick auf die liebende Gesinnung aussagt, lässt sich durchaus auch und gerade für jene wohlwollende Beziehung zwischen Arzt und Patient formulieren: „Wer ... wirklich liebt, hat die Ahnung, dass die Qualitäten oder Verdienste des anderen wenig zur Sache tun; sie geraten in den Hintergrund, um dem Platz zu machen, was der andere mehr als eine bestimmte Faktizität ist. Für das, was der andere mehr ist als eine Karteikarte."[154]

Was ist vielen Ärzten der andere mehr als eine Karteikarte, als ein Name hinter der Abrechnung für die Krankenkasse? Was ist vielen Ärzten der andere, der Patient mehr als bloße Faktizität von Symptomen, die Faktizität diagnostizierter pathophysiologischer Störungen und elaborierter Therapiepläne? Was ist Ärzten der andere mehr als ein „Fall"? Was ist Ärzten der andere mehr als ein ökonomischer Faktor?

Den Patienten nicht als Objekt verstehen

Die „Verobjektivierung" subjektiven Leidens durch sprachlich-begriffliche Versatzstücke schafft Distanz, dort, wo eigentlich Nähe geboten wäre und gelebt werden müsste. Mit der sprachlichen Distanz geht auch ethische Distanz einher, die dem Arzt die Flucht aus der Wirklichkeit des Leidens des anderen ermöglicht, damit den Patienten aber mit seiner Angst alleine lässt.

Subjektive Leiderfahrung, Existenzangst, Not und Sorge werden so durch abstrakte begriffliche Konstruktionen zugedeckt. Die Selbstwahrnehmung des Patienten wird auf eine Erfahrungsebene reduziert, die ihm keine Möglichkeit einräumt, mit seinen Ängsten, Nöten und Sorgen zurechtzukommen. Der Weg zur existenziellen Orientierung bleibt versperrt.

Dialog ist weder begriffliche Kategorisierung noch Informationsaustausch, sondern der Prozess des Gemeinsam-Machens von Sinn, der Aktualisierung verborgener Bedeutungen – ein Prozess der Verwandlung von Nicht-Selbst zu Selbst. Das stets geforderte und eingemahnte „Vertrauen" konstituiert sich erst auf dieser Ebene gemeinsamer Sinnaktualisierung. Im Unterschied zum blinden oder naiven Vertrauen, das sich lediglich auf die – angemaßte – Autorität und Definitionsmacht des Arztes bezieht und entsprechend anfällig ist für Enttäuschungen, wenn die Diskrepanz zwischen Heilserwartung, Heilungsverlauf und Heilungsergebnis zu groß wird, beruht jenes im gemeinsamen Sinnerleben wurzelnde Vertrauen nicht in naiver Zuschreibung, sondern in empfundener Zuwendung.[155]

Dialog besteht in der Vorrangigkeit des *Du*, sprachliche Verobjektivierung ist ein Kommunikationsmuster, diesem Prinzip und seinem ethischen Anspruch auszuweichen. Auf diesen Umstand, den anderen nicht als Objekt (miss-) zu verstehen, hat in radikaler Weise E. Lévinas in seiner Auseinandersetzung mit Martin Buber aufmerksam gemacht. Wir wollen hier nochmals den weiter oben angesprochenen Gedanken zum besseren Verständnis unserer Kritik am ärztlichen Kommunikationsverhalten aufgreifen: „Den Nächsten nicht als Objekt zu verstehen, heißt nicht nur, dass ich den anderen Menschen nicht für eine meinem Vermögen unterworfene Sache halte, dass ich ihn nicht als ein ‚Etwas' betrachte. Es bedeutet, dass das ursprüngliche Verhältnis zwischen mir und dem Nächsten, zwischen mir und jemandem, streng genommen in keinem Erkenntnisakt Platz findet, der als solcher Zugriff, Be-Greifen, Herstellung von Objekten ist."[156]

In der unmittelbaren, gerade nicht durch den Akt des Denkens und begrifflich vorstrukturierten Erkennens vermittelten Begegnung sieht Lévinas den eigentlichen „ethischen Urbezug" zum Anderen, zum Nächsten und damit die Verantwortung für ihn: „... die unbegrenzte Verantwortung für den Nächsten bedeutet: ich bin des Anderen niemals los und ledig. – Verantwortung für den anderen Menschen, keineswegs durch freie Akte, deren Folge diese Verantwortung wäre, bestimmt oder an ihnen gemessen. Verantwortung, die keinerlei Zweck verfolgt, die an die Lage einer Geisel erinnert und bis zur Selbstaufopferung für den Anderen geht, ohne Erwartung von Gegenseitigkeit. Fundament der Brüderlichkeit und Sühne für den Anderen ... Daher die tiefe Wahrheit der oft zitierten dostojewskijschen Formel aus den ‚Brüdern Karamasow': *‚Wir sind alle verantwortlich für alles und alle, allen gegenüber, und ich selbst mehr als alle anderen ...*' Unabweisbare Verantwortung, als riefe mich der Nächste ganz dringend, und zwar nur mich, als wäre ich als Einziger davon betroffen. Die Natur der Beziehung liegt gerade in ihrer Exklusivität. Ethik schließt aus, dass ich meine Verantwortung abschiebe ..."[157]

Für Lévinas ist nicht die Wiederentdeckung des *Ich* im *Du* im Sinne der Buber'schen „Dialog – Ethik" maßgeblich, sondern bereits – gleichsam eine Stufe vorgeschaltet – die sich im „Antlitz" des anderen manifestierende Ursprünglichkeit der Begegnung: „Das *‚Du sollst nicht töten!*' ist das erste Wort des Antlitzes. Das aber ist ein Gebot. In der Erscheinung des Antlitzes liegt ein Befehl, als würde ein Herr mit mir sprechen. Dennoch ist das Antlitz des Anderen zur gleichen Zeit entblößt – hier ist der Elende, für den ich alles tun kann und dem ich alles verdanke. Und ich, wer immer ich auch bin, aber ich, als jemand, in der ersten Person, ich bin derjenige, der über die Mittel verfügt, um auf diesen Ruf zu antworten."[158]

Die eigentliche Verantwortung wurzelt also nicht in der ursprünglichen Gleichheit der Ich-Du-Beziehung, sondern im immer schon vorgegebenen göttlichen – gebietenden – Anspruch, der im Antlitz des anderen aufscheint. Es gibt kein gleiches Niveau der Beziehung zwischen Ich und Du – es gibt nur das moralische Gefälle vom *anderen* zu einem selbst. Und es bedarf hier nicht einmal mehr des Anrufs durch das „Du", das in diesem Anruf als ein anderes „Ich" verstanden wird, das zu mir „Du" sagt.[159] Bei Lévinas geht dem Anruf des anderen immer schon meine Verantwortung für ihn voraus.

„In dieser Weise der Verantwortung", interpretiert der Wiener Philosoph P. Kampits den Anspruch Lévinas', „verschwindet die auf sich selbst gestellte autonome Subjektivität meines Seins. Der andere weist mir eine Verantwortung zu, die für Lévinas so weit führt, dass ich selbst für die Verantwortung des anderen als verantwortlich erscheine, ohne ihn damit wieder in eine neue Abhängigkeit zu bringen. Damit ist nach Lévinas die Beziehung zum anderen von vorneherein asymmetrisch, aber in Umkehrung der traditionellen Subjektzentriertheit. Das Du hat in seiner Andersheit den absoluten Vorrang. Ich bin dem anderen gewissermaßen unterworfen, Subjectum im ursprünglichen Sinn des Wortes ... Der Appell ‚Ich bin und ich leide', der an mich ergeht, bedeutet Verantwortung, bedeutet eine extrem ethische Anforderung, die vom anderen ausgehend an mich gerichtet wird."[160]

Mit diesen grundlegenden kommunikationsphilosophischen Überlegungen wird deutlich, dass ein Verständnis des Verhältnisses von Arzt und Patient als Subjekt-Objekt-Beziehung dem eigentlichen, ethischen und heilstiftenden Anspruch dieser Beziehung nicht nur nicht gerecht wird, sondern genau dessen Gegenteil ist.

Deutlich wird damit zugleich aber auch: „Verobjektivierung", die – auch verbale – Degradierung des anderen, des leidenden Menschen, zum „Fall", die zahlreichen Mechanismen der „Versachlichung" dessen, was von seinem Wesensgehalt her nicht sachlich sein kann – all dies geht am eigentlichen Anspruch sanativer ärztlicher Kommunikation und der ethischen Exklusivität ihrer Verantwortung nicht nur vorbei, sondern steht diesem fundamentalen Anspruch diametral entgegen. Diese grundlegende ethische Dimension der Arzt-Patienten-Begegnung, die die Grundlage für die eigentlichen diagnostisch-therapeutischen Maßnahmen darstellt, ist heute weitgehend verloren gegangen.

Verborgene Welten – und warum Ärzte keinen Zugang finden

Wann ist der andere mehr als bloß Faktizität? Wenn sich dessen Welt subjektiver Deutungen und Bedeutungen erschließt. Um an dieser Welt teilhaben zu können, bedarf es vertiefter Einsichten in die Art und Weise, wie der Patient seine Situation definiert. So wie ein Mensch die Situation definiert, in der er sich befindet oder vermeintlich befindet, so entwickelt er den Kontext der Bedeutungen, den Sinn, den die Dinge für ihn haben. Um die Bedeutungskonstruktion zu kennen und zu verstehen, muss man also die jeweilige Definition der Situation kennen und verstehen lernen. Der Definition der Situation kommt eine Schlüsselvariable im Prozess der Kommunikation zu.

„Situationen" sind nicht einfach als eine Art physikalischer Welt gegeben, sondern sie sind etwas Konstruiertes, wobei die Grundlagen für die Konstruktion vorangehende Lern- und Erfahrungsprozesse der jeweiligen Kommunikationspartner sind. Diese Lern- und Erfahrungsprozesse gehen in bestimmte Definitionen von Situationen mit ein. Nicht die Situationen und ihre Merkmale wirken auf uns ein, sondern die Art und Weise, wie wir die Situationen auf Basis unserer organisierten Erfahrungen und vorangehenden Lernprozesse definieren. Davon hängt es ab, was wir als wichtig oder weniger wichtig wahrnehmen. Unsere Wahrnehmung ist durch Wertorientierungen, Überzeugungen, Glaubenssätze, usw. bestimmt.

R. G. Corwin und M. J. Taves stellten fest, dass sich Krankenschwestern in der Ausbildung aufgrund der ihnen zur Verfügung stehenden Wertkonzepte und begrifflichen Zusammenhänge primär am Patienten und dem Anspruch der Leidminderung orientieren. Diese Wertorientierung verschiebt sich allerdings in dem Maße, in dem die Schwestern nach ihrer Ausbildung in die normale Krankenhaushierarchie integriert werden: Nicht mehr der Patient und sein Leid stehen jetzt im Vordergrund, sondern die institutionellen Erwartungen der vorgesetzten Oberschwester und des vorgesetzten Oberarztes. Es kommt zu einer Verschiebung der Werteskala. Mit dem Eintritt in den Beruf ändert sich auch die Definition der Situation.[161]

Den Patienten zu verstehen, heißt also zunächst die von ihm vorgenommene Definition seiner Situation zu verstehen. Aus der Einsicht in die Definition der Situation, die keineswegs eine fixe, sondern durchaus variable Größe darstellt und sich auch im Verlaufe von Interaktionsprozessen ändern kann, erwächst die Chance der Teilhabe am jeweiligen Bedeutungskontext des Patienten. Auf dieser Ebene erst beginnt sich die Welt des Patienten zu erschließen. Dafür gibt es keine Rezepte, kann es keine Muster der Deutung geben.

Oft wird von „protektiver" Kommunikation gesprochen, also von Kommunikation, die im und beim Patienten ihren Ausgang nimmt – wir haben diesen Begriff selbst weiter oben mehrfach erwähnt. Über den damit verbundenen Anspruch können wir jetzt ergänzend sagen: Er besteht genau darin, die Definition der Situation durch den Patienten in die eigene, ärztliche

Definition der Situation zu integrieren. Es steht dann nicht mehr ärztliche Definition gegen Patientendefinition, ärztlicher Bedeutungskontext gegen den Bedeutungskontext des Patienten, sondern es findet ein Vermittlungsprozess zwischen der Welt des Patienten und der Welt des Arztes statt. Und es besteht auch die Möglichkeit, die Welt des Patienten, seine Definition der Situation und seinen spezifischen, den subjektiven Lebens- und Erfahrungshintergrund widerspiegelnden Bedeutungskontext zu akzeptieren und anzuerkennen.

Darin läge auch Chance und Anspruch zugleich, jene von E. Lévinas geforderte Unterwerfung des Arztes unter den Patienten kommunikativ fruchtbar zu machen. Diese Chance liegt in der Anerkennung, ja Förderung der subjektiven Sinnproduktion und Sinndeutung des Patienten und in der Bereitschaft des Arztes, an der Welt des Patienten teilzuhaben.

Das ist die kommunikationsethische Grundlage, von der aus sich ein protektives Kommunikationsverhalten bestimmen lässt. Natürlich kann die Definition des Problems und seine Lösung auch primär vom Arzt selbst übernommen werden: Das gilt aber nur unter der Voraussetzung, dass es sich um Probleme handelt, „die sich am Anfang vom Patienten ablösen lassen und am Ende durch seine willentliche Entscheidung instrumentell gelöst werden können“.[162]

Dort aber, wo es sich um den gesamten Bereich von Gefühlen, Überzeugungen und Werthaltungen handelt, dort ist das übliche Muster des stellvertretenden Problemlösens unbrauchbar, und es ist notwendig, den Lösungsprozess im Patienten und durch ihn selbst in Gang zu setzen. In diesem Fall spricht man von klientenzentrierter Kommunikation. Kommunikation steht hier im Dienst der Selbstklärung und Selbsthilfe.[163]

Eine arztzentrierte kommunikative Grundhaltung läuft stets Gefahr, zur Herrschaft des Arztes über den Patienten zu werden, weil keine oder nur begrenzte Möglichkeiten gegeben sind, an der subjektiven Welt des Patienten teilzuhaben. Wenn dabei das ärztliche Ego im Vordergrund steht, kann der Informationsvorsprung als Herrschaftswissen missbraucht werden. Der Patient bleibt bis zum Schluss der Fremde, der er zu Beginn der Behandlung war.

Funktionale Aufmerksamkeit des Arztes, Fixierung auf die symptomorientierte Krankengeschichte und Verzicht auf Dialog, das alles sind Merkmale der Orientierung des Arztes an einem Objekt und nicht an einem Subjekt mit all seinen rationalen, aber mehr noch emotionalen Seinswahrnehmungen.

Die Chance, den Patienten verstehen zu können, eröffnet sich nur in und mit Hilfe der klientenzentrierten oder auch „protektiven" Orientierung. Darauf aber ist das gesamte Medizinsystem nicht eingestellt, dafür fehlt ihm auch die notwendige kommunikative Sensibilität. Und diese lässt sich auch auf Knopfdruck nicht einfach abrufen. Um dies nochmals in Erinnerung zu rufen:

Das inszenierte Bemühen, auf psychosoziale Probleme etwa von Spitalspatienten einzugehen, kann – wie K. H. Engelhardt et al. zeigten[164] – die Verständigungshürden zwischen Arzt bzw. Pflegepersonal und Patienten nicht überwinden. Dabei markiert die Frage nach den Patientenkenntnissen – was Ärzte über Patienten wirklich wissen und was Patienten über ihre Krankheit und Therapie durch die Ärzte erfahren – noch eine relativ simple Ebene der komplexen Beziehung zwischen Arzt und Patient. Wie sich aber zeigt, vermag das System nicht einmal seine eigenen elementaren Funktionsbedingungen zu erfüllen: Zu diesen zählt ja zunächst einmal die möglichst genaue Kenntnis der Patienten, die es zu behandeln gilt. Wenn sich aber zeigt, dass diese Kenntnis nicht oder nur unzureichend vorhanden ist, dann scheitert das System an seinen eigenen elementaren Grundvoraussetzungen.

Wie viel mehr erst muss es im so unwägbaren und durch keinerlei äußere Maßnahmen organisierbaren, aber ungleich wichtigeren, affektiven Bereich der Arzt/Pflegepersonal-Patienten-Beziehung scheitern? „Kommunikation" lediglich als organisatorische Maßnahme zur – wie es oft so schön heißt – „Klimaverbesserung" zu sehen, ist Selbstbetrug für alle Beteiligten. Dadurch verbessert sich nämlich gar nichts – nicht einmal, wie sich zeigt, der Kenntnisstand über die Patienten und der Kenntnisstand der Patienten über sich selbst während ihres Spitalsaufenthaltes.

Das moderne Medizinsystem ist kommunikationsresistent, und es scheitert auch an dieser Resistenz. Dabei macht es offenbar keinen Unterschied, ob sich Ärzte und Pflegepersonal besonders gut oder schlecht um Kommunikation kümmern – die Wirkungen sind gleich schlecht. Darin liegt eine gewisse Tragik, weil an der prinzipiellen Verbesserungsfähigkeit des Systems aus sich selbst heraus zu zweifeln ist. Doppelt Leidtragende sind aber die Patienten.

Man muss sich endlich von dem Irrglauben verabschieden, dass Kommunikation dekretierbar ist; schon gar nicht in der Extremsituation von Krankheit, Not und Sorge.

Und – um es an dieser Stelle nochmals zu wiederholen – das System verschont auch nicht seine Repräsentanten. Denn in der Sprachlosigkeit des Medizinbetriebs fallen auch Ärzte und Pflegepersonal in tiefe existenzielle Sinnkrisen. Die Kommunikation, die sie den Patienten versagen, fehlt ihnen nun selbst. Sie werden selbst zu Opfern der systemimmanenten Kommunikationsstörung.

Depersonalisierung und Dehumanisierung im Arzt-Patienten-Verhältnis sind nur ein anderer Begriff für den Verlust der Würde des Subjekts. Und dieser Verlust trifft beide: Ärzte genauso wie Patienten. Dem allgegenwärtigen Verhaltensmuster kommunikativer Resistenz kann nur mit einem anderen, entgegengesetzten Verhalten begegnet werden: mit kommunikativer Affizierbarkeit – wie ich es bezeichnen möchte. Jede Orientierung am Patienten und seiner Subjektivität bedarf, will sie mehr sein als bloßes Lippenbekenntnis, der prinzipiellen Bereitschaft, sich kommunikativ „anstecken" zu lassen. Nur ein Arzt, der sich kommunikativ „anstecken" lässt, wird hinter dem „Fall" den Patienten und die Welt seiner subjektiven Sinnorientierung entdecken können. Dass er dabei sich selbst begegnen könnte, ist das Risiko, das mit jeder Entdeckungsreise verbunden ist.

Der tiefere Grund für die Enttäuschung der Patienten

Menschen werden nach den neuesten wissenschaftlich-technischen Errungenschaften behandelt, um so gut wie möglich wiederhergestellt zu werden, und dennoch fühlen sie sich während ihrer Behandlung in der Klinik emotional vernachlässigt. Ärzte und Pflegepersonal setzen sich nach Kräften ein, oft bis zur Selbstaufgabe, und dennoch bleibt nicht selten Unbehagen bei den Patienten zurück. Ist nicht die Krankheit, der erkannte Mangel, nach allen Regeln der medizinischen Kunst behoben worden? Und ist das nicht der einzige Anspruch, den es zu erfüllen gilt? Ist nicht alles andere, die Frage etwa nach dem psychischen Wohlbefinden, demgegenüber als sekundär zu betrachten?

Das Argument wiegt zugegebenermaßen schwer, ist aber dennoch unzureichend. Das, was Ärzte weithin als vernachlässigbare Dimension ihrer Aufgabe ansehen und wofür sie auch geringe Sensibilität entwickelt haben, hat offenkundig doch mehr als erwartet Bedeutung für die Patienten. Aber warum reicht es nicht aus, einfach einem körperlichen Mangelzustand abzuhelfen? W. Luijpen gibt darauf eine deutliche Antwort: „Eine Bitte würde man als Ausdruck einer faktischen Situation explizieren, die einer Abhilfe bedarf. Das *ist* nicht der Appell, was sehr deutlich aus der Tatsache hervorgeht, dass, auch wenn ich einer bestimmten Bitte des anderen materiell nachkomme, der andere sehr oft unbefriedigt weggeht, wenn er zum Beispiel merkt, dass ich nicht von Herzen tue oder gebe, worum er mich bittet, dass ich ihm nur ‚beiläufig' antworte, dass er mich stört, dass er mir eigentlich zu viel ist, dass ich abwesend und zerstreut bin usw. Ich erfülle seine Bitte, und doch ist er unbefriedigt. Warum aber? Weil sein an mich gerichteter Appell mehr ist als seine formulierte Bitte. Der andere ‚richtet' nicht nur eine Bitte an mich, er ist ein Appell."[165]

Darin also liegt der tiefere Grund, warum Patienten trotz der gesamten funktionierenden medizinisch-technisch-pharmazeutischen Versorgungsmaschinerie unbefriedigt und enttäuscht bleiben: Das System ist unempfindlich für den eigentlichen Appell, der der Patient selbst ist. Man könnte einwenden: Haben wir nicht genug zu tun mit der Faktizität der Krankheit? Kann man uns denn auch noch für die unerfüllten seelischen Ansprüche verantwortlich machen? Die Antwort kann nur lauten: Ja! – Medizin, die nicht auch in der Lage ist, auf die seelischen Bedürfnisse derer, die sich ihr in Not anvertrauen, einzugehen, wird ihrer Aufgabe nicht gerecht!

Mehr noch: Medizin kann mit der Faktizität körperlicher Schäden bzw. Fehlfunktionen nur dann und nur insofern heilsam umgehen, wenn sie auch mit der verborgenen, verschütteten, ignorierten Dimension der Subjektivität des Leidenden heilsam verfährt. Darin liegt die eigentliche kommunikative Aufgabe der Medizin: den Appell der Subjektivität des Leidenden als Einladung zu verstehen, aus dem eigenen Deutungs- und Interpretationssystem herauszutreten und an der Welt des anderen, an seiner Subjektivität teilzunehmen, sie zu unterstützen, ja diese Subjektivität zu vermehren.[166] Das muss ständig geschehen – nicht nur in der speziellen analytischen oder psychotherapeutischen Situation. Es geht darum, das Persönliche nicht nur zur Geltung kommen zu lassen, sondern im Persönlichen, in den subjektiven Überzeugungen des Patienten genauso wie in jenen des Arztes, zugleich auch den Schlüssel zu einer heilswirksamen, weil psychisch fördernden Interaktion zu sehen.

Das erfordert Bereitschaft zum Risiko, Bereitschaft, sich selbst in Frage stellen zu lassen, weil damit scheinbar fest gefügte Strukturen und Muster der Wahrnehmung anderer wie auch der Selbstwahrnehmung ins Wanken kommen können. Vor allem eines: Das Verständnis für den Appell des anderen verleiht meiner Subjektivität eine neue Dimension – die Dimension meiner Bestimmung für den anderen.[167]

Über den damit verbundenen ethischen Anspruch meint W. Luijpen: „Die Welt mit ihrem Ruhm und ihrer Zeit macht ‚in erster Instanz' das ‚Ex' meiner Existenz aus. Indem die Subjektivität des anderen als Appell erscheint, gibt sie meiner Subjektivität jedoch eine ‚Tiefen-Dimension'. Ich bin berufen, mich selbst in der Welt zu verwirklichen, aber nicht als Egoist. Der Appell des anderen lässt mich ‚in zweiter Instanz' die Wahrheit meines eigenen Wesens ‚sehen' und ruft mich auf, diese Wahrheit zu vollziehen, das heißt mich selbst zu verwirklichen-in-der-Welt *für den anderen* ... Die Wahrheit meines eigenen Wesens schreibt mir vor, die Welt zu erobern, damit der andere existieren kann."[168]

Bei V. Frankl ist dies mit dem Begriff der Selbsttranszendenz gemeint: Der Mensch ist nur insofern Mensch, als er über sich selbst hinausreicht in Richtung auf ein Ziel oder einen anderen Menschen.

Eine Funktion zu erfüllen und funktional zu handeln, mag zwar soziale Anerkennung bringen und für den Akutfall der Notwendigkeit schnellen Reagierens auch richtig sein – die hier angesprochene Tiefen-Dimension altruistischer Seinsbestimmung jedoch verlangt mehr. Worum werde ich – etwa als Arzt – gebeten? Und welche Antwort gebe ich, bzw. worin bin ich selbst die Antwort auf die aufgeworfene Frage?

W. Luijpen macht deutlich, worauf es eigentlich ankommt: „Der Appell des anderen und das Bewusstsein meiner Bestimmung verlangen von mir eine Antwort. Ich aber bin mir bewusst, dass die Antwort seiner Bitte: ‚sei mit mir' angepasst sein sollte. Eine Auskunft, ein Stück Brot, ein Geldstück *sind* nicht die Antwort, um die ich gebeten wurde. Im Gegenteil, ich bin mir bewusst, dass sie Mittel sein können, die eigentliche Antwort, die ich dem anderen schulde, abzukaufen. ‚Sei mit mir', so lautet die Bitte des anderen. Sie ist ein Appell an mein *Sein*, ein Appell zum Zusammensein. ‚Sei zufrieden, wenn ich dir gebe, was ich habe', das kann die Bedeutung eines Stücks Brot, eines Geldstücks [eines verschriebenen Medikaments, selbst eines lose dahingesagten Wortes der Aufmunterung usw. – M. G.] sein. Dann schließe ich mich wieder in mir selbst ein, in meine Welt, in der Hoffnung, dass der andere mich nie wieder stört. Ich bleibe allein, dem anderen fern."[169]

So bleiben Ärzte allein, und so bleiben sie eigentlich auch den Patienten fern. Der Appell des Patienten lautet: „Sei mit mir!" In die Hand gedrückt aber bekommt er ein Rezept für ein Medikament und die Erwartungshaltung des Arztes ist: „Sei zufrieden damit – mehr kann und will ich dir auch nicht geben. Schließlich warten noch fünfzig andere Patienten ..." Damit verhallt dieser Appell ungehört, und es wird eine wichtige Chance, heilsam zu wirken, vergeben. Und das ist keineswegs im übertragenen Sinn zu verstehen, sondern ganz konkret und praktisch: Kommunikationssituationen, die negativ verlaufen, weil entweder zu wenig Zeit für ein einfühlsames Gespräch ist oder weil der Arzt den Gesprächsverlauf dominiert, ohne dem Patienten die Möglichkeit zu geben, die ihn interessierenden Fragen zu stellen, oder weil die Aussagen des Arztes Erwartungen zum Ausdruck bringen, die nicht von prinzipiellem Wohlwollen dem Patienten gegenüber getragen werden, wirken sich auch negativ auf die den Patienten belastenden Krankheitssymptome aus.

Wie wir noch eingehender zeigen werden, trägt positive Kommunikation direkt zur Besserung der Krankheitssymptome, zur positiven Beeinflussung des Krankheitsverlaufs bei. Die Worte des Arztes, ja sogar seine ausgesprochenen oder nicht ausgesprochenen Einstellungen, spielen eine zentrale Rolle für den Krankheitsverlauf des Patienten.

Der Appell des anderen geht ja nicht primär von seiner Faktizität als Patient aus, dem was er ist oder was ihm gerade fehlt. Deswegen dürfte sich auch die Antwort des Arztes nicht primär darauf beziehen. Und das ist auch der Grund, warum das ärztliche „Bestimmt-sein-für-den-anderen" jenseits seiner bloßen Faktizität schwer zu fassen ist.[170]

Die ärztliche Antwort auf den Appell des leidenden anderen ist auch und primär eine Antwort auf seine Subjektivität: „Sein Appell an mich bedeutet die Einladung, seine Subjektivität zu festigen, ihm die Möglichkeit zum Existieren zu bieten, mit seiner Freiheit einzustimmen, diese anzunehmen, zu unterstützen, an ihr teilzunehmen. Mein ‚ja' auf seinen Appell trägt den Namen *Liebe*."[171]

Vielleicht hat sich inmitten des allgegenwärtigen Drucks zu funktionieren auch unsere Fähigkeit zu lieben erschöpft. Denn Liebe erfüllt weder eine Funktion noch erstrebt sie Vorteile für sich. „Ein Kranker, der zu der Entdeckung kommen sollte, dass die Schwester, die ihn so ‚liebevoll' pflegt, dies nur und alleine tut, um in kurzer Zeit Oberschwester zu werden oder um mit der ewigen Seligkeit belohnt zu werden, hat nicht das Gefühl, wirklich geliebt zu werden."[172]

Stummer Appell: „Sei mit mir!"

Greifen wir hier nochmals die weiter oben zur Diskussion gestellten Überlegungen zur Frage der Achtung vor der Subjektivität des Leidenden und den Verzicht auf eine rein funktionelle, begrifflich kategorisierende Beziehung auf:

Mit E. Lévinas lässt sich die Frage radikal ethisch zuspitzen: „Sind die Fäden des Ethischen nicht schon *vor* dem Wissen gespannt? Ist der Denkende, angesichts des anderen Menschen ... nicht der wehrlosen Nacktheit des Antlitzes ausgesetzt ... und damit dem kategorischen Imperativ, dafür die Verantwortung zu übernehmen? Wort Gottes in diesem Elend, das zu unabweisbarer Verantwortung ernennt."[173]

Der andere wird nicht erst denkend bzw. kategorisierend erfasst, sondern diesem Erkennen des anderen geht immer schon das Betroffenwerden durch den anderen voraus und seine Wichtigkeit für mich liegt in dieser ursprünglichen Betroffenheit, die jeder auf Erkenntnis beruhenden Thematisierung des anderen zugrunde liegt. Diese Betroffenheit angesichts der wehrlosen Nacktheit des Antlitzes des anderen macht es Lévinas unmöglich, sich der Idee eines symmetrischen Charakters der Ich-Du-Beziehung, wie sie M. Buber in seiner Dialog-Ethik entwickelt, anzuschließen. Für Lévinas beruht die Beziehung zwischen Ich und Du nicht auf Gegenseitigkeit – würde sie nur darin beruhen, würde sie ihren eigentlichen ethischen Imperativ verfehlen. Allemal – könnte man hier einwenden –, wäre die Beziehung zwischen Arzt und Patient doch nur auf Gegenseitigkeit begründet und nicht auf paternalistischen Strukturen der Unterwerfung des Patienten unter das Diktum des Arztes!

Der eigentlich ethische Anspruch der Arzt-Patienten-Beziehung geht – folgt man Lévinas – wesentlich über das Prinzip der Gegenseitigkeit hinaus. Er beruht auf der Einsicht in die *prinzipielle Ungleichheit* der Beziehung – nicht jene Ungleichheit des Unterwerfung erwartenden ärztlichen Paternalismus, sondern gerade im Gegenteil: Ungleichheit, die im Betroffensein des Arztes angesichts des leidenden Patienten begründet liegt und die jede Gegenseitigkeit, verstanden als zwischenmenschliche Begegnung auf gleichem Niveau, ausschließt.

Wie weit ist die Realität medizinischen Handelns, die Alltagswirklichkeit ärztlicher Kommunikation von diesem grundlegenden, ethischen Anspruch entfernt! Wir haben es bisher noch nicht einmal zu einem Verhältnis der Gegenseitigkeit und Gleichberechtigung gebracht. Wie nahezu unerfüllbar erscheint dann erst die Forderung von Lévinas, selbst auch einen solchen Anspruch auf Symmetrie und Gleichberechtigung aufzugeben – aufzugeben zugunsten einer ärztlichen Position der Ungleichheit, die im Erleben der Unmittelbarkeit des Betroffenwerdens durch den Patienten, den leidenden anderen, wurzelt ...

Noch vor aller Aktivierung des medizinischen Wissens, noch vor aller Mobilisierung diagnostischer und therapeutischer Verfahren ist der Zustand des unmittelbaren Betroffenwerdens durch das Leid des anderen. „Der Andere braucht kein Thematisiertwerden, um für mich wichtig zu werden.

Das Thematisieren ist ein zweiter Schritt. Zunächst ‚ist' diese Beziehung, wenn das Wort ‚sein' dafür überhaupt in Frage kommt. Sie vollzieht sich, geschieht quasi neben dem Subjekt, außerhalb, außer sich. Hors Sujet – die außergewöhnliche, aber dann doch die eigentliche Erkenntnis von Sinn. Vor dem Wissen war immer schon die Passivität eines Sinns, ‚anders als Wissen'."[174]

Mag sein, dass dieser Idealanspruch kaum einlösbar erscheint. Wichtig aber ist die Einsicht: Das Wissen alleine trägt noch keine Beziehung, wenn nicht die diesem Wissen vorausgehende, ursprüngliche Betroffenheit durch die Bedürftigkeit des anderen vorhanden ist und auch wirksam werden kann. Das gilt für jede Form zwischenmenschlicher Begegnung und macht erst ihre Qualität aus – das gilt auch und besonders für die existenzielle Begegnung zwischen Arzt und Patient. Liegt nicht in diesem Gewahrwerden des Sinns, „anders als Wissen", die eigentliche Quelle ärztlicher Inspiration ...?

Gefordert ist also – um dies nochmals zu sagen – eine „umgekehrte" Asymmetrie der Beziehung, wobei das „Gefälle" vom Patienten zum Arzt geht – also eine Asymmetrie, die aus dem Respekt gegenüber der Subjektivität des Patienten, die aus der Betroffenheit angesichts seiner Schutzlosigkeit entsteht.

Geboten wird im Gegensatz dazu eine Asymmetrie der Beziehung und der Kommunikation, deren „Gefälle" vom Arzt zum Patienten geht. Es ist dies eine Asymmetrie, die aus dem Respekt für die Definitions- und Interpretationsmacht des Arztes, die aus der Verteidigung seines Status und die aus der nur tiefenpsychologisch erklärbaren Abwehrhaltung gegenüber dem Leidenden, der ihn immer auch an den eigenen inneren Patienten erinnert, insgesamt resultiert.

Nicht selten fragen Ärzte: Wie sollen wir auf die Erwartungen unserer Patienten reagieren? Mit welchen Kommunikationsstrategien sollen wir operieren? Diese und ähnliche Fragen sind falsch gestellt. Und alle Antworten auf dieser rein technisch-instrumentellen Ebene sind Scheinantworten, die dem Problem nicht im Entferntesten gerecht werden.

Nach dem oben Gesagten wird deutlich: Der Patient, in seinem subjektiven Sein insgesamt, *ist* der Appell – Appell für seine primäre, familiäre Umgebung, Appell vor allem aber auch für den Arzt. Und die adäquate Antwort findet sich nicht im Bereich des vermeintlich Faktischen, der Krankheitssymptome, sondern der Arzt selbst, in seinem Arzt-Sein, ist die Antwort. Noch vor jeder sprachlichen Beziehung wird die vorsprachliche oder metasprachliche „Urbeziehung" zwischen Arzt und Patient wirksam: das Betroffensein im Angesicht des Elends. In diesem Betroffenwerden durch die Schutzlosigkeit und Hilfsbedürftigkeit des anderen liegt, wie Lévinas zeigt, ein nur ethisch erschließbarer Sinngehalt, der jenseits dessen liegt, worin der andere zum möglichen medizinischen Thema wird. Dieses Betroffenwerden liegt auch jenseits der Ebene sprachlicher Vermitteltheit und Vermittelbarkeit – es bietet gleichsam den außersprachlichen Hintergrund für die kommunikative Beziehung zwischen Arzt und Patient.

Zwar lässt sich im Sinne M. Bubers postulieren, dass alles, Beziehung und der Modus, in dem sich Beziehung vollzieht, Sprache sei, dennoch aber spricht manches für den kritischen Einwand gegen Buber, dass „Sprache [letztlich] der Wahrheit des inneren Lebens unangemessen [sei], während doch die Ich-Du-Beziehung als Unmittelbarkeit der Mit-Gegenwärtigkeit, unterhalb der Ebene der Wörtlichkeit, des Dialogs, erlebt wird".[175]

Gerade um diese „außersprachliche" Unmittelbarkeit der „Mit-Gegenwärtigkeit" als ärztliche Grundhaltung geht es hier. In dieser Haltung der „Mit-Gegenwärtigkeit" liegt die nicht-sprachliche Antwort oder auch Entsprechung auf den nicht-sprachlichen Appell des Patienten: „Sei mit mir!" Es ist dies ja ein Appell, der nicht ausgesprochen, ausgerufen wird, sondern der der sprachlich nicht vermittelbaren Grundsituation des Menschen im Leiden, der der Wahrheit seines inneren Lebens entspricht – ein Appell eben, der der Patient selbst *ist*.

Nur nebenbei angemerkt: Jetzt wird auch klar, warum eine bloße Mit-Leids-Rhetorik, warum das Training sozialer Geschicklichkeit im verbalen Umgang mit Patienten der absolut falsche – beide, Arzt und Patient, in die Irre führende – Weg ist. „Mit-Gegenwärtigkeit" kann man nicht inszenieren, sondern muss man leben.

Das Erdulden des einen wird zum Appell für den anderen, mit ihm zu sein, ihn im Leid nicht alleine zu lassen. Das Erdulden bedarf der Gemeinschaft, um es erträglich zu machen. Jede sprachliche Mitteilung lindert nur insofern Leid und macht Erdulden erträglich, als es in dieser außersprachlichen Unmittelbarkeit der „Mit-Gegenwärtigkeit“, also der personalen Präsenz, der Präsenz im Personalen, aufgehoben ist. Die Mitteilung des Leids ist nur der äußere, sprachliche Ausdruck des im Prinzip Unsagbaren der inneren Wahrheit des Leidenden. Die Mitteilung des Leids ist nicht schon der Appell – sie steht stellvertretend für den Appell, der der Patient *ist*.

Wo im modernen Medizinbetrieb wird dieser stumme, flehentliche Appell „Sei mit mir!“ wahrgenommen? Wie findet – als Antwort darauf – jene sprachliche oder gar außersprachliche, zwischenmenschliche Begegnung statt, die etwas von jener unmittelbaren „Mit-Gegenwärtigkeit“ mit dem schutzlosen anderen erkennen lässt? Wo gelingt in diesem Sinne empathische Kommunikation, von der wir einleitend gesprochen haben und deren kommunikationsethische Struktur wir hier erkennbar zu machen versuchten?

„Sei mit mir!“ – aber da ist niemand, der mit seinen Worten, nein: der mit seinem Sein die Antwort gibt: „Ich bin da!“

6. Plädoyer für emotionale Vernunft in der Medizin

Therapie ereignet sich weder im Arzt noch im Patienten, sondern zwischen beiden.
(M. Balint)

Niemand erlebt das dialektische Spannungsverhältnis zwischen Distanz und Nähe, zwischen vermittelter wissenschaftlich-rationaler Erkenntnis und unvermittelter emotionaler Betroffenheit so deutlich wie der Arzt.

W. Leibbrand hat diese Dialektik so beschrieben: „Als Erkenntnisgegenstand betrachtet befindet sich der Kranke ... in einer Ferne, und zwar in einer radikalen Ferne vom Arzt und nur die Bejahung dieser ewigen Ferne gehorcht seiner Wahrheit. Als Patient aber andererseits reicht der Kranke in eine bis zur Identifizierung unendliche Nähe zum Arzt ... Dies ist die ewige Nähe des Kranken und seines Arztes. In dieser ewigen Nähe des Gestaltens und jener ewigen Ferne des Erkennens bewegt sich das ärztliche Tun und der Prozess von Erkranken und Gesunden, dessen Verlängerung auch das ärztliche Tun ist.“[176]

Der Kranke als affektiv neutrales Erkenntnisobjekt und zugleich hilfesuchender und darin an das Gefühl des Arztes appellierender Nächster – Rationalität und Emotionalität im Widerstreit. So scheint es zumindest und dient Medizinern meist zur Rechtfertigung dafür, die emotionale Dimension der Begegnung zwischen Arzt und Patient zugunsten jener als notwendig postulierten Rationalität und „Sachlichkeit“ diagnostischer und therapeutischer Entscheidungsprozesse möglichst auszublenden.

In Wahrheit stehen Emotionalität und Rationalität einander keineswegs wie zwei konträre Pole gegenüber, sondern bedingen einander und entfalten sich wechselseitig im lebendigen Prozess menschlicher Begegnung. Es gibt keine Urteilsbildung über die Wirklichkeit, der nicht eine emotionale Anschauung vorausginge – nicht in der Wissenschaft und schon gar nicht in zwischenmenschlichen Beziehungen. Immer sind es subjektive Wertmaßstäbe, die die Grundlage für vermeintlich objektive rationale Urteile bilden. In ihrem kritischen und provozierenden „Plädoyer für emotionale Vernunft", auf das ich mich hier vorwiegend beziehe, entwirft die Schweizer Psychologin und Psychotherapeutin Carola Meier-Seethaler eine Erkenntnistheorie der Gefühle, in der sie deutlich macht, wie wichtig Emotionen für moralische Urteile und darüber hinaus für alle Entscheidungen und Handlungsmotivationen sind.[177]

Gerade wenn es um eine verantwortungsbewusste, menschengerechte Gestaltung der Welt in den verschiedensten Bereichen geht, muss neben die Ratio die Urteilskraft der Gefühle treten. Eine Medizin, die sich alleine der Ratio verschreibt und dabei die Emotion, die Welt der Gefühle und der fühlenden Anschauung (M. Scheler) vernachlässigt, ist keine menschengerechte Medizin. Sie ist allenfalls Wissenschaft – wenn man von der irrigen Meinung ausgeht, dass wissenschaftliche Urteile gefühlsfrei zustande kommen …

„Logik des Herzens"

Auf den Mathematiker und Philosophen Blaise Pascal (1623–62) geht die Unterscheidung von „Logik des Verstandes" und „Logik der Gefühle" bzw. „Logik des Herzens" zurück. Damit sind unterschiedliche, einander ergänzende Erkenntnisweisen gemeint.[178] Während sich Erstere durch eine analytische, diskursive, am naturwissenschaftlich-mathematischen Denkmodell der Exaktheit orientierte Erkenntnisweise darstellt, geht es in Pascals „Logik des Herzens" um eine ganzheitliche, intuitive Wahrnehmung der Welt. Nicht der zerlegende Blick des Verstandes, sondern der anschauende, die Dinge in ihrem So-Sein erfassende und sie belassende Blick der Achtung steht hier im Vordergrund.

Im Unterschied zur Logik des Verstandes will sich die Logik des Herzens der Dinge nicht bemächtigen, nicht dem eigenen forschenden Willen unterwerfen. Der Verstand betrachtet und beurteilt die Dinge aus Distanz, während der Erkenntnisvorgang des Gefühls Anteil am Objekt nimmt. Dies geschieht in einer betrachtenden, kontemplativen Wesensschau, die dazu verhilft, sich in die Dinge bzw. Menschen einzufühlen. Damit kommt man dem Gegenstand der Betrachtung nahe, ohne an der Oberfläche der Erscheinung hängen zu bleiben und ohne dem Gegenstand Gewalt anzutun oder ihn für die eigenen Interessen zu vereinnahmen.

Welcher Erkenntnisvorgang den Vorrang hat, hängt nach Pascal von unserem Wollen, unseren Erwartungen und unseren Absichten ab: Steht die Macht, Geltung und die Durchsetzung eigener Interessen im Vordergrund, dann wird die Logik des Verstandes Vorrang haben. Geht es hingegen um Harmonie und Glück, wird die Logik des Herzens den Vorzug genießen.

Viel später wird die Philosophie noch wesentlich deutlicher den Zusammenhang von Erkenntnis und Interesse hervorstreichen und deutlich machen, dass unser Erkenntnisprozess nicht losgelöst von unseren lebensweltlichen Interessen zu betrachten ist und dass die Welt nicht aus fertigen Tatsachen besteht, die unabhängig vom Erkennenden existieren.[179] Es gibt keine Erkenntnis unabhängig vom Subjekt des Erkennenden.

Über die Bedeutung des Gefühls für den Erkenntnisvorgang bei Pascal schreibt C. Meier-Seethaler: „Nach Pascal beruht die Erkenntnisfähigkeit und Urteilsfähigkeit des Gefühls im Wesentlichen auf seiner Bezogenheit auf die Welt, d. h., die Erkenntnis des Herzens ist immer eine dialogische, die aus dem Frage- und Antwortspiel von behutsamer Einfühlung und aufmerksamer Empfangsbereitschaft resultiert.“[180]

Urteile des Gefühls beziehen sich immer auf konkrete Situationen, nie auf abstrakte Regeln oder Lehren, wie dies beim Verstand der Fall ist. Das Urteil des Gefühls hängt von der jeweiligen Beziehung der Partner zueinander und von der gemeinsam erlebten Situation ab. Die Erkenntnis des Herzens registriert die kleinste Veränderung eines Teils für das Ganze und vermag hinter dem lebendigen Wandel der Teile die bleibende Ganzheit zu sehen.[181] Während der Verstand nach Pascal die Wahrnehmung der Welt in eine begriffliche Ordnung bringt, ordnet das Gefühl die gleichen Eindrücke nach qualitativen Wertmaßstäben.[182]

Die große Schwierigkeit liegt in der Kommunizierbarkeit von Gefühlsurteilen, sie gelingt umso besser, wenn die Gesprächspartner über ähnliche Erfahrungen und Erlebnisse verfügen.

Wenn Pascal in diesem Zusammenhang von „Sprachkunst" („eloquence") spricht, dann hat das nichts mit Überredung oder Rhetorik zu tun. Die damit gemeinte Beredsamkeit zeichnet sich dadurch aus, dass sie Worte zu finden sucht, die das Innerste des Menschen berühren. Das ist nicht leicht und „... nur dann möglich, wenn wir eine Sprache finden, die unseren feinsten Gefühlsschwingungen Ausdruck verleiht, und wenn wir zugleich so formulieren, dass auch unser Gegenüber die eigenen Gefühle darin wiedererkennt".[183]

Das weite Land seelischer Zustände, der feinen, verborgenen Gefühlsregungen und Gefühlsurteile, das ist das Feld empathischer, mitfühlender Kommunikation. Sie ist die Sprache des Herzens – jene Sprache, die im Medizinbetrieb mit seinen an wissenschaftlicher Rationalität und ökonomischer Effizienz bemessenen Handlungsstrategien nicht mehr vorkommt. Pascals „Logik des Gefühls" erscheint in der Medizin – aber nicht nur dort – hoffnungslos von der Logik wissenschaftlicher und ökonomischer Rationalität überrollt.

In dieser Situation bedarf die Medizin der Einsicht, dass der tradierte Dualismus zwischen Vernunft und Gefühl einem erkenntnistheoretischen Vorurteil, ja Irrtum entspricht. Es gibt keinen Gegensatz zwischen Vernunft und Gefühl. Unsere Wahrnehmung von Welt ist immer mit geistig-seelischen Gefühlen verbunden, mit Erlebnisakten fühlender Anschauung, in denen sich Gefühlswerte wie Freude, Angst, Hoffnung usw. ausdrücken.[184]

Gerade medizinisches Denken und Handeln hat im Umgang mit dem Leid am offensichtlichsten mit diesen Gefühlswerten zu tun. Nur werden sie unterdrückt und verdrängt in der irrigen Annahme, dass eine „Narkotisierung des Gefühls" (C. Meier-Seethaler) den Berufsalltag besser überstehen lässt und zu besseren Handlungsergebnissen führt, wenn man menschliche Gefühle im medizinischen Handeln aus dem Spiel lässt. Vergessen wird dabei, dass der Geist, der den Menschen auszeichnet, eine emotionale Basis hat. Wo diese emotionale Basis verkümmert, verkümmert auch das Menschsein. Denn mit dem Verlust des Gefühls geht auch der Verlust von Werturteilen einher. Wer die Gefühle aus den Augen verliert, verliert letztlich auch die Moral aus den Augen, die ohne Gefühlswerte nicht auskommt.

Es sind die großen medizinischen Fragen der Gegenwart, die sich weniger als wissenschaftlich-technologische Probleme, sondern primär als moralische Probleme darstellen: die offene und ungelöste Frage der Pflege jenes wachsenden Anteils immer älter werdender Menschen, die ihr hohes Alter auch dem medizinischen Fortschritt verdanken; die Problematik aktiver Sterbehilfe, die „die ganze Hilflosigkeit, ja Unmenschlichkeit der modernen Zivilisation im Umgang mit dem Tod offenbar" werden lässt[185]; die Frage der „Verwendung von Sterbenden als (unfreiwillige) Organspender"[186] usw. Tiefgreifende Probleme wie diese lassen sich ohne Berücksichtigung der mit ihnen untrennbar verbundenen Gefühlswerte nicht lösen. Es ist nicht die Zweckrationalität der instrumentellen Vernunft, die ein humanitäres Überleben der Gesellschaft garantiert, sondern eine Kultur, in der auch die emotionale Urteilskraft Geltung besitzt und Möglichkeiten ihrer Entfaltung findet. Nur sie sichert das notwendige Wertbewusstsein für die Integrität und Würde des Menschen. Wo Gefühle nicht sind, da gehen die Wertmaßstäbe menschlichen Handelns verloren. Und mit ihnen die Würde des Menschen.

Spiegelungen und mehr

Auf die für die Existenz des Menschen und das gesellschaftliche Zusammenleben zentrale Bedeutung der Gefühle, insbesondere des Mitgefühls, macht nicht nur die Philosophie, sondern auch die neuere Gehirnforschung aufmerksam. Sie vermag zu zeigen, dass das emotionale Verstehen eine neurobiologische Basis hat. Dazu schreibt der Internist, Psychiater und Psychoneuroimmunologe Joachim Bauer: „Die Fähigkeit, Mitgefühl und Empathie zu empfinden, beruht darauf, dass unsere eigenen neuronalen Systeme

... spontan und unwillkürlich in uns jene Gefühle rekonstruieren, die wir beim Mitmenschen wahrnehmen."[187]

Mit Hilfe dieser neuronalen Systeme, der Spiegelnervenzellen, lernt der Mensch bereits als Säugling andere Menschen, vor allem die unmittelbarsten Bezugspersonen, zu imitieren. Diese Spiegelnervenzellen sind die biologische Voraussetzung für eine der wichtigsten und grundlegendsten menschlichen Fähigkeiten – nämlich die Empathie. Ohne diese Fähigkeit zur Empathie gäbe es keine sozialen Beziehungen. Soziale Beziehungen bauen immer auf dem intuitiven Verstehen des Gefühlszustandes eines anderen auf. Umgekehrt ist der Empfang verstehender Resonanz nicht nur ein soziales, sondern, wie die Gehirnforschung anhand der dabei auftretenden Ausschüttung wichtiger Botenstoffe zeigen konnte, auch „ein elementares biologisches Bedürfnis, ohne das wir letztendlich gar nicht leben könnten".[188] Wird dieses Bedürfnis auf Dauer nicht befriedigt, kann also keine Resonanz der Mitwelt auf die eigenen Gefühle wahrgenommen werden, dann führt dies in die Krankheit. Wir bedürfen, wie J. Bauer mit Blick auf die neurobiologische Forschung darlegt, dieser Spiegelvorgänge für unsere Handlungsentwürfe und zur Einschätzung unserer sozialen Umwelt.

Ohne Spiegelvorgänge sind die Geschehnisse nicht vorhersehbar und berechenbar. So dient das System der Spiegelneurone als biologische Grundlage sozialer Orientierung. Der Mensch bedarf der spiegelnden Wahrnehmung durch die Umwelt. Fehlt dieses Orientierungssystem, führt dies zu Stress. J. Bauer: „Systematischer sozialer Ausschluss ist somit chronischer biologischer Stress, und chronischer Stress ist ein Krankheits- und Selbstzerstörungsprogramm."[189]

Die Spiegelung des Selbst im anderen ist eine unverzichtbare Voraussetzung zur Entwicklung des Selbstwertgefühls. Empathie hat zwar neurobiologische Voraussetzungen, Empathie ist aber nicht angeboren, sondern entfaltet sich in sozialen Beziehungen, in denen sich das Kind rückgespiegelt erfahren und daran orientieren kann: „Kindern, die selbst nur wenig Einfühlung, Rücksicht und Zärtlichkeit erlebt haben, stehen wegen fehlender Spiegelerfahrungen keine eigenen neurobiologischen Programme zur Verfügung, die es ihnen ermöglichen würden, Mitgefühl zu empfinden und zu zeigen."[190]

Und damit pflanzt sich das Elend der Unfähigkeit zum Mitgefühl von Generation zu Generation fort.

Über die sich hier eindrucksvoll abzeichnende Konvergenz von Philosophie und Naturwissenschaften bemerkt Bauer zu Recht: „Die Aufdeckung der neurobiologischen Aspekte des Spiegelungsgeschehens bestätigt, was zuvor bereits aus philosophischer Sicht erkannt worden war: Im Antlitz des anderen Menschen begegnet uns unser eigenes Menschsein. Erst indem wir uns gegenseitig als Mitmenschen erkennen und anerkennen, werden wir zum Mitmenschen, und erst dadurch erleben wir uns als Menschen. Die Teilhabe an der Welt intersubjektiver Erfahrungen ist ein nicht nur philosophisch, sondern auch neurobiologisch begründetes Menschenrecht …“[191]

Paul Celan hat diesen philosophisch wie neurobiologisch begründbaren Zusammenhang in die literarische Form gegossen: „Ich bin du, wenn ich ich bin.“ In der Empathie, im Mitfühlen und mitfühlenden Verstehen erfährt das Ich die Transzendierung, es ist der Weg, über sich selbst hinauszugehen – auf den anderen hin. So gründet sich das wahre Selbst des Menschen auf Beziehung: Mein Selbst ist ein Spiegel – mit Blick auf die neurobiologische Forschung hier wörtlich zu nehmen –, in dem sich nicht mein Gesicht spiegelt, sondern das Gesicht des anderen. Und dennoch wird das andere Gesicht zu meinem, wie Celan es trefflich formuliert hat.

Der Philosoph Emanuel Lévinas macht in diesem Zusammenhang deutlich, dass in diesem ursprünglich auf den anderen hin Verwiesen-sein die Rede selbst begründet ist.[192] Nicht das Thema des Redens verbindet und begründet das Reden, sondern die dem Reden immer schon vorausgehende und vorausgesetzte existenzielle Beziehung, in der sich das Selbst der Partner in wechselseitiger Spiegelung hervorbringt.

Darin ist die Fähigkeit aufgehoben, das Verhalten des anderen zu verstehen und vorherzusehen und auf andere Menschen so zu reagieren, dass das gezeigte eigene Verhalten dem anderen in seiner Situation angemessen ist und er sich in der Widerspiegelung meines Verhaltens erkannt fühlen kann. Das ist mit Empathie gemeint. Und es wird deutlich, dass in der Komplexität dieser wechselseitig sich spiegelnden Beziehung ein normativer Anspruch verborgen ist. Deswegen kann man sagen, dass vielen Aspekten unseres moralischen Urteilens und Handelns Empathie zugrunde liegt.[193]

Der in der jüdisch-christlichen Kultur zentral verankerte Anspruch des Altruismus beruht einzig und alleine auf der Fähigkeit zur Empathie, also der Fähigkeit, sich in die Not und Verzweiflung des anderen hineinzufühlen und sich dabei selbst als ebenso Bedürftigen zu begegnen. Soziale Sensibilität ist ein hoher moralischer Anspruch, der ohne empathisches Vermögen nicht verwirklicht werden kann. Empathisches Vermögen wiederum entsteht in gefühlsreichen Beziehungen, in denen sich die emotionalen Bedürfnisse in den Reaktionen des anderen widergespiegelt finden.

So hängen also Gefühl und Moral untrennbar zusammen und für beides lassen sich neurobiologische Voraussetzungen und Bedingungen benennen. Was nicht heißt, dass Gefühl und Moral biologisch determiniert sind – das wäre ein allzu kurz gedachter biologischer Reduktionismus. Denn man muss die empirischen, physiologischen Bedingungen des Zustandekommens emotionaler und moralischer Orientierung (hier: das System der Spiegelnervenzellen) von den möglichen Zwecken, auf die hin Gefühle wie auch Moral bezogen sind, unterscheiden. Die physiologischen Bedingungen legen den Menschen nicht fest. Der Mensch hat die Freiheit, sich gegenüber den physiologischen wie auch psychologischen – Trieben, Bedürfnissen, Interessen – Faktoren seiner selbst in ein Verhältnis zu setzen. Das gilt natürlich noch mehr für die gesellschaftlichen Umweltbedingungen, die zwar Einfluss auf das Individuum haben, mit denen er sich aber auch im System kommunikativer Beziehungen kreativ auseinandersetzen kann. Der Mensch hat die Freiheit, anders zu handeln und anders zu wollen und sich, eingebunden in vielfältige kommunikative Beziehungen, gleichsam immer neu zu „entwerfen".

Darin trägt er auch die Verantwortung für seine persönliche, soziale und politische Existenz.[194]

Zwar hat das Mitgefühl, wie sich zeigt, eine neurobiologische Basis und bedarf entsprechender neurobiologischer Programme, um sich entwickeln zu können – ob es aber in konkreten Situationen zur Geltung gebracht wird oder Eigeninteressen geopfert wird, hängt vom Menschen selbst ab. Es gibt auch Immunisierungsstrategien gegen den stummen Appell des anderen an uns. Oft ist es die Angst, sich im anderen selbst zu begegnen, die uns gerade davon abhält, sich in das Leid, die Not des anderen involvieren zu lassen.

Mitgefühl und Mitleid sind Tugenden, Akte des sittlichen Bewusstseins und spulen nicht einfach nach (neuro-)biologischen Programmen ab, auch wenn diese Tugenden der (neuro-)biologischen Bedingungen und Voraussetzungen ihres Zustandekommens bedürfen. Aber die Biologie setzt nicht die Zwecke – es ist der Geist, der die Zwecke, also den Sinn setzt. Und: Es ist der Geist, der auch – wie die moderne Gehirnforschung und die Psychoneuroimmunologie zeigen – die biologischen Strukturen und Gegebenheiten des Körpers zu verändern vermag.

Damit führt der Bogen der Betrachtungen von der Neurobiologie wieder zurück zur Philosophie. Es war A. Schopenhauer, der das Mitleid überhaupt zur Voraussetzung für die Ethik erklärt hat. Das Mitleid ist nach Schopenhauer die metaphysische Basis der Ethik, die darin bestünde, „dass das eine Individuum im anderen unmittelbar sich selbst, sein eigenes wahres Wesen wiedererkenne".[195]

Und gleichsam als philosophische Überhöhung neurobiologischer Einsichten zur Frage „Warum ich fühle, was du fühlst" (J. Bauer): „Mein wahres inneres Wesen existiert in jedem Lebenden so unmittelbar, wie es in meinem Selbstbewusstsein sich nur mir selber kundgibt. Diese Erkenntnis, für welche im Sanskrit die Formel ‚tatwam asi', das heißt ‚dies bist Du', der stehende Ausdruck ist, ist es, die als Mitleid hervorbricht, auf welcher daher alle echte, das heißt, uneigennützige Tugend beruht und deren realer Ausdruck jede gute Tat ist."[196] Was ist unter Mitleid zu verstehen? Schopenhauer sagt: Wenn fremdes Leiden an sich selbst und unmittelbar mein Motiv wird.

Das Mitleid ist nach Schopenhauer die Quelle für die „unmittelbare Teilnahme am Wohl und Weh Anderer" und sie bringt die Tugenden der Gerechtigkeit und Menschenliebe hervor.[197]

So geht dem Mitgefühl die Fähigkeit zum Mitleid voraus – beide aber wurzeln im wechselseitig sich spiegelnden Erkennen des einen im anderen.

Wenn heute von „Patientenzentrierung" gesprochen wird, dann sollte man diesen etwas sperrigen Begriff in diesen gedanklichen Zusammenhang einbetten – ansonsten bleibt er leer und nichtssagend.

Solidarität als ärztliche Tugend

Bisweilen wird die Forderung erhoben, der Arzt müsse sich gegenüber dem Patienten solidarisch zeigen. Solidarität *mit* dem Patienten als Gegenkonzept zur ärztlichen Verfügungsgewalt *über* den Patienten ist ein moralischer Anspruch, der vielleicht am besten dieses dialektische Spannungsverhältnis zwischen der Ferne des Erkenntnisobjekts „Patient" und der Nähe des Betroffenwerdens und Gestaltens in sich aufzunehmen vermag.

Solidarität ist ein kommunikatives Verhaltensprinzip. Solidarität äußert sich zwar auch sprachlich, geht aber zugleich als ethische Grundhaltung dem Wissen und Erkennen voraus und lässt jene weiter oben erwähnte außersprachliche Unmittelbarkeit der „Mit-Gegenwärtigkeit" des Betroffenwerdens zu.

Was meint nun Solidarität in der konkreten sprachlichen Aktion? E. Goffman gibt darauf eine recht klare und pragmatische Antwort: „Solidarität geschieht, wenn das Sprechen des einen gewährleistet, dass das Engagement des anderen am Thema aufrechterhalten bleibt."[198] Was die Kommunikationspartner für die kurze Zeit eines Gesprächs verbindet, ist jenes wechselseitig aufrechterhaltene Engagement am Thema. „Diese Solidarität ist es – und nicht die offensichtlichen Formen der Liebe –, durch die sich soziale Welt konstituiert."[199] Dies ist – wie wir später noch sehen werden – allerdings nur *eine* Dimension des mit „Solidarität" verbundenen Anspruchs.

Wenn wir nur an die im Teil I dargestellten Formen kommunikativer Entfremdung zwischen Arzt und Patient erinnern, dann wird schmerzlich deutlich, wie wenig Solidarität mit dem Patienten auf dieser so selbstverständlich scheinenden Ebene des ärztlichen Sprechens gegeben ist. Heute ist es doch gang und gäbe, dass sich Patienten ihr Recht zu sprechen, ihr Recht, Meinung und Gefühl zu haben, gegen anhaltenden passiven Widerstand von Ärzten förmlich erkämpfen müssen.

Wie viele Ärzte haben Engagement am Thema des Patienten – wie viele Ärzte, die Engagement am Thema haben, fördern das Engagement des Patienten am Thema? In der Regel scheuen Ärzte davor zurück, sich selbst einbeziehen zu lassen oder den anderen, den Patienten einzubeziehen. Die Distanz, das Disengagement, ist ihnen lieber, weil Distanz jederzeit den

Rückzug zulässt. Das bringt sie aber um die grundlegenden Möglichkeiten therapeutischen Wirkens. Denn: „Gemeinsames spontanes Engagement ist eine *unio mystica*, ein sozialisierter Trancezustand", charakterisiert E. Goffman diesen kommunikativen Vorgang.[200]

Zumindest aber lässt sich annehmen: Gemeinsames spontanes Engagement in der Interaktion stiftet gemeinsamen Sinn. Der gemeinsam verbindende Sinn hebt die Gegenseitigkeit der Interaktionspartner zugunsten einer spontan entstehenden Einheit auf; in dieser spontan entstehenden, geistigen Verbundenheit und Einheit der Partner tritt kurzfristig das dominierende egoistische „Ich" zugunsten eines „Selbst" in den Hintergrund. Darin liegt auch der zentrale Anspruch solidarischer Kommunikation zwischen Arzt und Patient.

Jenes gemeinsame spontane Engagement erhält in der Situation der Begegnung im Leid einen besonderen Wesenszug. Dieser besteht in der Bereitschaft, sich in die Situation des leidenden Anderen involvieren, sich von ihr „anstecken" zu lassen, wie dies Viktor von Weizsäcker mit Blick auf die Aufgabe des Psychotherapeuten formulierte. Das bedeutet aber auch die Bereitschaft, sich mit der Leidensproblematik konfrontieren zu lassen. Und das ist nicht jedermanns Sache – auch nicht immer diejenige des Arztes.

Nach H. Schipperges stellt „Mensch in Not – Helfer in Not" eine anthropologische Grundfigur dar. Ähnliches lässt sich bei Jaspers, Buber, Lévinas und von Weizsäcker finden: Die Frage nach den Bedingungen, Möglichkeiten und Perspektiven, mit dem Leid, als dem „Ruf der Not", kommunikativ umzugehen, ist die pragmatische Kehrseite eines zutiefst philosophischen und theologischen Problems. Insofern nämlich, als es sich dabei ja immer auch um die alte Theodizee-Frage handelt, warum Gott das Leid der Menschen zulässt.

Solidarität als gemeinsames spontanes Engagement bedeutet auf dieser Ebene zunächst einmal dies: Leid muss sich – wie wir anfangs mit S. Weil feststellten – vermitteln können. Kommunikation schafft dem Leiden Ausdrucksmöglichkeit: Wer sein Leiden nicht mitteilen kann, bei dem bleibt es in ihm und vergiftet ihn. Leid bedarf – übrigens genauso wie die positive Emotion der Freude – der Mitteilung. Eine schweigende Medizin lässt die kommunikative Bewältigung des Leidens nicht zu.

Die „anthropologische Grundfigur" von Not und Hilfe in der Not, die das Arzt-Patienten-Verhältnis kennzeichnet, tritt nur verdeckt in Erscheinung. Chronisch Kranke vermögen diese „anthropologische Grundfigur" seltener zu aktivieren als Akutpatienten und werden von dieser Grundkonstellation auch seltener berührt. Das Problem positiver Kommunikation stellt sich aber weniger bei Akutpatienten, sondern gerade bei chronischen Patienten. Sie sind ja nicht zuletzt deswegen auch chronische Patienten, weil sie Opfer eigener wie gesellschaftlicher Kommunikationsstörungen und Kommunikationsdefekte sind. Gerade sie bedürften einer permanenten Aktivierung jener anthropologischen Grundfigur von „Mensch in Not – Helfer in Not"! In Wirklichkeit sind sie diejenigen Patienten, die am allerwenigsten kommunikativ eingebunden und versorgt werden.

Im Gegenteil: Chronische Patienten mit einer naheliegenderweise hohen Dichte an Arztbesuchen werden zur gleichermaßen medizinischen wie kommunikativen Verlegenheit. Da sie der lebende und mahnende Gegenbeweis zum selbstbewusst und hybrid agierenden „Gesundheitssystem" sind, werden sie selbst zu Störgrößen für das System und seine vermeintliche hoch entwickelte Funktionstüchtigkeit.

Der Patient, speziell der chronisch Kranke, wird so Opfer eines Teufelskreises eskalierender, kommunikationspathologischer Erscheinungen: Je größer die Enttäuschung über die Diskrepanz zwischen eigenen Heilungserwartungen und tatsächlichem Heilerfolg, desto intensiver das Bedürfnis nach kommunikativen Ausgleichshandlungen, mit deren Hilfe diese Diskrepanz und das Bewusstsein dieser Diskrepanz bewältigt werden können. Je mehr der Kranke also nach kommunikativer Vermittlung seines Leidens sucht, desto mehr entzieht ihm das System die Möglichkeit und Chance, seinem individuellen Leiden auch individuell Ausdruck zu verleihen. Je deutlicher aber das kommunikative Scheitern, gemessen am Anspruch kommunikativer Leidensbewältigung, desto schlechter der psychische und somatische Zustand, desto intensiver wiederum die Suche nach Möglichkeiten kommunikativer Zustandsbewältigung usw. ...

Aus dieser negativen Spirale gibt es kein Entrinnen. Niemand, der die Entwicklung mit einem nüchternen, kritischen Bewusstsein verfolgt, wird leugnen können, dass dieser eskalierende, kommunikationspathologische

Zustand längst zur Alltagswirklichkeit des modernen „Gesundheitssystems“ gehört. Der „Anruf des Antlitzes“ des anderen (E. Lévinas), „Mensch in Not und Helfer in der Not“ (H. Schipperges), „das Ich, das sich im Du wiederfindet“ (M. Buber) – all dies sind eindrucksvolle kommunikationsethische Postulate. Aber sie sind unendlich weit weg von der Alltagswirklichkeit sozial-kommunikativer Isolation des Kranken.

Die Bereitschaft, sich kommunikativ anstecken zu lassen

Kommunikation ist mehr als bloß betäubendes Gerede, auch mehr als ein Vorgang wechselseitigen Austausches von Informationen. Kommunikation ist vielmehr eine bewusstseinsverändernde, energetische Kraft. Kommunikation ist immer zugleich Medium und Ausdruck von Emotion, sprachliche Manifestation des psychischen Zustands von Menschen. Jede kommunikative Beziehung ist direkt oder indirekt von den seelischen Wirklichkeiten der Kommunikationspartner und der Dynamik ihrer psychischen Wechselbeziehung bestimmt. In der zweckbestimmten Alltagskommunikation wird dies nur nicht oder höchst selten deutlich. Kommunikation vermag dort heilsam zu wirken, wo sie zur Lösung seelischer Konflikte beiträgt. Dazu dient zwar primär die Psychotherapie, aber eben nicht nur sie.

Im Zustand der Leiderfahrung geht es um mehr als um ein wechselseitig aufrechterhaltenes Engagement der Partner am Thema – das wäre für eine solidarische Beziehung mit dem leidenden anderen zu wenig –, hier bedarf es ebenjener Bereitschaft, sich kommunikativ involvieren, sich affizieren zu lassen. Das unterscheidet die solidarische Grundhaltung des ärztlichen Gesprächs über Leid – dem psychischen wie physischen Leid – vom therapeutischen oder psychoanalytischen Gespräch.

Zwar kommt auch der Therapeut nicht ohne ein gewisses Maß an „gefühlsmäßiger Zugewandtheit, ein gewisses Maß an Sympathie aus“,[201] um die innere, verborgene Realität des Analysanden wahrnehmbar zu machen, aber diese gefühlsmäßige Zugewandtheit steht nicht im Vordergrund der Beziehung. Vielmehr folgt die psychotherapeutische Beziehung – etwa das psychoanalytische Gespräch – strengen Kommunikationsregeln.[202]

Anders verhält es sich in der Arzt-Patienten-Beziehung: In der Regel geht es dabei nicht wie im psychoanalytischen Gespräch um Sprechhandlungen, in denen sich unbewusste neurotische Probleme vermitteln. Und das Ziel des kommunikativen Engagements, der gezeigten Sympathie, liegt auch nicht primär darin, „Bedingungen zu schaffen, unter denen die Erlebens- und Wahrnehmungsmuster der kindlichen Welt in der therapeutischen Bindung regressiv wiederaufleben" können, um solcherart positive Übertragungen aufzubauen.[203] Obwohl – wie M. Balint und auch P. Lüth zeigen – auch Allgemeinmediziner darauf gefasst sein müssen. Vielmehr liegt die Bedeutung der Zuwendung und des ärztlichen Wohlwollens darin, dem Patienten dazu zu verhelfen, sein Sinnpotenzial in der jeweiligen Situation zu erkennen und zu aktivieren.[204]

Gefragt sind also nicht so sehr klinische Beobachter als vielmehr Ärzte, die sich kommunikativ engagieren und auch affizieren lassen. So zieht Leiderfahrung nicht selten auch regressive Tendenzen nach sich: Das Heil, das in der Gegenwart und erwartbaren Zukunft nicht gefunden werden kann, wird oftmals im Rückgriff auf eine – oft idealisierte und imaginierte – Vergangenheit gesucht. Die Vergangenheit dient dabei als eine Art Sinnreservoir, das oft in unendlichen Wiederholungen benützt wird. Die Fixierung auf die Vergangenheit ist auch eine Form der Kompensation für die Enttäuschung der Gegenwart und die Ungewissheit der Zukunft. Soziale Isolation, das Gefühl, von niemandem geliebt, geachtet und verstanden zu werden, verstärkt die Bereitschaft zur Fixierung auf die Vergangenheit.

Diese oftmals bei alten und chronisch kranken Menschen anzutreffende Verhaltensbereitschaft zum Rückzug lässt sich nicht einfach durch routinierte verbale Versatzstücke umdefinieren. Sie ist ein zentraler Bestandteil der von Patienten vorgenommenen Definition der Situation. Gelingt es, diese Definition der Situation zu verändern und neue, in der Gegenwart und Zukunft liegende Sinnorientierungen erkennbar zu machen, dann können solche regressiven Tendenzen in positive Entwicklungen umgewandelt werden. Dazu bedarf es des kommunikativen Engagements des Arztes.

Der Gesprächspartner, der Therapeut oder der Arzt oder auch nur jemand, der sich kommunikativ involvieren lässt, wird so nicht nur bloß zum Adressaten von Mitteilungen, sondern gleichzeitig auch zum Mitakteur auf einer Lebensbühne, die nicht die seine ist, auf der er aber für den leidenden anderen eine entscheidende – oft überlebenswichtige – Rolle spielt.

Die erinnerten, positiven Erlebnisse des Zustandes des (relativen) Heils werden so zu möglichen Ankern, an denen sich eine zur Ungewissheit verurteilte, sozial oft isolierte Seele festzumachen sucht. Leiden ist immer auch mit einer rückwärtsgerichteten, psychischen Dynamik verbunden, weil es zugleich den unbändigen Wunsch nach dem in der Vergangenheit liegenden, leidensfreien Zustand nach sich zieht. Dies bestimmt nicht nur die jeweiligen Kommunikationssituationen, sondern darin liegt auch eine ungeheure kommunikative Herausforderung für den jeweiligen betreuenden Kommunikationspartner. Er wird zum ständigen Reisebegleiter in die Vergangenheit des Patienten.

Dazu M. Balint: „Die Verbindung zwischen Krankheit und Rückzug ist in vielen Fällen ziemlich deutlich, aber die Funktion der Regression ist keineswegs klar. Sie kann eine Folge der Schwere der Krankheit sein ... Vielleicht wird die Aufgabe, Leben und Schmerz auf erwachsene Weise zu bewältigen, als hoffnungslos und zu schwer aufgegeben, so wie viele Menschen im Leiden in Embryo-Haltung daliegen, andere sich waschen und füttern lassen, obwohl dies objektiv längst nicht mehr nötig wäre ... Es kann sich auch um einen Versuch zur Selbstheilung handeln, so wie es das Fieber bei gewissen Infektionen ist. Indem der Patient zu einem primitiveren Stadium regrediert, sucht er vielleicht nach einem Ansatzpunkt zum Aufbruch in eine neue Richtung, die den von Krankheit blockierten Weg umgeht.“[205]

Kommunikative Affizierbarkeit meint also auch, als Arzt oder Betreuer in der Suche nach psychischen Ankerplätzen zum Mitakteur des Patienten zu werden. Dies setzt voraus, dass sich der Arzt oder Betreuer zunächst seiner eigenen Projektionen, seiner unbewussten Abwehr des Patienten bewusst wird. Denn dieser Abwehrmechanismus dient dem Arzt dazu, Realität umzuformen: „Die einfachste und offensichtlichste Umformung der Realität findet sich in der Beziehungsdefinition nach dem Motto ‚Ich Arzt – Du krank‘. Oben steht der Arzt als gesunder Macher, ein Gesundungsmanager, und unten steht der Patient, der Kranke, der Heilung zu erfahren hat“, beschreibt der Wiener Psychiater und Psychotherapeut P. Gathmann diesen Zusammenhang.[206]

Es handelt sich bei der Projektion um einen Abwehrmechanismus, dessen sich auch Ärzte – ständig mit dem Leid und der Hoffnungslosigkeit konfrontiert – bedienen. „Es sind genau diese Mechanismen zur Realitätsbewältigung, die sie daran hindern oder es ihnen zumindest erschweren, wirkliche Heiler zu werden.“[207]

Andererseits – wir werden uns im Teil III noch eigens damit auseinandersetzen – dient auch der Arzt selbst als „Projektionsfläche“ für den Patienten, indem der „innere Heiler“ im Patienten, zu dem er keinen Zugang finden kann, nach außen verlagert wird.[208] Solche Prozesse der Projektion des kranken, im Dunkeln des Seelengrunds liegenden Anteils auf andere in Prozesse des Gewahrwerdens der „eigenen blinden Flecken“ zu verwandeln, ist der eigentliche Weg der Heilung.[209] Dazu dient zwar primär das psychotherapeutische Gespräch, aber darüber hinaus wohl jede kommunikative Beziehung, in der sich dieser Prozess der Selbstfindung vollziehen kann.

Kommunikative Affizierbarkeit ist das Gegenkonzept zur progredienten Depersonalisierung und Dehumanisierung der Beziehung zum Patienten. Treffend formuliert W. Luijpen diesen kommunikationstherapeutischen Anspruch, der jeden Arzt – vielleicht jeden von uns – etwas angeht:

> „Worüber man nicht sprechen kann,
> Darüber muss man sprechen ...
> Denn davon lebt der Mensch,
> Und daran stirbt er ...“[210]

Schicksalsgemeinschaft

Die therapeutische Situation, auf die sich ein Mensch in seiner Not, also not-gedrungen, voll Vertrauen und Glauben einlässt, verlangt jedenfalls mehr als ein bloß vordergründiges Verständnis ärztlicher Solidarität. Denn hier muss sich einer nicht nur selbst in der Interaktion engagieren wollen, sondern er muss auch selbst bereit sein, sein Innerstes zu öffnen und seine Gedanken und Gefühle mitzuteilen.[211]

Solidarität mit dem anderen bedeutet, sich dem anderen preiszugeben. Solidarität in der Interaktion reicht also weit über deren sprachliche Dimension hinaus: Solidarität wird letztlich zur Schicksalsgemeinschaft, die alle sprachlichen Kategorien sprengt. In dem Maße, in dem der Patient nicht als erforschbares, für methodisch-instrumentelles Handeln verfügbares Objekt in Erscheinung tritt, sondern als Existenz in Not, entfaltet sich diese Solidarität als Schicksalsgemeinschaft. In der existenziellen Kommunikation, in der Situation des unmittelbar Betroffenwerdens, eröffnet sich eine andere Dimension der solidarischen Bedeutung: „Das Schicksal des Kranken nimmt der Arzt mit auf sich", sagt K. Jaspers.[212]

Der Kranke bleibt von da weg nicht mehr sich selbst überlassen, er wird „weder bevormundet noch abstrakt gefordert", und alles, was der Arzt sagt oder was er nicht sagt, „wird existenziell zum Wagnis im gemeinschaftlichen Prozess des Daseins".[213] Darin liegt die eigentliche Herausforderung einer zur Schicksalsgemeinschaft gewordenen Solidarität zwischen Arzt und Patient.

Um an dieser Stelle nochmals Jaspers das Wort zu geben: „Der Arzt", so formuliert Jaspers, „ist weder Techniker noch Heiland, sondern Existenz für Existenz, vergängliches Menschenwesen mit dem Anderen, im Anderen und sich selbst die Würde und die Freiheit zum Sein bringend und als Maßstab anerkennend. Es gibt keine endgültigen Lösungen mehr, und nicht mehr das Richtige, aber die Liebe zum adligen Wesen in uns, nicht als die nur mitleidende Liebe zur Kreatur, die sich ohne Einsatz des eigenen Selbst karitativ bei Mangel wahrhafter Beteiligung – darum den Anderen herabsetzend und kränkend – betätigt."[214]

In dieser Schicksalsgemeinschaft, die Arzt und Patient – Existenz für Existenz – verbindet, geht es also um einen doppelten ethischen, aber zugleich auch kommunikativen Anspruch: einmal um die unabdingbare Geltung und Achtung menschlicher Würde und Freiheit des Patienten; und zum anderen um *aktives* Mitleid und nicht nur karitatives Erbarmen – eine Unterscheidung, die Jaspers getroffen hat.

Karitatives Erbarmen lässt den Patienten allein und macht ihn passiv. Es wird mobilisiert, um gerade nicht oder nichts, was mit einem selbst zu tun hat, unternehmen zu müssen. Karitatives Erbarmen stellt keine Beziehung her, sondern schafft Isolation zwischen Arzt und Patient sowie Patient und

Umwelt. Dem karitativen Erbarmen liegt genau genommen eine kommunikative Vermeidungshaltung zugrunde, sich gerade nicht vom Patienten affizieren zu lassen. Das karitative Erbarmen ist ein Weg, der als Bedrohung empfundenen Inanspruchnahme durch den Patienten zu entgehen. Es gehört zu den kommunikativen Defensivpraktiken, sich das Leiden des anderen fernzuhalten.

Das karitative Erbarmen dient der Selbstabschirmung, ohne nach außen hin zu verletzen.

Demgegenüber bestimmt aktives Mitleid auf zweifache Weise das Arzt-Patienten-Verhältnis: Zum einen richtet es sich auf ein heilbezogenes Handlungsprogramm – es will gerade die Isolation des Patienten durch sein Kranksein überwinden. Zum anderen aber – und das ist die psychodynamische Bedeutung des aktiven Mitleids – mobilisiert es den „inneren Patienten" im Arzt. Und indem solcherart äußerer Patient und innerer Patient im Arzt in Beziehung treten, geschieht echte Solidarität – die Solidarität der Verletzten. Von diesem verborgenen Zusammenhang wird später noch ausführlich die Rede sein.

Das aktive Mitleid ist also nicht nur nach außen auf den Patienten gerichtet, sondern auch nach innen, auf den verwundeten und an seiner eigenen Verwundung leidenden Arzt. Es lässt den Arzt mit-leiden, das Leid des Patienten gleichsam in den Arzt „hineinverlängern". Nur so kommen sich Arzt und Patient nahe, nur so kann der Arzt das Schicksal des Kranken mit auf sich nehmen.

Die Welt der Krankheit ist systematisiert und kartografiert. Über die Welt des Kranken, die Welt des subjektiven Empfindens von Kranksein, von Not und Elend hingegen wissen wir wenig. Es ist die Welt des meist sprachlosen Leids, der stillen Tiefe der Not, der Ohnmacht, des Verlorenseins, des Ausgeliefertseins an andere und deren meist unterentwickelte Fähigkeit zum Mitleid, zum Mitgefühl und zur Barmherzigkeit. Dem Menschen in Not steht – vielleicht – ein Mensch als Helfer gegenüber. Beide verbinden sich „zur Einheit eines solidarischen Wirkungsganzen", wie H. Schipperges diese Beziehung charakterisiert.[215]

In dieser „anthropologischen Grundfigur"[216] ist das Ethos des Arzt-Seins enthalten, gleichsam aufgehoben. Zugleich umschreibt sie aber auch programmatisch den eigentlichen Anspruch der Arzt-Patienten-Beziehung. In Hinblick auf diese ursprüngliche Erfahrung der „Solidarität in der Not" der Schicksalsgemeinschaft zwischen Arzt und Patient formuliert Schipperges: „Wir verstehen jetzt auch besser, warum das Heildenken und die Heilkunde des ganzen Mittelalters von einem Leitsatz getragen war, den wir bei Hildegard von Bingen ebenso finden wie noch bei Paracelsus und der lautet: Das Ethos des Arztes liegt gar nicht im Sanieren, im Heilmachen um jeden Preis, sondern in der Barmherzigkeit, der ‚misericordia', die einer für den anderen zu bringen bereit ist."[217]

Deswegen kann auch die Krebsspezialistin R. N. Remen sagen: „Wissen Sie, jeder von uns ist verwundet, und jeder verfügt über Heilkräfte. Ich heile dich und du heilst mich. So ist es im Leben. Mehrmals täglich vertauschen wir vielleicht die Positionen. Es geht dabei jedoch nicht um Fachkenntnis, sondern um etwas viel Natürlicheres. Wir alle sind verwundete Heiler."[218]

Es kommt auf die Barmherzigkeit an, die wir dem anderen gegenüber haben und auf die wir selbst in unserem Heil-sein und Heil-werden angewiesen sind. Insofern wir über diese Tugend der Barmherzigkeit verfügen, sind wir einander gegenseitig Arzt, entfalten wir an- und füreinander heilstiftendes Potenzial.

Oder anders formuliert: Alles Heilen wurzelt in der Liebe. Das Gefäß dieser Liebe aber ist das mitfühlende Wort. Um nochmals R. N. Remen zu Wort kommen zu lassen: „Das Gegenteil von Liebe ist nicht Hass, sondern Gleichgültigkeit. Viele Patienten erzählen uns, dass sie im Krankenhaus mit Gleichgültigkeit berührt würden. Ich glaube übrigens nicht, dass es wirklich Gleichgültigkeit ist. Ein gewisser Prozentsatz der Patienten in meiner Praxis sind Ärzte, die völlig ausgebrannt und nicht mehr fähig sind, Gefühle zu zeigen, sie sind wie betäubt. Und wenn ich ihr Arzt bin und ich bin wie betäubt, dann erscheine ich ihnen vielleicht als gleichgültig. Aber ich bin so erstarrt geworden, weil ich zu viel Anteil nehme. Wir müssen lernen, Ärzte so auszubilden, dass sie ihre Arbeit weitgeöffneten Herzens ausführen können. Das ist eine echte Herausforderung."[219]

Gleichgültigkeit hat also viele Gesichter und verschiedene Gründe, aber immer eine einzige, nämlich unheilvolle Wirkung. Aus der Haltung der

Gleichgültigkeit kann zwar wissenschaftlich-methodisch adäquat, aber nicht ethisch richtig gehandelt werden. Gleichgültigkeit macht blind gegenüber der Bedürftigkeit des Kranken und seinen subjektiven Leiderfahrungen. Die Subjekthaftigkeit gehört aber zum Bild des kranken Menschen, zum Kranksein selbst: „Die äußerste Subjektivität des Krankseins und seine absolute Relativität führen den Patienten in eine Krise, halten ihm die Ausnahmesituation seiner Existenz bewusster vor Augen, ... Der wirklich kranke Mensch erlebt seinen Leib nicht mehr als ein naives ‚Ich kann', sondern als ein betroffenes ‚Ich kann nicht mehr' oder aber als ein resignierendes ‚Ich kann einfach nicht mehr so richtig'."[220]

Die Schatten der Einsamkeit des Kranken lassen sich nur erahnen und erahnend verwandeln, wenn diese Subjektivität des Krankseins in den Mittelpunkt kommunikativer Beziehung rückt. Die Einmaligkeit und Schwere des subjektiven Betroffenseins ist die eigentliche kommunikative Herausforderung für den Arzt. Sie anzunehmen ist der erste, entscheidende Schritt zu jener Solidarität zwischen Arzt und Patient, die unter glücklichen Umständen ihre Vollendung in der existenziellen Beziehung einer Schicksalsgemeinschaft zwischen einem Menschen in Not und einem Helfer in der Not findet.

Ohne diese Grundhaltung der Solidarität, ohne die Bereitschaft des Arztes, letztlich das Schicksal des Patienten auf sich zu nehmen, bleibt sein kommunikatives Handeln leer und ohne positive Folgen für das physische wie psychische Wohlbefinden des Menschen. So verstandene Solidarität ist die unerschöpfliche Quelle für jene heilsam empfundene Kommunikation, die Gefühl als Ausdruck existenzieller Not zulässt. Die solidarische Grundhaltung lässt zu, in das subjektive Schicksal des Kranken involviert zu werden, akzeptiert die Nähe des Patienten als ein unmittelbares Betroffenwerden der eigenen Existenz durch die leidende Existenz des anderen und hört – jenseits der Sprachlichkeit – den stummen Appell des anderen: „Sei mit mir ..."

7. Empathische Kommunikation

Mitgefühl – das sollte aus den vorangehenden Überlegungen deutlich geworden sein – ist der Schlüssel für eine glückende und heilvolle Arzt-Patienten-Beziehung. Die biologische Basis für die Fähigkeit zum Mitgefühl findet sich in den neuronalen Spiegelsystemen des Gehirns, die dafür verantwortlich sind, dass wir spontan erkennen können, was in einem anderen Menschen vorgeht.[221] Dieses intuitive Erkennen des anderen – und damit auch das Sich-selbst-Erkennen im anderen – geht dem Wort voraus. Das Wort als Ausdruck und zugleich Medium des Mitfühlens ist in diesen vorsprachlichen Zusammenhang eingebettet. Aber Mitfühlen, empathische Zuwendung, bedarf nicht unbedingt des Wortes, denn die Sprache der Seele ist nonverbal. Es ist nicht primär das Wort, in dem sich Mitgefühl ausdrückt, sondern die personale Präsenz und emotionale Aufmerksamkeit hinter dem Wort. Dort, wo sie des Wortes bedarf, ist Empathie im eigentlichen Sinn meist ferne und oft nicht mehr als bloße Inszenierung von Gefühl. Noch vor allem Reden ist die mitfühlende Beziehung, sie geht dem Reden voraus.

Deswegen beginnt empathische Kommunikation nicht mit dem Sprechen, auch nicht mit der Vorbereitung auf das Sprechen, sondern mit dem *aktiven Zuhören*.[222] Empathisches Zuhören ist nicht bloß hören oder hinhören. Zuhören heißt, wie einmal Elie Wiesel sagte, anwesend sein, heißt empfangen.

Im Unterschied zum bloßen Hinhören, das darauf verzichtet, herauszufinden, was der andere mit oder hinter seinen Worten meint, bemüht sich das aktive Zuhören, die Zwischentöne, das Nicht-Gesagte zu erfassen. Gefühle werden nämlich nur selten in Worten ausgedrückt – meist sind es die

Zwischentöne, die nonverbalen Zeichen, wie Gesten, Mimik, der Klang der Stimme und dgl., die entschlüsselt und gedeutet werden müssen.[223]

Das Gelingen empathischer Kommunikation hängt gerade nicht von der verbalen Geschicklichkeit des Arztes ab – alle diesbezüglichen in der einschlägigen Literatur unter dem Stichwort „patientenzentrierte Kommunikation" gegebenen Empfehlungen darüber, welche rhetorischen Figuren in welcher Situation der Begegnung mit dem Patienten angewendet werden sollen, um einen empathischen Eindruck (sic!) zu machen, sind eine Irreführung der Ärzte und eine Irreführung und Missachtung der Patienten.[224]

Denn Patienten lassen sich nicht durch verbale Versatzstücke täuschen.

Dass es mehr auf das innere Sein des Arztes als auf den äußeren verbalen Schein ankommt, auch dafür liefert die Theorie der Spiegelresonanz die Erklärung: Der Patient spiegelt intuitiv die inneren Programme, die der Arzt nonverbal kommuniziert. Diese unausgesprochenen Signale hängen von den inneren Vorstellungen des Arztes ab, den Vorstellungen von sich selbst in Bezug auf den Patienten, der Einschätzung des Patienten, den Erwartungen über den weiteren medizinischen Verlauf und den Behandlungserfolg, den Annahmen über den weiteren Verlauf der Beziehung zum Patienten, dem generalisierten Bild, das der Arzt vom Patienten insgesamt hat, usw.[225] Diese Vorstellungen und Erwartungen drücken sich im unwillkürlichen Verhalten aus und werden zu nonverbalen Botschaften für den Patienten. Solche unausgesprochenen Botschaften vermitteln sich in der Art der Begrüßung, der Tonlage der Stimme, der Gestik und Mimik usw. Sie werden vom Patienten intuitiv wahrgenommen und gedeutet.

Über diesen für die Arzt-Patienten-Beziehung zentralen Zusammenhang schreibt J. Bauer: „Die Einstellungen und Erwartungen des Arztes, die in solchem unwillkürlichen Verhalten zum Ausdruck kommen, sind innere Programme, die vorgeben, wie sich der weitere Handlungsablauf und das ihn begleitende Empfinden der Beteiligten gestalten wird bzw. gestalten soll. Sie führen beim Patienten zu einer Resonanz, das heißt, sie aktivieren intuitiv korrespondierende Einstellungen, Stimmungen und Erwartungen, die in der Regel denjenigen des Arztes entsprechen. Dies schließt nicht aus, dass eine solche Resonanz in einem zweiten Schritt eine ablehnende Gegenreaktion des Patienten auslöst – zum Beispiel, wenn er sich nicht angenommen fühlt. Obwohl weder vom Arzt noch vom Patienten beabsichtigt, übertragen sich die Vorstellungen, Konzepte und Erwartungen von der einen auf die andere Seite."[226]

Es kommt also nicht nur auf die Worte des Arztes an, sondern – wie wir bereits weiter oben zeigten – auch auf die dahinterliegenden Einstellungen und Erwartungen. Das Gleiche gilt für den Patienten: Auch seine Gedanken und Gefühle, Einstellungen und Erwartungen sind innere Programme, die beim Arzt intuitive Resonanz, also korrespondierende Gefühle auslösen.[227] Worauf der Arzt dann natürlich auch mit Gegenreaktionen reagieren kann: „Spürt etwa ein Arzt im Rahmen seiner Resonanzreaktion, dass der Patient Angst hat, seine Beschwerden könnten zu unbedeutend sein, um überhaupt vorgetragen zu werden, so ermöglicht es ihm gerade diese Wahrnehmung, in einem zweiten Schritt eine gegenläufige, zum Beispiel anteilnehmende Reaktion zu zeigen. Die im Arzt ausgelöste Resonanz wird sowohl seine therapeutische Wirksamkeit als auch den Behandlungsverlauf erheblich beeinflussen."[228]

Spiegelungsphänomene gehören also zu den stärksten Einflussfaktoren im Heilungsprozess[229] und definieren insofern auch die Bedingungen für eine nicht nur an biomedizinischen Problemen, sondern an der Person des Patienten insgesamt orientierten Aufmerksamkeit.

Über die Spiegelung im Arzt vermag sich der Patient selbst zu beschreiben – ob er dem Arzt wichtig oder unwichtig ist, ob er dem Arzt vertrauen kann usw. Die Empfindungen, die ein Patient hat, hängen also nicht nur mit seiner Krankheit zusammen, sondern auch mit der intuitiven Wahrnehmung der Resonanz, die der Patient im Arzt hervorruft. Wie es einem Patienten geht, wie er seinen Zustand empfindet, das hängt also in entscheidendem Maße auch vom behandelnden Arzt und seinen inneren Programmen ab …

Information ist wichtig – Emotion aber entscheidend

Die Bedeutung des emotionalen Engagements in der Arzt-Patienten-Interaktion wird weithin unterschätzt. „Emotion" ist aber, wie wir zu zeigen versuchten, eine Schlüsselvariable im komplexen Beziehungsgeflecht zwischen Arzt und Patient. Gefühle – positiver wie negativer Art – müssen sich mitteilen können, und sie schaffen auch Bindungen. Das gilt für den Arzt nicht weniger als für den Patienten.

Empathische Kommunikation weist zwei miteinander in Beziehung stehende, aber analytisch unterscheidbare Dimensionen auf: eine eher kognitiv-informative und eine affektiv-motivationale Dimension.[230]

Erstere umfasst die Fähigkeit bzw. Bereitschaft, die Perspektive des anderen einzunehmen, also seine Definition der Situation zu teilen; Zweitere beschreibt die – wesentlich anspruchsvollere und weiter reichende – Fähigkeit und Bereitschaft, sich auf die Gefühle des anderen einzulassen, sich affektiv involvieren bzw. affizieren zu lassen.

Die Bedeutung beider Ebenen empathischer Kommunikation wird durch eine Reihe empirischer Forschungsergebnisse untermauert. Aus der Fülle einschlägiger Studien zur Arzt-Patienten-Interaktion[231] lassen sich drei grundlegende Einsichten ableiten:

1. Patienten haben einen hohen Bedarf an Information über ihre Krankheit. Dieser Informationswunsch ist wesentlich größer als die Informationsbereitschaft der Ärzte.
2. Der Wunsch nach einem Maximum an Information geht einher mit dem Wunsch nach positiver emotionaler Beziehung zum Arzt.
3. Die Qualität der Kommunikationsbeziehungen zwischen Arzt und Patient hat direkten und nachweisbaren positiven bzw. negativen Einfluss auf Krankheitssymptome und Krankheitsverlauf.

Grundsätzlich, das zeigen die einschlägigen Forschungsergebnisse zum Thema „patientenzentrierte Kommunikation“[232], geht der Anspruch der Patienten wesentlich über die Befriedigung eines elementaren Informationsbedürfnisses hinaus. Mit bloßer „Information“ ist es ja im Krankheitsfall noch keineswegs getan. Zunächst geht es vielmehr um eine vertrauensvolle Beziehung.[233]

Die medizinische Information, die der Patient dem Gespräch mit dem Arzt entnehmen kann, trägt aber nur zu einem Teil zu seinem Vertrauen, seiner Zufriedenheit, seinem Verständnis des medizinischen Sachverhalts oder auch seiner Bereitschaft bei, vorgesehene therapeutische Maßnahmen zu befolgen (Compliance).

Wesentlich, wenn nicht überhaupt entscheidend ist der emotionale, „außersprachliche", auch nonverbal zum Ausdruck kommende Hintergrund der Begegnung, die persönlichen Überzeugungen und die in die jeweilige subjektive Biografie eingebetteten Einstellungen und Erwartungen, mit denen Arzt und Patient – einander intuitiv spiegelnd – miteinander in Beziehung treten.

Es ist ein großer Irrtum zu meinen, dass mit der Quantität gegebener medizinischer Informationen zugleich auch die Qualität der Beziehung zunimmt. Die Qualität der Beziehung hängt primär von empathischen Momenten bzw. Faktoren ab: z. B. der Fähigkeit des Arztes, sich auf die subjektive Wahrnehmung der Krankheit durch den Patienten einzulassen, dessen Standpunkt einzunehmen, also die Krankheit mit den Augen des Patienten zu sehen, ihn in die Entscheidungsprozesse mit einzubeziehen usw.

Dass zufriedene Patienten schneller gesund werden, weniger zu Komplikationen neigen und früher aus dem Spital entlassen werden können, ist mittlerweile unbestritten.[234] Dass „Zufriedenheit" aber weniger mit der Qualität des Anstaltsessens, der Raumpflege oder ähnlichen Randproblemen zu tun hat als mit der Qualität der kommunikativen Versorgung – der Verständlichkeit und Vollständigkeit der erhaltenen medizinischen Informationen, der Gesprächsdauer und Gesprächshäufigkeit mit den behandelnden Ärzten, der psychologischen und sozialen Unterstützung im Spital usw. –, diese Einsicht hat sich noch nicht in dem Maße, wie es wünschenswert wäre, durchgesetzt.

Neuere Studien über den Zusammenhang von Kommunikationszufriedenheit während der Dauer eines Klinikaufenthalts und der Lebensqualität nach der Entlassung aus dem Spital machen deutlich: Positive emotionale Kommunikationserfahrungen wirken sich auch noch Jahre nach der Behandlung im Krankenhaus positiv auf die Lebensqualität aus. Bei denjenigen Patienten und Patientinnen, die solche positiven Kommunikationserfahrungen nicht machen konnten, lassen sich deutlich negative Auswirkungen auf die Lebensqualität nachweisen.

Und das beginnt bereits, wie eine prospektive Studie der Ludwig-Maximilian-Universität München über den Effekt von Kommunikation auf die Lebensqualität von Brustkrebspatientinnen zeigen konnte, bei der Diagnose: „The effect of poor communication at diagnosis remained significant up to 4 years. The trend, however, persisted in the fifth year, when patient numbers declined. Focus groups, conducted in breast cancer patients with at least 4 years disease-free survival, indicated the lack of information at the time of treatment continued to be a problem … Clearly poor communication exacerbates the significance of side-effects on QoL (Quality of Life).“[235]

Darüber hinaus bestätigt diese Studie Ergebnisse anderer Untersuchungen: Die Kommunikation mit älteren Patienten ist besonders schlecht. Insbesondere in größeren Krankenanstalten informieren Ärzte ältere Patienten schlechter als jüngere, die eher bereit sind, ihr Informationsbedürfnis deutlich zu machen.[236]

Heute weiß man: Der Grad der Informiertheit ist ein zentraler Faktor für die Zufriedenheit der Patienten mit der Behandlung. Je größer das Maß an Informiertheit, desto größer die Zufriedenheit.[237] Patienten-Zufriedenheit wiederum ist ein wichtiger Faktor für die Qualität des Behandlungsergebnisses.

Eine vergleichende Analyse von 61 amerikanischen und englischen Untersuchungen, die im Zeitraum von 1962 bis 1986 zur Arzt-Patienten-Interaktion durchgeführt wurden, zieht hier aber eine eher ernüchternde Bilanz: Die durchschnittliche Gesprächsdauer in amerikanischen Ordinationen beträgt rund 12 Minuten, in englischen lediglich 6 Minuten. Im Schnitt kann der Patient etwa 40 % des Gesprächs bestreiten, während 60 % des „Dialogs“ vom Arzt genützt wird. Die Hälfte des Gesprächsanteils, der von Patienten bestritten wird, dient wiederum der Information des Arztes. Nur ein geringer Prozentsatz, nämlich 6 % des gesamten Interaktionsvorgangs, kann für Patientenfragen, also für die Informationssuche, genützt werden; je 7 % dienen der sozialen Gesprächsbeziehung bzw. dem Äußern von Sorge, Angst und Unzufriedenheit.[238]

Umgekehrt wird das Gesprächsverhalten des Arztes stark durch Informationssuche (22 %) und Informationsabgabe (38 %) bestimmt. Im Vergleich zum Fragenanteil, der auf Patienten fällt, machen Ärzte rund viermal mehr von der Möglichkeit, Information zu erfragen, Gebrauch als Patienten.

Das bestätigt: Zwischen Ärzten und Patienten gibt es keine kommunikative Chancengleichheit. Information ist immer noch eine Holschuld der Patienten, währenddessen sie eine Bringschuld der Ärzte sein sollte.

H. B. Beckmann/R. M. Frankel untersuchten das „Eröffnungsritual", die ersten neunzig Sekunden des Arztgesprächs beim Einholen entsprechender Patientendaten. Nur in knapp einem Viertel der untersuchten Fälle (23 %) hatten die Patienten die Chance, die Eröffnungsfrage des Arztes ausreichend zu beantworten. In mehr als zwei Drittel der Fälle (69 %) unterbrach der Arzt den Patienten bereits nach 15 Sekunden. Nicht einmal ein Drittel der Patienten (30 %), die auf die gestellte Frage antworteten, hatte dazu bis maximal zweieinhalb Minuten Zeit. Ein längerer Zeitraum, eigene Gedanken in Worte zu kleiden, wurde Patienten nie eingeräumt.[239]

Information ist erst dann Information, wenn sie – informationstheoretisch betrachtet – vorhandene Unsicherheit in Hinblick auf einen fragwürdigen Sachverhalt reduziert. Unsicherheit kommt in der Regel in Fragen zum Ausdruck. Fragen aber werden – die einschlägigen empirischen Befunde sprechen da eine deutliche Sprache – weder in Spitälern noch in Arztpraxen in notwendigem Umfang zugelassen. Fragen werden eher als Ausdruck des Misstrauens empfunden. Ärzte erwarten frageloses Vertrauen. Dazu kommt: Das Ausbleiben von Patientenfragen wird vielfach von Ärzten als Desinteresse an entsprechenden Informationen missverstanden.[240] Nicht gestellte Fragen dienen so zur Rechtfertigung für ärztliche Informationsverweigerung.

Das Umgekehrte aber ist der Fall: Patienten, die, aus welchen – meist bildungsrelevanten bzw. schichtspezifischen – Gründen auch immer, keine Fragen stellen, haben nachweislich dennoch (und gerade deswegen) einen hohen, aber unbefriedigt bleibenden Informationsbedarf. Das Schweigen der Patienten kann also nicht als Rechtfertigung ärztlichen Schweigens oder kommunikativer Zurückhaltung herangezogen werden.

Außerdem: Die Qualität der vom Arzt gegebenen Information hängt zu einem Gutteil von der Quantität und Qualität der vom Patienten erhaltenen relevanten Information ab. Wird dem Patienten keine Chance gegeben, über sich selbst ausreichend gut zu informieren, ist auch die Informationsbasis für den Arzt sehr schmal und sind auch die von ihm gegebenen Informationen möglicherweise zu dürftig.

S. Kaplan und S. Greenfield vom New England Medical Center in Boston analysierten Tonbandaufzeichnungen von Patientensprechstunden und fanden heraus, dass der durchschnittliche Patient innerhalb eines fünfzehnminütigen Gesprächs nicht einmal vier Fragen stellt.[241] Das wirft ein bezeichnendes Licht auf die Beziehungskluft zwischen Ärzten und Patienten.

Der Informationswunsch von Patienten wird auch nicht geringer, wenn negative Informationen zu erwarten sind. Im Gegenteil: C. Blanchard et al. konnten bei Krebspatienten zeigen, dass 92 % alle, also auch negative Informationen ihren Zustand betreffend haben wollen. Patienten wünschen die Wahrheit, die ganze und keineswegs eine ärztlich gefilterte Wahrheit.[242] Die oft gebräuchliche Meinung, dass die Wahrheit nicht zumutbar sei, trifft nur in Ausnahmefällen zu und entspricht eher einem spezifischen ärztlichen Vermeidungsverhalten als einer Realitätsleugnung seitens der Patienten. Wir kommen auf das Problem der Wahrheit am Krankenbett noch zurück.

Die beiden südamerikanischen Ärzte J. Castejon und J. Rodriguez-Marin fanden in ihren Untersuchungen über den Informationsbedarf krebskranker Patienten heraus, dass 52 % von ihnen mehr Informationen über den Verlauf des Krankheitsgeschehens haben wollten und 47 % der Krebspatienten angaben, zu wenig Information darüber erhalten zu haben, wie sie mit der Erkrankung umgehen sollten.[243]

R. Faden et al. zeigten schon in den 1980er Jahren, dass Krebspatienten so viel wie möglich an Informationen auch über mögliche Nebenwirkungen therapeutischer Methoden erwarten, Ärzte aber nur ein Minimum unbedingt notwendig erachteter Informationen zu geben bereit sind und auch nur über die am häufigsten auftretenden Nebenwirkungen informierten. Während 90 % der Patienten auch über andere als die vorgeschlagenen Behandlungsmöglichkeiten informiert werden wollten, waren nur 50 % der Ärzte dazu bereit.[244]

An dieser Situation hat sich bis heute nichts geändert. Aus der weiter oben erwähnten Münchner Studie aus dem Jahr 2003 über den Einfluss des Faktors „Kommunikation" auf die Lebensqualität von Brustkrebspatientinnen nach dem Spitalsaufenthalt geht deutlich hervor, dass die Aufklärung über die auftretenden Folgen und Komplikationen des vorgenommenen operativen Eingriffs mangelhaft ausfiel und damit entscheidend zu einem schlechteren Zustand, was die Lebensqualität in der Zeit „danach" betrifft, beigetragen hat.[245]

Eines wird aus diesen und ähnlichen Studien deutlich: Es gibt eine erhebliche Diskrepanz zwischen den Informationserwartungen der Patienten und dem tatsächlichen Informationsangebot durch Ärzte. Darin liegt eine fundamentale Störung des Kommunikationsgeschehens und ihre Behebung wäre ein erster konkreter Schritt in Richtung einer neuen kommunikativen Medizin. Man kann diese tristen Befunde auch so interpretieren: Weil Ärzte im Faktor „Kommunikation" keine oder nur eine marginale Bedeutung im gesamten Behandlungsprozess sehen, äußert sich dies eben nicht nur in ihren subjektiven Erwartungen und Überzeugungen, sondern auch auf allen Ebenen der Interaktion mit Patienten. Mangel an Information ist ein Indiz für die Missachtung des Patienten.

Dazu kommt: Ärzte tun sich mit Gefühlsäußerungen schwer und ziehen ein affektiv neutrales Gesprächsverhalten vor. Negative Emotionen wie Spannung, Sorge, Traurigkeit, Angst, Ärger, usw. bleiben weithin ausgeklammert. Aber auch bei positiven Gefühlsäußerungen lassen Ärzte deutlich weniger Engagement erkennen als Patienten.[246]

Damit entsprechen sie gerade nicht den Erwartungen ihrer Patienten: Affektive Neutralität korreliert nämlich deutlich negativ mit Patientenzufriedenheit und auch negativ mit Behandlungserfolg.

Denn: Information bedarf der Emotion. Ohne affektive „Einbettung" bleibt der subjektiv vom Patienten zu generierende Bedeutungsgehalt der Information gering. Umgekehrt kann selbst eine nach allen Regeln der Kunst verstehbar gemachte Information an den emotionalen Hürden beim Patienten scheitern. Angst ist eine solche nahezu unüberwindbare Hürde, die jeden Versuch der Information zunichtemacht.

Die Antwort des Patienten auf die Diagnose „Krebs" ist nicht der Wunsch nach mehr Details, sondern Angst, existenzielle Angst. Und Angst bedarf der affektiven, nicht der rational-informativen Zuwendung.

Scheitert die Kommunikation auf Ebene der emotionalen Beziehung, scheitert sie auch auf Ebene der rationalen Inhalte.

Ärztliche Information kann nur gelingen, wenn ihr ein Prozess des „Sich-Einfühlens“ in die Situation und Person des Patienten vorangeht. Auch ärztliche Mitteilungen beruhen darauf, dass sie etwas mit dem anderen teilen. Geteilt wird der Sinngehalt der Aussagen auf Basis hergestellter Gemeinsamkeit. Dem Informationsgeschehen muss Gemeinsamkeit vorausgehen, um tatsächlich Sinn zu stiften, um etwas, nämlich die Angst und die Ungewissheit des Patienten über seinen Krankheitszustand, „in-Form“ zu bringen und eben dadurch auch zu vermindern.

Einfühlsames Verstehen bemüht sich um diese Beziehung der Gemeinsamkeit, auf der alle anderen Informations- und Kommunikationsprozesse aufbauen. Ist diese Gemeinsamkeit nicht gegeben, fehlt diesen Informations- und Kommunikationsprozessen die notwendige Basis.

Carl R. Rogers, der Begründer der klientenzentrierten Gesprächstherapie, hat darauf aufmerksam gemacht, dass es nicht darum geht, dass *wir* den anderen verstehen, sondern dass es zunächst darauf ankommt, den anderen von *seinem* Standpunkt aus zu verstehen, also zu verstehen, was dem anderen die Aussage bedeutet. Das setzt zweierlei voraus: erstens den Verzicht auf sofortige Klassifikation und Bewertung des anderen; und zweitens die Bereitschaft, sich durch die Aussage des anderen verändern zu lassen. Wer einen anderen wirklich zu verstehen sucht, geht bewusst das Risiko ein, vom anderen verändert zu werden. Dieses Risiko, in der Begegnung mit dem anderen verändert zu werden, fürchten und scheuen wir. C. R. Rogers: „Es ist … keine leichte Sache, sich zu erlauben, ein Individuum zu verstehen, in sein Bezugssystem völlig und vollständig und mitfühlend einzutreten. Und – es ist außerdem selten.“[247]

Verstehen auf dieser existenziellen Ebene meint also die Bereitschaft, in das Bezugssystem des anderen einzutreten und sich dabei im kategorisierenden Urteil zurückzunehmen.

Es gibt eine Kommunikationssituation in der therapeutischen Beziehung, in der diese Einsicht zum unverzichtbaren Kriterium für die Qualität und den weiteren Verlauf dieser Beziehung wird: wenn Ärzte ihren Patienten schlechte Nachrichten vermitteln müssen. Die Auseinandersetzung mit „bad news“ ist eine ungemein stressintensive Belastung – für den Patienten bricht förmlich eine Welt zusammen, aber auch für den Arzt bedeutet das Überbringen schlechter Nachrichten ein hohes Maß an psychischer Belastung. Gerade diese Stressfaktoren sind es, die die Fähigkeit des Arztes mindern, auf die emotionalen Bedürfnisse des Patienten – gerade in dieser Situation empfundener Ohnmacht und Hoffnungslosigkeit – einzugehen, und die auch zum Burn-out-Syndrom beitragen.

Untersuchungen zum Stressverlauf bei Ärzten zeigen, dass dieser Stress bei Ärzten bereits im Vorfeld des Gesprächs mit dem Patienten einsetzt, während des Gesprächsverlaufs den Höhepunkt erreicht, um nach dem Gespräch langsam abzuklingen. Während der Stressverlauf beim Patienten seinen Höhepunkt erst nach dem Gespräch erreicht und naturgemäß auf einem höheren Stressniveau als jenes des Arztes verbleibt.[248]

In einer groß angelegten amerikanischen Studie zur Verbesserung der Palliativversorgung von Krebskranken zeigte sich, dass 20 % der befragten Onkologen von Angst und starken Emotionen begleitet sind, wenn sie Patienten darüber informieren müssen, dass ihre Krankheit zum Tode führen würde.[249]

Eine andere, qualitative Studie über die Arzt-Patienten-Interaktion in der Onkologie macht deutlich: Nur einer von fünf Onkologen war in der Lage, die Stressreaktion beim Patienten auf die schlechte Nachricht adäquat einzuschätzen und mit ihr umzugehen. Die Mehrheit ist nicht in der Lage, auf Angst und Depression des Patienten kommunikativ befriedigend zu reagieren.[250]

Dem steht die ärztliche Selbsteinschätzung entgegen: Sie sind mit ihrem Verhalten Patienten gegenüber und mit ihren kommunikativen Fähigkeiten selbst in schwierigen Situationen zufrieden und sehen hier kaum Verbesserungsbedarf.

Dabei zeigen Befragungsergebnisse, dass sich zwischen den Erwartungen der Patienten und dem Kommunikationsangebot der Ärzte im Zusammenhang mit der Enthüllung der Diagnose „Krebs" eine Kluft auftut. Während die Mehrzahl (57 %) befragter Krebspatienten gerade über Fragen im Zusammenhang mit der Lebenserwartung mit ihren Ärzten sprechen wollen, war nur ein Viertel (27 %) der Ärzte tatsächlich dazu bereit.[251]

In einer amerikanischen Studie über Prognosen im Endstadium einer Krebserkrankung zeigte sich, dass 63 % dieser Patienten über die Auswirkungen der Krebserkrankung auf die verschiedensten Lebensbereiche sprechen wollten, aber nur 35 % der Befragten auch diese Gespräche mit ihren Ärzten führen konnten.[252]

Aber selbst wenn Ärzte bereit sind sich mit einer negativen Prognose und den damit verbundenen Fragen auseinanderzusetzen, sind sie es, die die Gesprächssituation dominieren: 75 % der Gesprächszeit füllen sie selbst und nehmen damit dem Patienten die Möglichkeit, seine Bedürfnisse, Wertvorstellungen und Ziele zu artikulieren.[253]

Eine holländische Kommunikationsstudie über Quantität und Qualität der Informationsversorgung holländischer Patienten im Krankenhaus – es handelt sich dabei um Lungenkrebspatienten – kommt zu dem Schluss: Die Menschen bewegen mindestens genauso viele Fragen nicht-medizinischer Art wie unmittelbar medizinische Themen etwa im Zusammenhang mit dem Therapieverlauf. Darüber hinaus wird in dieser Studie deutlich: Die Fragen und Probleme, die Menschen im Spital bewegen, hängen zum überwiegenden Maße mit ihrer Gefühlsverfassung zusammen – mit den Gefühlen, die mit Diagnose und Therapie verbunden sind.

Zugleich bestätigt die Studie, was aus anderen ähnlichen Studien bereits bekannt ist: Ärzte sind zwar gewohnt auf medizinische Fragen zu reagieren – wenn diese Fragen seitens der Patienten auch gestellt werden; Ärzte sind aber nicht gewohnt, erstens von sich aus, also ungefragt, ausreichend verstehbare Antworten zu geben und zweitens mit den gesamten psychischen und sozialpsychischen Begleiterscheinungen eines Krankheits- und Therapieverlaufs zurechtzukommen.[254]

Der Anspruch empathischer Kommunikation wird damit deutlich verfehlt. Ärztliche Kommunikation verkommt damit zur Selbstdarstellung, die dem Patienten keine Hilfe in der Situation existenzieller Erschütterung und Einsamkeit bietet. Der Arzt bleibt seinem Bezugssystem verhaftet und vermag nicht die Lebensbühne des anderen zu betreten. Deswegen beginnt empathische Kommunikation nicht mit dem – auch noch so gut gemeinten – Reden, sondern mit dem aktiven Zuhören.

Das aktive Zuhören eröffnet dem anderen den psychischen Raum, in dem er – im existenziellen Sinn – „da-sein“ kann. Der gute Zuhörer beschränkt seine Aufgabe darauf, den anderen zum Wort zu ermächtigen.[255] Dies setzt Achtung und Akzeptanz voraus – ohne diese prinzipielle Achtung, Akzeptanz und Anerkennung des anderen in seiner Andersartigkeit ist ihm diese Möglichkeit des Da-sein-Könnens verwehrt. Darin liegt eine der entscheidenden Grundbedingungen empathischer Kommunikation.

Empathische Sprache ist eine Sprache, die berührt und die zum Ausdruck bringt, selbst berührt zu sein. Sie unterscheidet sich daher grundsätzlich von der Sprache der exakten Wissenschaft.[256] Die empathische Sprache gibt der seelisch-geistigen Befindlichkeit des anderen Raum.

Die Begegnung zwischen Arzt und Patient ist keine Beziehung des wissenschaftlichen Diskurses, sondern eine existenzielle Beziehungen. Die Beziehung zwischen Menschen in Not und Helfern in der Not. Und diese Beziehung erfordert nicht nur instrumentelle Vernunft und intellektuelles Engagement, sondern auch ein „Engagement des Herzens".[257]

Letztlich ist dieses emotionale Engagement die Grundlage für jede Form kommunikativer Zuwendung. Gefordert ist ein Höchstmaß an affektiver Sensitivität – denn ohne sie bleiben ärztliche Informationen ohne Bedeutung.

Affektive Sensitivität meint, sich in die Lage eines anderen hineinversetzen zu können, in seine Gedanken und Gefühle. Gemeint ist die Bereitschaft, sich durch den Gefühlszustand eines anderen selbst erregen zu lassen.[258] Wir haben auf diese entscheidende Dimension der Arzt-Patienten-Kommunikation bereits hingewiesen.

Patienten sehen jedenfalls im *affektiven* Verhalten des Arztes ein entscheidendes Kriterium zur Beurteilung der Qualität medizinischer Behandlung.[259] Affektives Verhalten vermittelt sich sowohl verbal, vor allem aber auch nonverbal.

Die Sprache der Seele ist nonverbal

J. Hall et al. kommen nach Analyse von Forschungsergebnissen zur Wirkung verbaler bzw. nonverbaler (Tonlage, Gesichtsausdruck) Signale zu dem Schluss: „... that the negative affect judged in the physicians' tone in combination with positive words was interpreted in an overall positive sense by patients as reflecting sincerity, concern, and a task orientation."[260] Patienten erwarten also nicht einen affektiv neutralen medizinischen Behandler, sondern einen emotional engagierten Arzt, der dies auch in Worten, Mimik und Gestik zum Ausdruck bringt.

Und die Autoren führen als weiteres Ergebnis ihrer eigenen Studie aus: „... that the affective component of physician behavior may be recognized from communication patterns and that these patterns are associated not only with contentment but with appointment-keeping as well."[261]

S. Kaplan und seine Mitarbeiter fanden bei chronisch Kranken heraus, dass die Möglichkeit, auch Gefühle negativer Art zu äußern, und zwar sowohl seitens des Arztes als auch des Patienten, sowie größere ärztliche Informationsbereitschaft deutlich positive Auswirkungen auf den Behandlungserfolg haben – gemessen sowohl am funktionalen Status als auch in Hinblick auf die subjektive Einschätzung des eigenen Zustands durch den Patienten.[262]

Je mehr Information und Gespräch mit dem Arzt gesucht wurde, je mehr Gefühle positiver oder negativer Art sowohl vom Arzt als auch vom Patienten zum Ausdruck kamen, desto mehr konnte eine positive Entwicklung des Krankheitsverlaufs beobachtet werden: „Our studies have shown that an increase in emotion, particularly negative emotion, is related to improvement in health status. Other studies have shown a similar relationship between negative emotions or feelings expressed by physicians during office visits and a greater patient satisfaction with the visit."[263]

Aber, führen die Autoren weiter aus, „[it] should not be concluded from our Findings or those from any existing studies that physician anger or hostility leads to better patient health outcomes. All studies to date in which a positive relationship between negative physician affect and positive patient outcomes has been observed have relied an coding schemes that combine various feeling states (tension, sadness, anxiety, impatience, strain, misgivings, self-consciousness, frustration) each of which might have different meanings and implications for health status ...

We conclude that the physician-patient relationship is a primary bond that may act as a form of social support to influence patient's health status. We assert that generic measures of patients' health, in addition to available physiologic measures, are the logical outcomes against which to assess effective physician-patient communication."[264]

Dass gefühlsbetontes Verhalten unmittelbar positiven Einfluss auf die Zufriedenheit der Patienten hat, konnte auch J. Bensing in einer holländischen Studie aufzeigen: Emotionale Kommunikation findet dabei am wenigsten auf verbaler Ebene statt (7 %), sondern wird über die Stimmlage des Gesprochenen (22 %), vor allem aber über visuelle Signale wie Augenkontakt, Gesichtsausdruck oder Körpersprache ausgedrückt (55 %).[265]

Nonverbale Kommunikation ist also das primäre Medium für affektives Kommunikationsverhalten. Ärzte, die in der Lage sind, Gefühle zu aktivieren und sie auch nonverbal zum Ausdruck zu bringen, haben zufriedenere Patienten. Und: Ärzte, die in der Lage sind, die nonverbalen Äußerungen von Patienten, ihren Gesichtsausdruck, ihre Körpersprache und Stimmlage zu deuten, können eine intensivere Beziehung zu ihren Patienten aufbauen, als wenn das nicht der Fall ist.[266]

Körperkontakt, das Berühren des Patienten, etwa beim Schulterklopfen, ist eine solche mögliche Form nonverbaler Kommunikation. K. Larsen und C. Smith konnten allerdings zeigen, dass Berührungen nicht immer positive Reaktionen beim Patienten auslösen. „Tätscheln" und „Schulterklopfen" wird von Ärzten nicht selten als Ausgleich für meist unbewusst wahrgenommene Defizite des eigenen verbalen Kommunikationsverhaltens eingesetzt. Patienten empfinden aber Berührungen, die Kommunikationsdefizite des Arztes kompensieren helfen sollen, als unangebracht und unter Umständen auch als degradierend. Bisweilen können solche Handlungen sogar als Gewalt empfunden werden.[267]

So wichtig „Handeln" im Sinne der Berührung des Patienten auch sein mag – wenn nicht die entsprechende positive Emotion des Arztes dahintersteht, wirkt diese Form nonverbaler Interaktion kontraproduktiv. Sie wird vom Patienten als das durchschaut, was sie ist – unechtes Verhalten, das nicht Wohlwollen oder Zuneigung, sondern Überlegenheit, ja Herrschaftsanspruch über den zur beliebigen Verfügbarkeit degradierten Patienten signalisiert.[268]

Man könnte sagen: Jene Authentizität, die der Kommunikation des Arztes erst das notwendige, überzeugende Gewicht gibt, manifestiert sich gerade im Nonverbalen, in den nicht-sprachlichen Signalen, die der Arzt während der Begegnung mit einem Patienten aussendet und die sich schwerer kontrollieren lassen als das Verbalverhalten. Mehr noch als die Worte, die der Arzt an den Patienten richtet, interpretiert dieser die Fülle ihm entgegenkommender, nonverbaler Signale. Die sanative Wirkung verbaler wie besonders auch nonverbaler Kommunikation hängt also primär von den positiven Gefühlen ab, die sie in den beteiligten Partnern zu wecken vermag, und weniger vom Inhalt der Aussagen selbst.

Das ist ein entscheidendes Argument gegen die oft ratlose Rechtfertigung von Ärzten, die da nicht selten lautet: „Wir haben den Patienten ohnehin informiert und mit ihm geredet, aber ohne erkennbaren Erfolg." – Reden und Informieren allein reicht eben nicht aus, es bedarf der emotionalen Fundierung dieses Redens. Ohne dieses emotionale „Fundament" fehlen die Voraussetzungen für die Akzeptanz und das Verstehen von Information. Sachlichkeit bzw. affektive Neutralität ist eine Tugend im wissenschaftlichen Diskurs, nicht aber in der Arztpraxis oder am Krankenbett. Non-Compliance ist nicht das Ergebnis fehlender Information, sondern fehlender Emotion.

Eine groß angelegte amerikanische Studie über die Frage, in welchem Maße es für die Patientenzufriedenheit maßgeblich ist, auch emotionale und spirituelle Bedürfnisse der Patienten anzusprechen – die Studie wertete immerhin Daten und Befragungsergebnisse von mehr als 1,7 Millionen Patienten im Zeitraum Jänner bis Dezember 2001 aus –, erbrachte folgendes Ergebnis: Während ihres Klinikaufenthalts legen Patienten hohen Wert darauf, dass auch ihre emotionalen und spirituellen Bedürfnisse berücksichtigt werden; davon hängt in entscheidendem Maße auch die Patientenzufriedenheit ab. Diese Zufriedenheit korreliert eindeutig mit der Bereitschaft des Krankenhauspersonals, auf Beschwerden oder Sorgen der Patienten zu reagieren, mit dem Bemühen des Personals, Patienten in die Entscheidungsprozesse in Bezug auf ihre Behandlung miteinzubeziehen, und schließlich mit der Sensitivität der Betreuer für die besonderen Schwierigkeiten, die Krankheit und Spitalsaufenthalt mit sich bringen.[269]

Alle einschlägigen Ergebnisse weisen darauf hin: Sowohl emotionale Unterstützung wie auch notwendige Information haben für Patienten mehr

Bedeutung als sämtliche andere Bedürfnisse im Zusammenhang mit Pflege und Betreuung.[270]

Information ist für Patienten ein zentraler Wert: Er kommt besonders dann zum Tragen, wenn die Aufklärung durch eine affektive Grundhaltung des Arztes getragen ist. Die Zufriedenheit des Patienten hängt nicht am Maße des erwerbbaren Wissens über seinen Krankheitszustand, sondern am Maße der affektiven Zuwendung. Sie erst gibt dem Patienten das Gefühl, „gut aufgehoben" zu sein, und bewirkt im Übrigen ein hohes Maß an Compliance.

Vordergründig scheitert die Befolgung ärztlicher Therapievorschläge am Nicht-Verstehen der Anordnungen. Folgt man den Ergebnissen von P. Ley, dann sind es etwa 40–50 % aller Patienten, die den Therapievorschlägen deshalb nicht folgen können, weil sie diese nicht verstanden haben.[271] Wenn nachweislich nur die Hälfte der Patienten dem Rat der Ärzte zur Änderung der Lebensweise folgt,[272] dann kann das zwar an kognitiver Überforderung liegen, aber – was wahrscheinlicher ist – auch an emotionaler Unterversorgung.

D. Roter/J. Hall kommen zu dem Schluss, dass die Befolgung ärztlicher Empfehlungen vom Glauben, den Annahmen und Erwartungen der Patienten abhängt, wie sehr sich der Arzt um sie sorgt und kümmert. Wenn Ärzte auch selbst von ihren Empfehlungen, die sie geben, überzeugt sind, sich emotional engagieren und entsprechend informieren und beraten, dann wirkt sich das positiv auf die Bereitschaft der Patienten aus, den ärztlichen Rat zu befolgen.[273] Damit bestätigt sich die heilswirksame Bedeutung dessen, was man als Erwartungsvertrauen bezeichnen kann. Dieses Erwartungsvertrauen, das der Patient dem Arzt entgegenbringt und das der Arzt seinerseits in den Patienten „zurückspiegelt", speist sich nicht primär aus dem angebotenen medizinischen Wissen über Diagnose- und Therapieverlauf, sondern vor allem aus der emotionalen Beziehung zwischen Arzt und Patient.

Vertrauensvolle Delegation der Verantwortung

Der Wunsch der Patienten nach ausführlicher medizinischer Information, der in allen einschlägigen Studien ausgewiesen wird, korrespondiert aber nicht automatisch auch mit der Bereitschaft, behandlungsrelevante Entscheidungen selbst treffen zu wollen.

In ihrer Untersuchung über den Zusammenhang von Information und Entscheidungsverhalten erwachsener Krebspatienten fanden C. Blanchard et al., dass zwar nahezu alle (92 %) so viele Informationen wie möglich über ihre Krankheit erhalten wollten, aber nur 69 % sich auch an den therapeutischen Entscheidungen beteiligen wollten. Fast 25 % derer, die alle verfügbaren Informationen suchten, waren bereit, die weitere therapeutische Entscheidung ganz dem Arzt zu überlassen. In dieser Gruppe waren primär ältere, kränkere Männer vertreten.

Obwohl also die meisten Patienten möglichst alle relevanten Informationen über ihren Krankheitszustand erfahren wollen, bevorzugt ein Viertel von ihnen eine eher patriarchalische als partizipatorische Beziehung zu ihrem Onkologen.[274]

Wer also wissen will, muss nicht automatisch auch schon an den Entscheidungen über die weitere Behandlung mitwirken wollen. Dies gilt eher für ältere Patienten, die noch tradierte autoritäre Bindungen zum Arzt haben. Hohe Erwartungshaltung in Hinblick auf den Grad eigener Informiertheit kann also durchaus einhergehen mit ebenso hoher Erwartung in die Entscheidungskompetenz und Verantwortungsbereitschaft des Arztes. Wissen wollen schließt die Bereitschaft zur Delegation der Verantwortung für die Wahl der Behandlungsmethode nicht aus.[275]

A. E. Beisecker/Th. D. Beisecker von der Universität in Kansas kommen in ihrer Studie über den Zusammenhang von Informationswünschen chronisch kranker Patienten und ihrer Bereitschaft, medizinische Entscheidungen selbst zu treffen, zu folgendem Ergebnis: Zwar haben Patienten ein hohes Informationsbedürfnis, was ihren Zustand betrifft, zugleich aber wollen sie keine Verantwortung über medizinische Entscheidungen übernehmen. Sie wollen über ihre Behandlung bestmöglich Bescheid wissen, ohne notwendigerweise für die Therapieentscheidung selbst verantwortlich sein zu wollen.[276]

Oftmals bemühen sich Ärzte, ihren Patienten die Vor- und Nachteile verschiedener Behandlungsmethoden einsichtig zu machen. Damit versuchen sie, den Patienten in den medizinischen Entscheidungsprozess einzubeziehen. Dies entspricht ja auch dem Anspruch des mündigen Patienten und dem Konzept der Mitverantwortung des Patienten am Behandlungsprozess. Die empirischen Ergebnisse signalisieren hingegen, dass es zwar eine hohe Informationsbereitschaft, aber eine – im Vergleich dazu – eher geringe Bereitschaft zur Mitbeteiligung an der Therapieentscheidung gibt.

Mit anderen Worten: Die eingeholte Information über den Krankheitszustand dient nicht automatisch als Grundlage dafür, auch selbst die daraus ableitbaren notwendigen Entscheidungen zu treffen. Information kann also Vertrauen nicht ersetzen! Beides ist für den Behandlungserfolg unersetzlich. Vertrauen kann als die einzige Chance verstanden werden, die Komplexität der Welt zu reduzieren, um die Unwägbarkeit von Handlungsalternativen zu minimieren. Aber das ist nicht das Entscheidende.

Worauf es ankommt, ist, dass Vertrauen mit positiven, *heilswirksamen Erwartungen* einhergeht. Erwartungen haben – wie wir zu zeigen versuchten – großen Einfluss auf unsere Wahrnehmung, unsere Gefühle und unser Verhalten. Vertrauen ist eine Option auf die Zukunft und insofern der Hoffnung sehr nahe, wenn nicht sogar mit ihr gleichzusetzen. Die „Droge" Arzt (M. Balint) beruht darauf, dass vom Arzt „Erwartungsvertrauen" im Patienten geweckt wird und dass sich dieses „Erwartungsvertrauen" positiv auf den Handlungserfolg auswirkt.[277] Wir werden uns mit diesem wichtigen Zusammenhang in weiterer Folge noch ausführlicher beschäftigen.

Dass Vertrauen nicht ohne weiteres eingefordert, ja eingeklagt werden kann, sondern von einer Reihe persönlichkeitsspezifischer Faktoren und situativer Bedingungen abhängt, muss nicht extra hervorgehoben werden. Ähnliches gilt aber auch für die Information: Ob Informationen gesucht werden und wie intensiv dies geschieht, hängt ebenfalls von den situativen Voraussetzungen ab, etwa von der zur Verfügung stehenden Gesprächsdauer, der jeweiligen Diagnose und auch vom Grund des Arztbesuchs.[278]

Zu diesen situativen Bedingungen zählt aber entscheidend das Kommunikationsverhalten des Arztes – nicht zuletzt davon hängt die Bereitschaft von Patienten ab, ihre Informationswünsche auch zu äußern.

Denn auch das zeigt die Studie von A. E. Beisecker/Th. D. Beisecker: Trotz großem Wunsch nach medizinischer Information zeigten die Patienten nur geringfügig ein Kommunikationsverhalten, das dazu angetan wäre, die gewünschten Informationen den Ärzten „herauszulocken".[279]

Die Ergebnisse könnten leicht zu Folgerungen etwa dieser Art führen: Die Patienten sind selbst daran schuld, wenn sie sich *a)* nicht ihrer Informationen bedienen und sich an der Entscheidung über die Behandlung beteiligen und *b)* nicht die Informationen erfragen, die sie so dringend wünschen. Dagegen wäre einzuwenden: Hier liegt es schon primär am Arzt und dessen Fähigkeit zur empathischen Kommunikation, die Suche der Patienten nach allen für sie wichtigen Informationen so zu unterstützen und zu fördern, so dass sie zur Grundlage eines Wissens um den eigenen Zustand werden – unabhängig davon, ob nun Partizipation oder paternalistische Delegation im Zusammenhang mit behandlungsrelevanten Entscheidungen angestrebt wird. Alles andere hieße, die Verantwortung auf den Hilfesuchenden abzuwälzen.

Primär ist es ja der Arzt, der durch sein Verhalten, seine ihm eigene Art zu praktizieren eine bestimmte Atmosphäre schafft und versucht, seine Patienten danach auszurichten. Er gibt die situativen Bedingungen für die Begegnung mit dem Patienten vor.[280] Schließlich ist in diesem Zusammenhang auch zu erwähnen, dass sich Ärzte keineswegs allen Patienten gegenüber gleich verhalten. Ihr Verhalten hängt von verschiedenen Merkmalen der Patienten ab. Forscher des Departments of Medicine and Psychiatry der Universität von New Mexico konnten in einer Fallstudie zeigen, dass es zwischen bestimmten Verhaltensweisen von Ärzten und spezifischen Merkmalen ihrer Patienten deutliche Zusammenhänge gibt:

Weibliche Patienten bewirken bei den beobachteten Ärzten höhere Informationsbereitschaft und Empathie. Sie werden auch seltener vom Arzt unterbrochen. Angloamerikaner kommen in den Genuss größerer Gesprächsbereitschaft und empathischer Äußerungen als vergleichsweise spanisch-amerikanische Patienten; besonders gepflegt aussehende Patienten können ebenfalls mit größerer Gesprächsbereitschaft, nonverbaler Aufmerksamkeit und Höflichkeit rechnen; älteren Patienten gegenüber reagieren Ärzte ebenfalls höflicher.[281]

Die Autoren der Studie empfehlen: „The recognition that patient characteristics influence physician behavior should stimulate physicians to examine their reactions in order to insure that all types of patients receive thorough, courteous and empathic care."[282]

Die Bereitschaft oder auch nur die Möglichkeit zur aktiven Informationssuche von Patienten in der Begegnung mit einem Arzt ist also auch davon abhängig, wie der Arzt den Patienten einschätzt. Und diese Einschätzung verläuft, wie sich zeigt, durchaus unterschiedlich.

Um nochmals auf den Umstand zu sprechen zu kommen, dass Patienten zwar möglichst viel über ihre Behandlung erfahren wollen, aber nur geringe Bereitschaft zur Übernahme von Verantwortung für Therapieentscheidungen zeigen: Hier handelt es sich zwar um unterschiedliche, aber einander nicht ausschließende, sondern sogar einander ergänzende Dimensionen empathischer Beziehung.

Damit wird nochmals deutlich, dass es in der Arzt-Patienten-Beziehung nicht nur um Information und Wissen, also um Aufklärung geht, sondern auch um das gesamte Spektrum emotionaler Werte – positiver wie negativer Art.

Empathische Kommunikation muss sowohl den kognitiven wie auch den affektiven Ansprüchen gerecht werden. Der Arzt ist ja jemand, in dessen Hände der Patient sein Schicksal legt und es dort gut aufgehoben weiß oder gut aufgehoben wissen möchte. Darin besteht das grundlegende, die Arzt-Patienten-Beziehung tragende Erwartungsvertrauen.

Es ist also durchaus verständlich, dass zwischen dem Wissen darüber, was medizinisch geschehen *könnte,* und der letztendlich zu treffenden Entscheidung, was in der gegebenen Situation auch tatsächlich geschehen *soll*, um Heilung oder zumindest Linderung des Leids zu ermöglichen, unterschieden wird. Indem der Patient ganz dem Arzt vertraut, sich in seine Hände begibt, ihm – wie das Kind den Eltern – glaubt und vertraut, werden Heilkräfte mobilisiert. Heilen bedarf des Vertrauens.

Der amerikanische Kardiologe H. Benson, Professor an der Harvard Medical School und des ihr angegliederten und von ihm gegründeten Mind/Body Medical Institute, spricht dabei in seiner ausführlichen und eindrucksvoll dokumentierten Beschreibung des fundamentalen Zusammenhangs von Glauben und Heilung nicht von Placebo-Effekten, sondern von „erinnertem Wohlbefinden".[283]

Jemandem ganz trauen zu können, auf jemanden seine ganzen Sorgen „abladen" zu können, ist ein solcher Vorgang des „erinnerten Wohlbefindens". Und dieses – beispielsweise in die Kindheit zurückreichende – „erinnerte Wohlbefinden", das in der vertrauensvollen Beziehung zwischen Arzt und Patient aktiviert werden kann, ist es, das – kombiniert mit entsprechenden, Stress abbauenden Entspannungspraktiken – auch jene Heilungskräfte freisetzt, die dann fälschlicherweise der jeweiligen medizinischen Behandlungsmethode zugeschrieben werden.

J. D. Frank hat in seiner zum Klassiker gewordenen vergleichenden Analyse des Zusammenhangs von Überzeugungs- und Heilprozessen nahezu idente Überlegungen angestellt: „Der Mensch ist ein zeitverplanendes Geschöpf, daher haben Annahmen über die Zukunft machtvolle Wirkung auf den gegenwärtigen Zustand. ... Hoffnungslosigkeit [kann] die Heilung verzögern oder sogar den Tod beschleunigen, während das Wecken von Hoffnung eine wichtige Rolle in vielen Formen des Heilens spielt. Günstige Erwartungen erzeugen Gefühle des Optimismus, der Energie und des Wohlbefindens; sie können auch die eigentliche Heilung fördern, besonders bei Krankheiten mit einer großen psychischen oder emotionalen Komponente."[284]

Es ist unschwer zu erkennen, dass positive Erinnerungen und positive Erwartungen, also Vertrauen, nur unterschiedliche Aspekte ein und desselben Phänomens aktivierter Selbstheilungskräfte darstellen, die durch die Interaktion zwischen Geist und Körper ermöglicht werden.

H. Benson zeigt, wie jenes durch positive Überzeugung seitens des Arztes oder des Patienten oder im Idealfall durch positive Überzeugung beider ausgelöste „erinnerte Wohlbefinden" auch gehirnphysiologisch erklärbar ist. Wir werden später noch auf diesen wichtigen Zusammenhang zu sprechen kommen.

An dieser Stelle sei noch auf den interessanten Umstand hingewiesen, dass selbst Ärzte, die ernstlich erkranken, in dieses Schema vertrauensvoller Delegation der Verantwortung für die Behandlung „zurückkehren" (obwohl es nicht wenige Hinweise auch darauf gibt, dass sich Ärzte in Kenntnis der prinzipiellen Risiken medizinischer Behandlung – und auch im Wissen um die zahlreich möglichen ärztlichen Fehlleistungen – nur ungern in die Hände ihrer Kollegen begeben ...).

J. Ende, L. Kazis und M. A. Moskowitz zeigten, dass sich erkrankte Ärzte in ihrem nur mäßigen Wunsch nach Entscheidungsautonomie nicht wesentlich von anderen Patienten unterscheiden. Zwar zeigten sie im Vergleich zu „normalen" Patienten, die in derselben Universitätsklinik wie die befragten Ärzte untergebracht waren, eine etwas höhere Bereitschaft zur Mitbestimmung in Fragen der Behandlungsmethode, aber im Prinzip waren auch sie bereit, die Verantwortung an die behandelnden Kollegen zu delegieren. Mehr noch: zeigte die Erkrankung einen negativen Verlauf, wollten die behandelten Ärzte noch weniger am ärztlichen Entscheidungsprozess beteiligt sein als die Kontrollgruppe „normaler" Patienten.[285]

Die Bereitschaft, sich im Ernstfall ganz dem Arzt im Sinne des Konzepts des Paternalismus anzuvertrauen, ist also demnach weder vom Bildungsniveau noch vom sozioökonomischen Status oder eben der professionellen Nähe abhängig. Vielmehr scheint der Wunsch nach Mitbestimmung in der Wahl der Therapie vom Grad der Erkrankung abzuhängen: je besorgniserregender die Krankheit, desto größer die Bereitschaft, die Verantwortung für die Therapie ganz zu delegieren. Die Bereitschaft der Delegation der Verantwortung für die Maßnahmen zur Wiederherstellung der Gesundheit oder zumindest der Linderung des Leids entspringt einem Akt des Glaubens, des Erwartungsvertrauens. Dieses Vertrauen kann freilich weder vom Arzt eingefordert noch als selbstverständliche Eingangsbedingung für die Interaktion mit dem Patienten vorausgesetzt werden.

Vertrauen ist das Gegengewicht zur Angst – die der ständige Begleiter der Krankheit ist. Angstabbau durch Vertrauen geschieht durch kommunikative Signale wie: „Ich nehme Dich und Deine Sorgen ernst; ich bin für Dich da und begleite Dich durch die Krise; ich unternehme nichts gegen Deinen Willen und Deine Interessen." Und: „Ich verhelfe Dir zum inneren Gewahrwerden Deiner selbst, zur Anschauung Deines Problems, wenn Du es möchtest."

Vertrauen ist eine positive Grundüberzeugung, und positive Überzeugungen aller Art haben – wie schon erwähnt – positiven Einfluss auf den Behandlungsverlauf und das Heilungsergebnis.

Im Bewusstsein der Grenzen eigener Möglichkeiten, der Grenzen der Geschehenskontrolle setzt der Akt der Verantwortungsdelegation, des Vertrauens, des Glaubens ein. Auch wenn dem Patienten in der Stunde der

Not, der Situation der Hilfsbedürftigkeit letztlich gar nichts anderes übrig bleibt als zu vertrauen, so ist dies dennoch kein Freibrief dafür, sich dieses Vertrauen gar nicht erst erarbeiten zu müssen. Im Gegenteil: Vertrauen ist kommunikationsintensiv!

Aber auch blindes Vertrauen bedarf der Rechtfertigung, allenfalls ist die Enttäuschung bei Misserfolg groß. Nicht selten erwarten, ja verlangen Ärzte jenes blinde Vertrauen als Eingangsleistung, die der Patient zu erbringen hat. Für sie ist „Patient-Sein", „In-Not-Sein" und „Vertrauen-haben-müssen" ident. Jede Frage des Patienten wird zur Anmaßung, zum möglichen Indiz für Misstrauen. Ärzte sehen „im Schweigen der Lämmer" den größten und am billigsten erworbenen Vertrauensbeweis. Der schweigende, allenfalls heiter-optimistische Patient ist ihnen am liebsten. Dabei verwechseln sie – aus durchaus pragmatischen Gründen der Einfachheit und des Vermeidens von Reibungsverlust – die angstvolle Unterordnung des Patienten mit Vertrauen, mit Zustimmung und Anerkennung der ärztlichen Dominanz.

Aber der Prozess läuft genau umgekehrt: Vertrauen ist Stück für Stück zu erwerben, und zwar primär durch Kommunikation und durch die Authentizität des Arzt-Seins, die auch dem Verbalverhalten Gewicht und Überzeugungskraft verleiht. Über Vertrauen lässt sich nicht verfügen. Weder ist der Patient durch Androhung des Entzugs ärztlicher Zuwendung zu echtem Vertrauen zu bewegen, noch lässt sich Kommunikation strategisch einsetzen, um sich Vertrauen gleichsam zu erkaufen.

Vertrauen lässt sich kommunikativ zwar erreichen, aber nicht bezwecken. Vertrauen bedarf gerade der Absichtslosigkeit, der Losgelöstheit von strategischen Zwecken. Vertrauen ist kein Zweck, auch kein kommunikativer Zweck, sondern eine bestimmte wertvolle, wertbesetzte und wertverwirklichende Kommunikationsqualität.

Ärzte vollziehen meist den Fehlschluss, vom Zutrauen in die eigene Professionalität und Kompetenz, also vom eigenen, meist gut entwickelten Selbstvertrauen, auf die Vertrauensbereitschaft und Vertrauensfähigkeit des Patienten zu schließen. Vertrauen aus der Sicht der Ärzte bemisst sich in der Regel an der ihnen entgegengebrachten Unterwerfungsbereitschaft.

Hier begegnen Patienten am offenkundigsten der medizinischen Hybris. Jede kritische Frage, die aus der Sorge des Patienten, seiner existenziellen

Not entspringt, wird nicht selten zur narzisstischen Kränkung des behandelnden Arztes. Ärzte sind sehr „dünnhäutig", wenn es um Kritik oder Zweifel geht. Sensible Patienten vermeiden daher auch die Gefahr, durch kritisches Verhalten den Arzt in seinem Selbstwertgefühl in Frage zu stellen. Zu sehr hängen sie von seiner Zuwendungsbereitschaft und seinem Wohlwollen ab.

Vertrauen ist ein Akt des Glaubens. Indem der Patient Vertrauen zum Arzt entwickelt, signalisiert er sich selbst die Hoffnung auf Heilung. Der Arzt ist auch in dieser Hinsicht nicht Ursprung, sondern Medium der Heilung. Die Kraft des Vertrauens, des Glaubens an den Arzt vermag Selbstheilungskräfte zu aktivieren.

Damit aber „Vertrauen" als zentraler Faktor im Heilungsprozess möglich werden kann, sind eine Reihe unverzichtbarer kommunikativer Bedingungen – man könnte auch sagen, kommunikativer Tugenden bzw. Grundhaltungen – zu erfüllen. Mit ihnen werden wir uns in Kapitel 10 eingehender beschäftigen.

Damit wird also deutlich: die Verantwortung einer kommunikativen Medizin liegt nicht darin, bloß Informationsströme in Richtung des Patienten freizusetzen, ihn das Relevante in komprimierter Form und unterschriftsreif wissen zu lassen, um damit der rechtlichen Verpflichtung zur Aufklärung Genüge zu tun. Medizinische Aufklärung ist heute eine Selbstverständlichkeit, die keiner weiteren Begründung bedarf, obwohl sie in der Praxis schlecht genug funktioniert.

Die Verantwortung und Chance einer kommunikativen Medizin liegt vielmehr darin, den psychosozialen Begleiterscheinungen eines Krankheitsverlaufs zum Ausdruck zu verhelfen, dadurch die mit dem Kranksein einhergehenden Stressfaktoren zu minimieren und damit motivierend auf den Patienten zu wirken. Das ist die Aufgabe empathischer Kommunikation und darin entfaltet sie auch ihre sanative Wirkkraft.

Patientenzufriedenheit hängt nicht vom Ausmaß und der Präzision gegebener Information ab, sondern gerade auch von der „hinter" der Information erkennbaren emotionalen Zuwendung des Arztes, sei es, dass sie sich durch positive oder auch durch negative Gefühle ausdrückt. Darum geht es.

Die Menschen verlangen Information weniger aus Wissbegier, sondern weil sie der emotionalen Zuwendung bedürfen, die wiederum positive, heilswirksame Aktivität im Patienten bewirkt. Vielfach ist der Akt des Informierens selbst schon der Moment der ersehnten Zuwendung. Noch besser ist es, wenn der Arzt Emotion zeigt.

Das hängt wiederum mit den Einsichten der Theorie der Spiegelneurone, von der weiter oben die Rede war, zusammen. Worte sind eben nicht nur flüchtige Lautbildungen ohne weitere Folgen beim Hörenden, sondern Worte aktivieren im Hörer Handlungsideen und aktivieren Körpergefühle. J. Bauer stellt diesen neurobiologischen Zusammenhang so dar: „Da Worte über den Spiegelmechanismus im Hörenden Handlungs- und Empfindungsvorstellungen erzeugen können, kann das, was wir einem Menschen sagen, eine massive suggestive Wirkung entfalten und sein Befinden – positiv oder negativ – beeinflussen."[286]

Das erklärt, warum sich positive Kommunikation auch auf physiologischer Ebene positiv auswirkt und das Fehlen solcher Kommunikationsmöglichkeiten nicht nur nichts zur Genesung beiträgt, sondern auch negative Folgen hat.

Wenn die Arzt-Patienten-Beziehung gleichsam das Herzstück, das Zentrum der Medizin darstellt[287], dann hat diese Einsicht mehr als bloß metaphorische Bedeutung: Empathische Kommunikation und ihre neuronalen Effekte sind dann als fundamentale Bestandteile, ja als Voraussetzungen überhaupt von Heilungsprozessen anzusehen.

Das Herz öffnen: Die heilsame Kraft mitfühlender Kommunikation

Damit sind wir beim Kern unserer Überlegungen angelangt: Mitfühlende Kommunikation ist nicht nur ein psychologischer Faktor, der sich positiv auf die Patientenzufriedenheit, das Wissen über den eigenen Gesundheitszustand und die Compliance auswirkt, sondern beeinflusst unmittelbar physiologische Prozesse.

Bereits in den 1960er Jahren konnten L. Egbert et al. den positiven Einfluss qualitativ verbesserter Kommunikation bei postoperativen Schmerzbehandlungen nachweisen. Diejenigen Patienten, die in den Genuss besonderer kommunikativer Betreuung kamen, bedurften nur halb so vieler Schmerzmittel wie ihre Leidensgenossen aus den Kontrollgruppen und konnten auch früher als die anderen, kommunikativ nicht betreuten Patienten das Spital verlassen.[288]

30 Jahre später gibt M. Stewart – auf den Ergebnissen Egberts aufbauend – einen Überblick über 21 Studien, die sich mit dem heilsamen Effekt von Kommunikation beschäftigen. Zwei Drittel aller einschlägigen Studien konnten einen signifikanten Zusammenhang zwischen Kommunikationsqualität und Gesundheitszustand („health outcome") nachweisen. Sowohl besonders intensive Kommunikation über das Krankheitsbild als auch über den Behandlungsplan beeinflussen deutlich und nachhaltig die jeweiligen Symptome, wie Blutdruck, Blutzucker und Schmerzen.[289]

Kommunikation wirkt sich dann positiv auf den Gesundheitszustand aus, wenn dem Patienten ausreichend Gelegenheit gegeben wird, seine Krankengeschichte aus seiner Sicht zu erzählen, und der Arzt offen ist für alle Probleme des Patienten.[290]

L. Followfield et al. untersuchten verschiedene Betreuungsmethoden bei Brustkrebspatientinnen: Jene Gruppen mit einer guten kommunikativen Betreuung wiesen über einen Beobachtungszeitraum von 12 Monaten einen wesentlich besseren psychischen und physischen Gesundheitszustand auf als die anderen Gruppen. Jene Patientinnen, die kommunikativ nicht gut betreut wurden, litten unter Depressionen, Angstzuständen und hatten noch ein Jahr nach der Operation diesen Eingriff nicht verkraftet.[291]

Solche und ähnliche Untersuchungen über den Einfluss psychosozialer Maßnahmen auf den Krankheitsverlauf machen deutlich: Patienten, die psychosoziale Unterstützung erhalten, gewinnen nicht nur ein höheres Maß an Lebensqualität nach einem Klinikaufenthalt, sondern haben auch – etwa bei Krebs oder koronaren Herzkrankheiten – wesentlich verbesserte Überlebenschancen.

Fasst man die Resultate zusammen, dann könnte man sagen: Empathische Beziehungen sind die effektivsten psychosozialen Maßnahmen, um nicht nur krankheitsbedingte Angst, Depressionen und Schmerzen zu verringern, sondern um sogar den Verlauf selbst schwerer Erkrankungen positiv zu beeinflussen. Dabei genügt es schon, wie die mittlerweile klassischen Studien von D. Spiegel, F. I. Fawzy und D. Ornish zeigen, dass Patienten bzw. Patientinnen im Rahmen von Gruppentherapien die Möglichkeit haben, über ihre Krankheit mit anderen Betroffenen zu reden und damit der schädlichen sozialen Isolation zu entgehen.

D. Spiegel von der medizinischen Fakultät der Universität Stanford konnte Ende der 1980er Jahre zeigen, dass Patientinnen mit metastierendem Brustkrebs, die sich ein Jahr lang einmal pro Woche für neunzig Minuten zum Gedankenaustausch trafen und füreinander Fürsorge und gegenseitiges Verständnis entwickeln konnten, im Durchschnitt doppelt so lange überlebten wie Frauen in der Kontrollgruppe, die nicht auf diese Erfahrungen einer Selbsthilfegruppe zurückgreifen konnten. Keine der Frauen der Vergleichsgruppe lebte noch nach fünf Jahren, hingegen alle Frauen, die an den Gruppentreffen teilgenommen hatten.[292]

Ähnlich beeindruckende Ergebnisse legten F. I. Fawzy und seine Kollegen von der medizinischen Fakultät der Universität von Los Angeles Anfang der 1990er Jahre vor. Melanompatientinnen, die an einer nur sechswöchigen psychologischen Gruppentherapie teilnahmen, wiesen sowohl eine verbesserte emotionale Befindlichkeit auf als auch eine im Vergleich zur Kontrollgruppe ohne psychotherapeutische Begleitung erhöhte Zahl und Aktivität der natürlichen Killerzellen. Diejenigen Melanompatientinnen, die an der Gruppentherapie teilgenommen hatten, erlitten – so konnten die Autoren in einer Nachfolgestudie 5–6 Jahre nach der Intervention zeigen – mit höherer Wahrscheinlichkeit kein Rezidiv und überlebten ihre Krebskrankheit länger.[293]

Der kalifornische Kardiologe D. Ornish entwickelte ein Therapieprogramm für Patienten mit koronaren Herzkrankheiten, das ganz auf die positiven Wirkungen von Liebe, Mitgefühl, menschlicher Nähe und Fürsorge setzt. Zu der von Ornish praktizierten Therapie der „Öffnung des Herzens" gehören nicht nur eine radikale Veränderung des Lebensstils und der Ernährungsgewohnheiten, sondern vor allem auch Techniken zum effektiveren Stressmanagement einschließlich Körper- und Atemübungen, Meditation sowie Visualisierungsübungen zur Heilung bzw. Stärkung des Herzens. Ornish's Therapie bietet sich nicht nur als Alternative zur medikamentösen Behandlung von Herzkrankheiten, sondern verspricht bei konsequenter Befolgung seiner Therapiemaßnahmen sogar eine Öffnung bereits verschlossener Herzkranzgefäße ohne chirurgischen Eingriff.[294]

Zahlreiche Studien konnten nachweisen, dass sich nicht nur der Klinikaufenthalt durch besondere psychosoziale Interventionen verkürzt, sondern sich auch die mit dem Krankheitsgeschehen verbundenen Folgen wie Angst, Depression und Schmerzen deutlich verbessern.

Ein bewusstes Eingehen auf die extreme Stresssituation von Krebspatienten reduziert deren psychologische Morbidität. Das Gleiche gilt auch für Herzpatienten: Die Reduktion von Stress bei Patienten mit koronaren Herzkrankheiten durch gezieltes Stressmanagement trägt zur Erhöhung der Langzeitprognose bei.

Aber das Problem der Stressreduktion durch Kommunikation beginnt schon wesentlich früher: Bereits das erste Gespräch in der Ordination eines praktischen Arztes stellt – zumindest vom Anspruch her – große Anforderungen an das sozioemotionale Kommunikationsverhalten der Allgemeinmediziner. Geht man davon aus, dass ein niedergelassener Arzt bzw. Ärztin rund 40 Jahre ordiniert, dann ergibt dies eine geschätzte Zahl von 120.000 bis 160.000 Anamnesegesprächen, die er oder sie im Rahmen der medizinischen Erstversorgung führt.

Eine amerikanischen Metastudie, in der die Ergebnisse von 22 Studien zum Thema „Anamnese-Gespräch" in Ordinationen miteinander verglichen wurden, macht die Wichtigkeit emotionaler Zuwendung, wie sie sich verbal und nonverbal auf verschiedene Weise ausdrücken kann, deutlich.

Die Studienautoren kommen dabei zu folgendem Schluss: „There is no doubt that the physician-patient interaction makes up a central and critical element of ambulatory care medicine. A favorable medical interview is essential to creating a good interpersonal relationship, information exchange, and optimal medical decision making. The character of the interactions influences a variety of patient outcomes, including short-term outcomes such as satisfaction and recall, intermediate outcomes such as adherence, and long-term outcomes such as symptom resolution and quality of life."[295]

Michael Balint war in Europa einer der Ersten, der bereits vor 50 Jahren auf die heilsame Bedeutung der Arzt-Patienten-Kommunikation aufmerksam machte.[296] Heute ist es vor allem die Medizin in den USA, die zumindest in der einschlägigen Begleitforschung und Ratgeberliteratur eine Vorreiterrolle in der Rückbesinnung auf den Patienten und seine vielfach ignorierten seelischen und sozialkommunikativen Bedürfnisse übernommen hat.[297]

Dennoch herrscht in der Realität – folgt man den Resultaten der meisten Studien zur Arzt-Patienten-Beziehung – immer noch das arztzentrierte Kommunikationsverhalten vor. Die Gesprächsdauer ist kurz, wird vorwiegend vom Arzt genützt und fokussiert fast ausschließlich auf biomedizinische Fragen.

Obwohl das Gegenteil längst bewiesen ist, glauben die meisten Ärzte auch heute noch, dass ein patientenzentriertes Kommunikationsverhalten zeitaufwändiger und überdies ineffizient sei. Zieht man den Umstand in Betracht, dass Patienten nur selten ihre Gefühle direkt und spontan ausdrücken, dann erklärt dies, warum sich Patienten in ihren Sorgen und Nöten nicht verstanden fühlen und meinen, dass man im Laufe des gesamten Behandlungsvorgangs weder an ihrer Person noch an ihren Vorstellungen und Meinungen interessiert ist.[298]

Die positive Wirkung anteilnehmender Kommunikation, sozialer Nähe und dem Gefühl der Geborgenheit ist ausreichend empirisch bewiesen.

Noch dazu handelt es sich dabei um Studien, die einwandfrei dem kausal-analytischen Erkenntnismodell folgen und den methodologischen Prinzipien natur- bzw. sozialwissenschaftlicher Forschung entsprechen. Es gäbe also keinen Grund, an der Relevanz der Ergebnisse zu zweifeln und zu zögern, aus diesen Ergebnissen auch die adäquaten Schlussfolgerungen für die Theorie und Praxis der Arzt-Patienten-Interaktion zu ziehen.

Dennoch sind diese wichtigen Ergebnisse noch nicht in das Bewusstsein der Schulmedizin vorgedrungen. Offenkundig handelt es sich hier um eine Art Wirklichkeitsverleugnung, um eine Form „déformation professionelle": Naturwissenschaftlich ausgebildete Mediziner können nicht glauben, dass positive empathische Kommunikation entscheidend und messbar zum Behandlungserfolg und damit zum Heilungsprozess beiträgt. Vielleicht wollen sie es auch nicht wahrhaben, weil die empirische Evidenz dieser Einsicht ihr medizinisches Selbstverständnis in Frage stellt …

Zu dieser empirischen Evidenz trägt auch die Psychoneuroimmunologie bei. Auch ihre Ergebnisse machen klar: Kommunikation ist nicht nur eine moralische Verpflichtung, sondern eine medizinische Notwendigkeit! Man muss das naturwissenschaftliche Paradigma der Medizin nicht aufgeben, um an die Wirkung positiver Kommunikation zu glauben. Die moderne Neurobiologie liefert ausreichend Hinweise für das heilsame Potenzial positiver emotionaler Beziehungen. Zusammen mit den empirischen Ergebnissen internationaler Studien der vergangenen zehn, zwanzig Jahre über den Faktor „Kommunikation" in der Arzt-Patienten-Beziehung sollte dies eigentlich ausreichen, das Problem bewusst zu machen und in qualitativ verbesserte Kommunikationsbeziehungen zu investieren.

8. Komplexe Verhältnisse: Die geheimnisvolle Interaktion von Körper, Seele und Geist

Stehe auf und geh! Dein Glaube hat dir geholfen. (Lk 17, 19)
Imaginatio wirkt Unbegreifliches ... darum soll sich keiner darüber entsetzen, dass aus der Imaginatio Werke kommen, die leiblich sind. (Paracelsus)

Halten wir nochmals fest: Eine Vielzahl empirischer Studien zeigt, dass der entscheidende Faktor positiver Arzt-Patienten-Kommunikation nicht so sehr das Maß bereitgestellter Information ist, sondern die dieser Information zugrunde liegende und sie begleitende emotionale Beziehung.

Sowohl Patientenzufriedenheit als auch Krankheitsverlauf bzw. Genesungsprozess werden vom Ausmaß emotionaler Zuwendung günstig beeinflusst. Mangel an emotionaler Zuwendung lässt sich durch andere, den Servicecharakter medizinischer Einrichtungen unterstreichende Maßnahmen nicht ausgleichen. Patienten erwarten, dass man auf ihre emotionalen Bedürfnisse, die mit Diagnose und Therapie verbunden sind, Rücksicht nimmt. Eine Vernachlässigung der emotionalen Dimension schon beim ärztlichen Erstkontakt wirkt sich deutlich negativ auf die weitere Entwicklung der Arzt-Patienten-Beziehung aus.

Dies ist umso verständlicher, als immer mehr Menschen – Schätzungen sprechen mittlerweile bereits von rund 80 % der Patienten – mit psychosomatischen Gesundheitsproblemen zu ihrem Arzt gehen und sich von ihm die Lösung ihrer „verborgenen" Probleme erwarten, auch wenn sie primär zunächst nur physische Symptome „anbieten".

Einer der Väter der modernen Psychosomatik, der Arzt und Analytiker Georg Grodeck – er stand lange Zeit mit Sigmund Freud in brieflicher Verbindung –, schreibt 1927 in seinen Schriften zur Psychosomatik: „Es wird Jahrzehnte dauern, ehe es üblich wird, Diagnosen des Menschen zu stellen."[299]

Wie recht er behalten hat. In diesem Sinne erinnerte auch Alexander Mitscherlich an die Notwendigkeit einer ganzheitlichen Betrachtung des Patienten: „Es kann tatsächlich und grundsätzlich beim Menschen kein einziger Fall von Krankheit und ihrer Heilung erdacht werden, bei dem der Zusammenhang von Geist, Seele und Leib keine Rolle spielen würde." Heute beginnen wir langsam in die Geheimnisse dieses komplexen Interaktionsgeschehens von Geist, Seele und Körper einzudringen.

Das ist Aufgabe der psychosomatischen Medizin und ihres noch relativ jungen Forschungszweigs der Psychoneuroimmunologie (PNI). Die PNI geht den komplexen systemischen Wechselwirkungen zwischen psychischen bzw. sozialen Faktoren und Faktoren des Nerven-, Hormon- und Immunsystems nach.[300] Das Besondere des Konzepts der PNI liegt in einer veränderten, integrativen Betrachtung des menschlichen Organismus, nicht mehr als ein Nebeneinander unabhängig funktionierender Systeme, sondern als einen komplexen, aber noch weithin im Dunkeln liegenden Zusammenhang miteinander funktionierender, also miteinander kommunizierender Systeme.[301] Die Medizin lernt den Menschen als Ganzes zu begreifen.

Dieser Perspektivenwechsel eröffnet eine völlig neue Sicht auf Entstehung und Verlaufsformen von Krankheiten unter bestimmten psychosozial belastenden Lebensbedingungen. Und es wird immer deutlicher, dass unsere körperlichen Zustände, mehr als wir bisher vielleicht glaubten, von unseren mentalen und psychosozialen Bedingungen abhängen.

Dass soziale Unterstützung einen bisher weithin unterschätzten positiven Einfluss auf den Verlauf von Erkrankungen hat und dass dabei das Immunsystem eine vermittelnde Rolle spielt, wird durch Ergebnisse der psychoneuroimmunologischen Forschung bestätigt.

Mehrere Studien stimmen im Ergebnis darin überein, dass sich soziale Unterstützung günstig auf die Krebsinzidenz sowie die Überlebensrate bei Krebserkrankungen auswirkt, während ungelöste und belastende Probleme in sozialen Beziehungen mit einer erhöhten Rezidiv- und Sterberate bei Krebs verbunden sind.[302]

Zu den positiven Einflussfaktoren, die sich alle unter dem Sammelbegriff der sozialen Unterstützung subsumieren lassen, zählen: Partnerschaft in der Ehe, intensive Umweltkontakte und emotional befriedigende soziale Aktivitäten – durchwegs also unterschiedliche Manifestationen sozialer Interaktion und Kommunikation.

Zu deren Bedeutung im Krankheitsgeschehen stellen die beiden Innsbrucker Medizinpsychologen C. Schubert und G. Schüssler fest: „Die relativ konsistente Ergebnislage zum Einfluss von sozialer Unterstützung auf den Verlauf von Krebserkrankungen sowie Untersuchungen, die zeigen konnten, dass emotionales Sich-Öffnen (‚emotional disclosure') – entweder im Gespräch oder schriftlich – einen positiven Einfluss auf die Aktivität des Immunsystems hat …, legen nahe, dass auch psychotherapeutische Interventionen den Verlauf von Krebserkrankungen und die Immunaktivität bei Krebs günstig beeinflussen sollten."[303]

Stress als Gegenspieler

Umgekehrt deutet alles darauf hin, dass psychische Stressfaktoren wie Depression, Angst, Verzweiflung und soziale Isolation zu einem schnelleren Auftreten eines Tumorrezidivs beitragen: „Vermehrte Verdrängung negativer Emotionen und ausgeprägte Hilf- und Hoffnungslosigkeit angesichts der Krebserkrankung erwiesen sich in den meisten der hierzu durchgeführten Studien in signifikantem Zusammenhang mit einem erhöhten Risiko, an Krebs zu sterben."[304]

Neuere Forschungsarbeiten stützen die Vermutung, dass es bei Menschen mit hohem Leidensdruck – wie etwa bei Brustkrebsüberlebenden – zu einer immunrelevanten Funktionsstörung des Stresssystems kommen kann und damit auch zu einer erhöhten Rückfallwahrscheinlichkeit.[305]

Nicht nur psychisch belastende Krankheiten können immunrelevante Folgen haben, sondern überhaupt jede subjektiv belastend empfundene Lebenssituation.[306]

So zeigten schon Untersuchungen aus den 1970er und 1980er Jahren, dass Verlusterlebnisse, wie der Tod des Ehepartners, die Aktivierbarkeit von T-Lymphozyten noch Monate nach dem Todesfall beeinträchtigen.

Der Verlust menschlicher Beziehungen, das Leben in sozialer Isolation kann sogar tödliche Folgen haben. Untersuchungen in den USA, Schweden und Finnland belegen: Die Sterblichkeitsraten sind bei unverheirateten und geschiedenen Personen höher als bei Verheirateten. Trennungen wirken sich bei Kindern und älteren Menschen besonders vehement aus.[307]

Zugleich aber wurde in den vergangenen Jahren auch deutlich, dass es weniger das Verlusterlebnis an sich ist, das Immundefizite hervorruft, sondern die Art und Weise des subjektiven Umgangs mit diesem Ereignis. Nur Personen, die mit starker Depression auf den Verlust reagierten, wiesen auch deutliche Immundefizite auf.[308]

Der Arzt und Psychologe Christian Schubert von der Universität Innsbruck und sein Team konnten im Rahmen „integrativer" psychosomatischer Einzelfallstudien mit Patientinnen, die an einer Autoimmunerkrankung (systemischer Lupus erythematodes, SLE) leiden, zeigen, dass es einen kausalen Zusammenhang gibt zwischen persönlich bedeutsamen emotionalen Belastungserlebnissen im Alltag und immunologischen Reaktionen, die Einfluss auf den SLE-Krankheitsverlauf haben.[309]

In Zeitreihenanalysen, die während eines ein- bis zweimonatigen Untersuchungszeitraums psychologische Befragungsergebnisse mit biochemischen Daten der Dynamik des Stresshormons Cortisol und des zellulären Immunparameters Neopterin korrelierten, konnten eindeutig zyklische stressassoziierte hormonelle und immunologische Reaktionen auf Alltagsbelastungen nachgewiesen werden. Urin-Cortisolkonzentrationen stiegen zunächst an (nach 12–24 Stunden) und sanken dann ab (nach 36 Stunden); während Urin-Neopterinkonzentrationen zunächst absanken (nach 36 Stunden) und dann wieder anstiegen (nach 48–60 Stunden).[310]

Die Studien mit SLE-Patientinnen machen darüber hinaus deutlich, dass das Immunsystem auf unterschiedlich belastend empfundene Stresssituationen unterschiedlich reagiert. Ereignisse, die starke emotionale Irritation hervorriefen, und solche, die mit stressintensiven zwischenmenschlichen Beziehungenen in Zusammenhang standen, führten zu einer Erhöhung des krankheitsassoziierten Urin-Neopterins und zu einer Erniedrigung des Urin-Cortisols. Während es demgegenüber bei anderen, nicht dramatisch empfundenen Ereignissen, die eher mit geistiger Aktivität und geringen zwischenmenschlichen Problemen verbunden waren, zu keinem Neopterin-Anstieg kam.[311]

Schon die Erwartung eines mäßig stressigen Ereignisses führte 24 Stunden vor dem Ereignis zu deutlichen biochemischen Reaktionen des Stresssystems, die 12 Stunden vor dem Ereignis wieder abflauten. Bei unvorhergesehenen Stresssituationen reagierte das Stresssystem noch 24–36 Stunden nach dem Ereignis.[312]

Nachgewiesen werden konnte auch, dass von den Autoren zunächst als emotional positiv eingeschätzte Ereignisse mit unterschiedlichen biochemischen Stressreaktionen verbunden sein können – je nachdem, ob diese Ereignisse mit oder ohne Sorge und Angst antizipiert wurden.

Auch kann ein kurzfristig emotional positives Erleben von einem längerfristig negativen Gefühl abgelöst werden und sich dieser Wechsel emotionalen Erlebens direkt in den Reaktionen des Stresssystems der Probandin widerspiegeln.[313]

Erste Untersuchungen, die das Innsbrucker Forscherteam mit gesunden Probandinnen durchführte, erbrachten in entsprechenden Zeitreihenanalysen genau spiegelbildliche Ergebnisse zu den Einzelfallstudien mit SLE-Patientinnen: Nach stressintensiven Alltagsbelastungen kommt es nach 12–24 Stunden zu einem Abfall des Urin-Cortisolspiegels und zu einem Anstieg nach 72–84 Stunden, Urin-Neopterin steigt im Anschluss an Alltagsbelastungen zunächst an und fällt dann ab. Bei positiv empfundenen Ereignissen verhält es sich genau umgekehrt.[314]

Im Vergleich zu gesunden Probandinnen zeigten sich also bei SLE-Patientinnen funktionelle Abweichungen in den stressassoziierten hormonellen und immunologischen Reaktionen.[315]

Solche und ähnliche Studien belegen den engen Zusammenhang zwischen psychischen bzw. mentalen und biochemischen, immunrelevanten Prozessen. Das menschliche Immunsystem reagiert offenkundig sehr fein auf die mentalen und emotionalen Vorgänge menschlichen Erlebens – nicht nur bei Kranken, aber bei ihnen können sich stressbedingte Funktionsstörungen des Immunsystems besonders nachteilig auswirken –, während – wie gezeigt werden konnte – positive emotionale Erfahrungen auch positive Effekte auf das Immunsystem haben.

Das belegen auch Studien, die sich mit den Folgen chronischer Belastungen etwa im Zusammenhang mit der Pflege dementer Angehöriger beschäftigten. Auch hier zeigt sich: Pflegende Angehörige von Schwerkranken leiden dann unter erniedrigter zellulärer Immunfunktion, wenn sie entweder selbst an Depression erkrankt sind oder wenn sie keine oder nur geringe soziale Unterstützung haben. Darüber hinaus bewirkt die psychische und physische Belastung von Langzeitpflege – auch wenn keine Depression vorliegt – Immundefizite.[316]

Alles deutet darauf hin, dass es von der subjektiv empfundenen Schwere der Belastungssituation in den verschiedenen Lebenslagen abhängt, von der Art der emotionalen Reaktion, ob und welche immunmodulierenden Effekte, meist als Suppression wesentlicher Immunfunktionen des Organismus, auftreten: „Grundsätzlich gilt heute als gesichert, dass die klinische Depression mit einer veränderten Immunlage einhergeht."[317]

Es gilt als gesichert, dass soziale Beziehungen und soziale Unterstützung einen immunfördernden Einfluss haben – gerade in belastenden Lebenssituationen. Das gilt für Kranke – das gilt aber auch für Pflegende. Damit wird auch aus psychoneuroimmunologischer Sicht die zentrale und unverzichtbare Bedeutung von Kommunikation erkennbar. Und zwar nicht irgendeiner Form von Kommunikation, sondern einer kommunikativen Zuwendung, die emotionale Öffnung und die Möglichkeit, Gefühlszustände wie Angst, Sorge usw. auch zum Ausdruck bringen zu können, möglich macht und auf diese Weise stressreduzierend wirkt.

Patienten, die vor einer Operation vom Anästhesisten freundlich und einfühlsam behandelt wurden, erholten sich rascher, wurden früher aus dem Spital entlassen und brauchten um 50 % weniger Schmerzmittel als

Patienten einer Vergleichsgruppe, die nicht in den Genuss einer solchen vertrauensvollen Beziehung kamen.[318]

Die positive Einstellung des Arztes hat oft größeren positiven Einfluss auf die Befindlichkeit des Kranken als Medikamente. Dies trifft natürlich umso mehr bei Patienten zu, die an Symptomen leiden, für die sich keine körperliche Ursache finden lässt.[319] Bei diesen Patienten geht es zunächst darum, psychischen Stress abzubauen. Denn Stress hat, wie die PNI zeigt, direkten Einfluss auf das Immunsystem.[320]

Ärzte können genauso wie Pflegepersonal psychischen Stress von Patienten verstärken oder mildern. Wobei es natürlich von der jeweiligen Persönlichkeit abhängt, was als Stress empfunden wird.

Auf diesen wichtigen Zusammenhang von Persönlichkeitsstruktur des Patienten und Kommunikationsverhalten von Ärzten hat der Wiener Medizinpsychologe U. Kropiunigg bereits vor zwei Jahrzehnten hingewiesen: „Wenn man davon ausgehen kann, dass jedes frustrierte oder gestresste Persönlichkeitsmerkmal einen unbedingten Einfluss auf das Immunsystem hat, so erhält das vielfach als unnötige Sonderleistung bezeichnete menschliche Eingehen des Arztes auf seine Patienten eine naturwissenschaftliche Begründung."[321]

Patienten, die sich aktiv und selbstbestimmt mit ihrer Krankheit auseinandersetzen wollen, dies aber im Rahmen einer hierarchisch organisierten und stummen Medizin nicht können, werden dadurch unnötig zusätzlich frustriert bzw. gestresst. Umgekehrt: Patienten, die sich dem Arzt als Autorität unterordnen wollen, werden sich von ihren psychischen Voraussetzungen her in einem autoritären und hierarchischen Krankenhaussetting wohl fühlen und mit der fraglosen Unterordnung unter der Delegation der Verantwortung an den Arzt keinerlei Probleme haben.[322]

Patienten mit starkem Bedürfnis nach sozialer Anerkennung bleiben wiederum durch „unpersönliche" Visiten unbefriedigt, während ein leistungsorientierter Patient mit Verständnis und nicht Frustration auf die flüchtige Begegnung mit dem Arzt reagiert.[323]

Vor mehr als einem halben Jahrhundert formulierte Karl Jaspers, was die PNI-Forschung heute bestätigt: „Was der Kranke von seiner Krankheit denkt, erwartet, befürchtet, wünscht und hofft, das scheint ein Faktor im

Krankheitsverlauf selbst zu sein. Was der Arzt sagt und tut, fasst der Kranke auf seine Weise auf. Der Arzt hat nicht nur die Verantwortung für die Richtigkeit der Aussage, sondern auch für deren Wirkung auf den Kranken und dessen getrübter, widervernünftiger Seelenlage."[324]

Was Jaspers als „widervernünftige Seelenlage" bezeichnet, ist nichts anderes als psychosozialer Stress, auf den das Immunsystem wie ein Seismograf der seelischen Empfindungen reagiert.

Zwar besteht heute kaum mehr Zweifel am engen Zusammenhang zwischen seelischen und körperlichen Vorgängen, aber vielen Ärzten ist ihre eigene Position in diesem komplexen Wechselgeschehen noch nicht klar, oder nicht klar genug.

Sie sind mental nicht darauf eingestellt, auf unterschiedliche Persönlichkeitsmerkmale mit differenzierten Kommunikationsangeboten zu reagieren: „Das immense Fachwissen verleitet sie dazu, den Patienten als untauglichen Kommunikationspartner zu betrachten. Zu schwer und vor allem zeitraubend schien es ihnen, den Patienten zur Kooperation zu gewinnen. Daher verfielen sie meist in traditionelle – psychologisch aber völlig ungeeignete – Sprachmuster: anordnen, vorschreiben, empfehlen, vorschlagen, androhen von nachteiligen gesundheitlichen Folgen, etc."[325]

Was dabei übersehen wird: Nicht nur das medizinische Handeln als solches, sondern – von ihm nicht losgelöst zu betrachten und darin eingeschlossen – auch das ärztliche Kommunikationsverhalten (einschließlich seiner affektiven Grundlagen) hat – über psychoneuroimmunologische Wirkmechanismen – Einfluss auf den Krankheits- bzw. Genesungsprozess. Der Arzt und seine Worte haben psychoneuroimmunologische Wirkungen – ob er sich dessen bewusst ist oder nicht.

Abbau von psychischem Stress heißt zugleich für den Arzt, meist den Allgemeinmediziner als erste „Anlaufstelle", sich jedenfalls auf eine therapeutische Beziehung mit dem Patienten einzulassen. Schon Balint hat darauf hingewiesen, dass gerade der praktische Arzt davon ausgehen muss, dass er immer mehr mit Patienten zu tun hat, die psychische Probleme haben und von ihm die Lösung dieser Probleme erwarten – auch und gerade dann, wenn sie dem Arzt somatische Beschwerden „anbieten". Oft ist schon sehr viel getan, wenn es der Arzt versteht, zuzuhören, und sich gleichsam „die

Schleusen öffnen können". Immer dessen eingedenk, dass „er Hausarzt (ist) und nicht Amateurpsychiater".[326]

Zuhören können, Geduld und Takt haben zählen hierbei zu kommunikativen Tugenden, von denen gestresste und dadurch physisch und psychisch Leidende Linderung erhoffen können. Die Antwort auf krankmachenden Stress ist Kommunikation. Dass die immunrelevante Stressbelastung in Krankenhäusern besonders hoch und der Bedarf an stressmindernder sozialer bzw. kommunikativer Unterstützung besonders groß ist, liegt auf der Hand.

Man kann die Ergebnisse und Einsichten der PNI so zusammenfassen: Psychische Zustände wie Stress, Trauer, Einsamkeit, Enttäuschungen, seelische Spannungen und insbesondere Depressionen schwächen die körpereigenen Abwehrkräfte, während Freude, Zufriedenheit, das Gefühl der Sinnerfüllung eigenen Tuns, das Gefühl, vor allem geliebt und geachtet zu werden, diese Abwehrkräfte stärken.

Das sanative Potenzial einfühlsamer Kommunikation besteht darin, die immunologischen Beeinträchtigungen durch negative Gefühle zu verringern und jene Gefühle hervorzurufen bzw. zu stärken, die der Persönlichkeitsstruktur des Patienten angemessen sind. Darin liegt die eigentliche Herausforderung medizinischer Kommunikation.

„Kommunikation" meint dabei wesentlich mehr als den bloßen Austausch von Worten oder auch von nonverbalen Botschaften. Es geht auch um den Zusammenhang zwischen den verbalen bzw. nonverbalen Bedeutungsgehalten und entsprechenden psychodynamischen Prozessen, die durch sie in den Beziehungspartnern ausgelöst werden. Denn der Arzt ist nicht nur Beobachter einer vermeintlicherweise von ihm unabhängigen Situation, sondern er selbst ist Teilnehmer am Geschehen – eines Geschehens, das er durch sein Anwesend-Sein verändert und gestaltet.

Beide, Arzt und Patient, verändern sich und die Situation im Prozess ihrer diagnostischen und therapeutischen Beziehung. Die Selbstwahrnehmung des Arztes, seine Erlebnis- und Beziehungsfähigkeit ändern sich durch die Begegnung mit dem Patienten, wie sich umgekehrt auch die Selbstwahrnehmung des Patienten, seine krankheitsbezogene Erlebnis- und Beziehungsfähigkeit durch die Begegnung mit dem Arzt verändern.

Beide, Arzt und Patient, sind in einen dynamischen, wechselseitigen Beziehungsprozess eingebunden. Die Eindrücke und Gefühle, mit denen der Arzt den Patienten erlebt, haben wichtige diagnostische und therapeutische Funktion – entscheidend ist, dass sich der Arzt vom Patienten emotional ansprechen lässt, sich also dem Patienten gegenüber öffnet.[327]

Denn nur ein Arzt, der sich dem Patienten selbst nicht verschließt, ermöglicht ihm seinerseits sich emotional zu öffnen, aus sich herauszugehen und Kontrolle über die stressinduzierenden Bedingungen seines Krankseins zu erlangen.

Der unterschätzte mentale Faktor – die wohltuende Wirkung positiver Überzeugungen und Vorstellungen

Haben Vorstellungen, mentale Bilder Einfluss auf das Immunsystem? Untersuchungen deuten darauf hin, diese Frage zu bejahen. So konnte etwa gezeigt werden, dass nach einem 6-wöchigen Vorstellungstraining (imagery), bei dem es um ein korrektes Bild vom funktionellen Ablauf eines Asthmaanfalles ging, sich tatsächlich bei denjenigen Patienten günstigere Funktionswerte der für die Immunabwehr verantwortlichen Suppressor-T-Lymphozyten zeigten, die auch größere Erfolge im Vorstellungstraining erzielten und emotional weniger gehemmt waren.[328]

Auf die therapeutische Bedeutung dieses systemischen Zusammenhangs von Körper bzw. Immunsystem und Geist weist der amerikanische Ganzheitsmediziner Andrew Weil hin: „Wichtig ist die Einbeziehung von Methoden, die über psychische Mechanismen wirken. Manche Allergiker, die z. B. sehr empfindlich auf Rosen reagieren, zeigen bereits beim Anblick von Plastikrosen allergische Reaktionen, ein Hinweis darauf, dass bei diesen Fehlreaktionen des Immunsystems ein Lernprozess auf der höheren Hirnebene stattfindet. Bei allergischen Hautproblemen, wie chronischem Ausschlag und Ekzemen, kann insbesondere die interaktiv geleitete Imaginationstherapie hilfreich sein.“[329] Und er fügt mit Blick auf Autoimmunerkrankungen hinzu: „Bei Autoimmunerkrankungen richten sich die Immunreaktionen gegen das köpereigene Gewebe, verursachen entzündliche Prozesse und führen schließlich zu einer Schädigung der Körperstrukturen.

Eine Prädisposition für diese Krankheiten kann erblich bedingt, der Auslöser eine Infektion oder physischer Stress bzw. ein psychisches Trauma sein … Die Wechselwirkungen von Körper und Psyche spielen eine Schlüsselrolle bei Autoimmunkrankheiten, da Verschlimmerungen und Besserungen der Krankheit parallel zu den Tiefen und Höhen der emotionalen Befindlichkeit verlaufen und da wir wissen, dass psychische Faktoren die Immunreaktionen beeinflussen. Psychotherapie, Hypnotherapie und geleitete Imaginationstherapie zeitigen hier Erfolge und sind einen Versuch wert."[330]

Die weiter oben erwähnten Studien mit SLE-Patientinnen konnten für diese seit langem vermuteten Wechselwirkungen zwischen schwankender emotionaler Befindlichkeit und Verlaufsformen der Autoimmunerkrankung den empirischen Nachweis erbringen.

Vieles spricht dafür, dass mit Psychotherapie, Imaginationstherapie und anderen Kommunikationsformen, die den Patienten die Möglichkeit geben, ihren Gefühlszustand in notwendiger Intensität auszudrücken, ein Schlüssel zur Aktivierung des Heilungssystems gegeben ist.[331]

Der Mensch ist ein hoch differenziertes, kommunikatives Netzwerk und das Immunsystem – gleichsam die „Seele des materiellen Organismus"[332] – reagiert sehr empfindlich auf psychische Unstimmigkeiten. Das Immunsystem, könnte man sagen, ist gleichsam die kommunikative Schnittstelle zwischen innen und außen – es reagiert sehr fein auf sozial-kommunikative Umweltbedingungen. Und es reagiert auch sensibel auf psychodynamische Kommunikationsprozesse, wie sie etwa durch Vorstellungen ausgelöst und gesteuert werden. Die komplexen, noch weitgehend verborgenen Zusammenhänge zwischen Gefühlszuständen, mentalen Prozessen und biochemischen Veränderungen in den Zellen weisen der Medizin den Weg zu einem holistischen Verständnis von Krankheit und Heilung. Wir sind daran zu erkennen, dass Kranksein und Gesundsein eine entscheidend seelisch-geistige Dimension aufweist, eine Dimension, die sich freilich einer bloß medizinisch-apparativen Diagnostik entzieht. Und das zentrale Medium, in dem diese seelisch-geistige Dimension zum Ausdruck kommt, ist Kommunikation.

Die Medizin steht vor der immensen Herausforderung, die Kraft des Geistes (wieder) zu entdecken. Der Prozess, um den es hierbei geht, lässt sich vereinfacht so beschreiben: Positive Überzeugungen wie Glaube, Hoffnung und Erwartungsvertrauen setzt der Körper in biologische Prozesse um, die ihrerseits das durch Störungen verlorene Gleichgewicht wiederherstellen und das Immunsystem kräftigen.[333]

Wie stark die Kraft des Glaubens sein kann, zeigt gerade die Placebo-Forschung: in zahlreichen Experimenten konnte gezeigt werden, dass der Glaube an eine bestimmte erwartete Wirkung eines Medikaments, die Kraft der Einbildung, ausreicht, um diese Wirkung – z. B. Schmerzlinderung – hervorzurufen, auch wenn es sich um ein „Scheinmedikament" handelt. Placebos sind ja pharmakologisch inaktiv, ihre Wirkung geht alleine von ihrer symbolischen Kraft aus. Diese symbolische Kraft hängt mit der Funktion des Arztes als Heiler und mit dem Erwartungsglauben des Patienten an diese Funktion zusammen. Der Arzt als Heiler überträgt diese symbolische Kraft gleichsam auf das Medikament bzw. Placebo.[334]

Weil Patienten an die Wirksamkeit eines schmerzlindernden Medikaments glauben, ohne zu wissen, dass es sich dabei um eine pharmakologisch völlig wirkungslose Substanz handelt, reagiert ihr Gehirn mit der Ausschüttung körpereigener, schmerzhemmender Stoffe. Genauso wie die Chemie vermag auch der Geist, vermögen die Gedanken und Vorstellungsbilder physiologische Prozesse zu steuern. Das Problem liegt nur darin, diese geistigen Prozesse zu stimulieren.

Der amerikanische Kardiologe M. Benson praktiziert erfolgreich eine Form von Meditation, bei der emotional positiv besetzte, kurze Gebete, Sätze oder Wörter wiederholt werden, die nachweisbar physiologisch positive Wirkungen (z. B. Senkung des Blutdrucks) zeigen.

Jon Kabat-Zinn, Präventiv- und Verhaltensmediziner, behandelt an der Universität von Massachusetts Patienten, die unter chronischen Schmerzen und stressbedingten Gesundheitsstörungen leiden, mit einer Therapie, die ebenfalls auf Meditation, auf dem Vorgang „bewusster Wahrnehmung" beruht. Mediziner wie sie entdecken dabei eine uralte Weisheit wieder, die der westlichen, naturwissenschaftlich-technischen Medizin verloren gegangen ist, die Weisheit nämlich, „dass Körper und Geist in Wirklichkeit nur zwei Seiten derselben Medaille sind".[335]

Und die Ganzheit, um die es dabei geht, stiftet auch den inneren Zusammenhang zwischen Medizin und Meditation: Beide Begriffe – wir haben in der Einleitung zu diesem Buch bereits darauf hingewiesen – gehen auf dieselbe lateinische Wurzel, also „heilen“ (lat. medeor) und dem verwandten „meditor“ – (er)messen –, zurück. Und Kabat-Zinn erläutert diesen Zusammenhang so: „Medizin ist die Wissenschaft und Kunst, das richtige innere Maß wiederherzustellen, sobald es aus dem Gleichgewicht geraten ist. Und die Meditation ist die unmittelbare Wahrnehmung des richtigen inneren Maßes. Aus der Perspektive der Meditation und der neuen ganzheitlichen Medizin würde man sagen, die Gesundheit ist kein unveränderliches Objekt, das man an sich reißen kann wie einen Ball, um ihn ins Ziel zu bringen. Sie ist ein dynamisches Fließen von Energie, mit vielen Veränderungen im Laufe eines Lebens ... Der Körper befindet sich in einem Zustand des ständigen Katabolismus, des Abbaus und Wiederaufbaus ... Wenn wir beginnen, in dieser Form über Körper und Geist, Gesundheit und Krankheit nachzudenken, dann werden wir uns allmählich auch ein differenzierteres Bild von dem richtigen inneren Maß machen, in dem psychosoziale Einflüsse, Gedanken, Übertragungen und Gefühle ihre Rolle für die körperliche Gesundheit spielen.“[336]

Stressabbau und Schmerzlinderung durch Meditation als Therapie? Kündigt sich hier, am Rande eines nie geahnten medizinwissenschaftlichen Fortschritts oder vielleicht als Gegenbewegung dazu, eine neue und zugleich uralte Konvergenz zwischen Medizin und Religion an? Kabat-Zinn gibt darauf eine klare Antwort: „Die Medizin erlebt zurzeit einen tiefgreifenden Wandel, und ihre Grenzen beginnen in dem Maß zu verschwimmen, wie man erkennt, dass man für den Umgang mit dem Gesamtorganismus Glaubenstheorien, Erwartungen oder Weltanschauungen berücksichtigen muss. Ob man deswegen von Religion sprechen kann, hängt von der Definition des Begriffs ab. In dem Wort ‚Religion‘ steckt als Wurzel ‚verbinden‘. Die Religion verbindet Fragmentarisches, unser Ich, mit der Gesamtheit – Gott, oder wie immer man es nennen mag. In der Meditation geht es einfach darum, zu verstehen, was es heißt, ein Mensch zu sein ... Andererseits besteht zwischen ‚heilen‘ und ‚heilig‘ etymologisch ein Zusammenhang, so dass sich auch hier eine Verbindung zwischen Religion und Medizin ergibt ... die Grenzen verfließen zusehends.“[337]

Wir kommen auf diesen nicht unerheblichen Zusammenhang zwischen Glauben und Heilen, Spiritualität und Medizin später noch zu sprechen. An dieser Stelle gilt es, die Aufmerksamkeit auf die Bedeutung seelischer bzw. mentaler Prozesse in Form positiver Überzeugungen, Vorstellungen und Erwartungen zu lenken.

H. Benson weist in seinen Untersuchungen zur heilswirksamen Bedeutung von Glaubensüberzeugungen im Allgemeinen und religiösem Glauben im Speziellen nach, dass solche positiven Überzeugungen einen Zustand herbeiführen, den er – wir sprachen bereits davon – „erinnertes Wohlbefinden" nennt: „Der Körper reagiert auf die Sehnsüchte der Seele manchmal auf drastische, manchmal auf eher subtile Weise. Der Körper reagiert sogar auf das, was sich unsere Ärzte für uns wünschen, und auf das Vertrauen, das wir in der Beziehung zu unserem Arzt entwickeln. Starkes Verlangen und die Erwartung, dass das, wonach wir verlangen, auch tatsächlich eintritt, was man auch ‚Glauben' nennt, hilft unserem Körper, sich an die Botschaften und Anweisungen zu erinnern, die mit dem, wonach wir verlangen, verknüpft sind. Die Haltung eines zweifelnden ungläubigen Thomas kann also dem erinnerten Wohlbefinden im Wege stehen."[338]

Benson sieht also im „erinnerten Wohlbefinden" jenen „Mechanismus", über den Körper und Geist, Soma und Psyche miteinander interagieren. Meditation wäre demnach ein geistiger Prozess, solches „erinnerte Wohlbefinden" zu stimulieren und heilswirksam werden zu lassen. Das Gehirn ist so beschaffen, dass es diesen geistigen Prozess, der bestimmte Vorstellungsbilder hervorruft, körperlich umsetzt. Das gilt auch für Überzeugungen und Erwartungen, ja selbst für die wahrgenommenen Überzeugungen eines anderen, beispielsweise die Überzeugungen eines Arztes: Sein Glaube an den therapeutischen Erfolg, seine Versicherungen und Überzeugungen können messbare physiologische Veränderungen bewirken.[339] Es geht also immer auch um das Erwartungsvertrauen des Arztes, nicht nur um jenes des Patienten!

Wenn dem aber so ist – und die entsprechenden experimentellen Untersuchungen über den interaktiven Zusammenhang von Geist und Körper scheinen die diesbezüglichen ganzheitsmedizinischen Überlegungen eindrucksvoll zu bestätigen –, dann hängt von der Arzt-Patienten-Kommunikation wesentlich mehr ab, als bisher angenommen. Es geht dann tatsächlich um die Frage nach den Bedingungen und Möglichkeiten heilstiftender Kommunikation.

Erinnern wir uns nochmals an diesen fundamentalen Zusammenhang: „Vertrauen" ist nicht nur ein Qualitätsmerkmal zwischenmenschlicher Beziehung von Arzt und Patient, sondern wirkt sich direkt auf den Behandlungserfolg aus. „Vertrauen" ist also sowohl eine kommunikative als auch eine medizinische Schlüsselvariable. Nachdem die Bedeutung positiver Kommunikation auch für körperliches Wohlbefinden nicht hoch genug eingeschätzt werden kann, müsste man eigentlich sagen: Insofern Vertrauen eine kommunikative Schlüsselvariable ist, ist sie auch eine medizinische Schlüsselvariable. Vertrauen ist eine positive Überzeugung – das Verlangen, jemandem oder einer Sache Glauben zu schenken. Und positive Überzeugungen lösen einen gehirnphysiologischen Prozess aus, den Benson eben als „erinnertes Wohlbefinden" charakterisiert. Dieser gehirnphysiologische Prozess beruht im Wesentlichen darauf, dass bereits die Erinnerung, z. B. an den Anblick eines Bildes, also die Vorstellung des Bildes, die Gehirnaktivität genauso stimuliert wie der unmittelbare Anblick selbst. Den gehirnphysiologischen Prozess, der dabei abläuft, beschreibt Benson so: „Ein Bild entsteht demnach, wenn eine bestimmte Gruppe von Nervenzellen aktiviert wird. Um die Erinnerung an ein solches Bild zu ermöglichen, rekonstruiert das Gehirn jene Nervenzellenaktivität, die beim tatsächlichen Anblick des betreffenden Bildes stattgefunden hat. Aktivitätsmuster werden gespeichert und beim Erinnern abgerufen: Um eine Erinnerung auszulöschen ... aktiviert das Gehirn dieselben Akteure – Nervenzellen, Synapsen, Schaltkreise – wie bei der ursprünglichen Erfahrung. Das Muster der Gehirnaktivität, das erforderlich ist, um sich an ein Bild zu erinnern, wird auch Neurosignatur genannt. Alle Erlebnisse und Emotionen unseres Lebens besitzen Neurosignaturen, stenografische Notizen, die das Gehirn speichert und wieder abruft ..."[340]

Das erklärt, warum geistige Prozesse, wie Vorstellungen und Erinnerungen, bestimmte physiologische Prozesse auslösen können. Dabei spielt die Emotion eine wichtige, ja zentrale Rolle. Erinnerungen sind immer auch gefühlsmäßig besetzt. Was uns im Augenblick des Erlebens, im Augenblick der Abspeicherung eines Erlebens gefühlsmäßig sehr bewegt – ob positiv oder negativ –, werden wir sehr viel leichter und detaillierter abrufen können als Ereignisse, die uns weniger beeindrucken.

Das Gehirn versieht Informationen und Ereignisse mit emotionalen Wertungen, „die für die gesundheitliche Reaktion des Körpers bedeutsamer sind als die objektiven Fakten".[341] Dabei können, so Benson, „Krebs-Statistiken ... einen weniger starken Eindruck in unserem Gehirn hinterlassen als die warmherzigen, beruhigenden Worte eines freundlichen Arztes oder die Erinnerung an eine Freundin, die ihre Haare verlor und durch die Krankheit sehr geschwächt wurde, es aber schließlich schaffte, sich vom Krebs zu befreien".[342]

Bensons therapeutische Schlussfolgerungen, die nicht nur auf gehirnphysiologischen Einsichten, sondern auch auf einer Fülle experimenteller Untersuchungen beruhen: Positive Überzeugungen jeder Art lösen „erinnertes Wohlbefinden" aus, indem sie mit Wohlbefinden assoziierte Reaktionsmuster im Gehirn (Neurosignaturen) aktivieren.[343]

Das Medium zur Mobilisierung positiver Überzeugungen ist nun einmal primär die kommunikative Beziehung zwischen Arzt und Patient und die in ihr zum Ausdruck kommenden Erwartungshaltungen. Vor dem Hintergrund dieser Überlegungen werden die zahlreichen empirischen Befunde über einen realen, d. h. physiologisch nachweisbaren Zusammenhang zwischen dem Glauben an eine hilfreiche Behandlungsmethode und der Mobilisierung innerer Heilkräfte zumindest ansatzweise erklärbar. Die „Droge Arzt" wirkt nicht nur, wie die Placebo-Forschung in unzähligen Studien nachweist, sondern mit der Theorie des „erinnerten Wohlbefindens" scheint auch ein Schlüssel gefunden, zu erklären, warum das so ist.

„Wenn Patienten an eine ihnen von den Ärzten wärmstens empfohlene Therapie *glaubten*, dann bewirkt dieser Glaube von Arzt und Patient ganz offensichtlich eine Linderung zahlreicher Erkrankungen wie Angina pectoris, Asthma, Herpes simplex und Zwölffingerdarmgeschwür. Sobald jedoch der Glaube der Patienten an diese Therapien untergraben wurde, schwand auch die positive Wirkung ...",[344] fasst Benson die einschlägigen Ergebnisse der Placebo-Forschung zusammen.

Was damit nochmals deutlich wird: Zwischen der vom Arzt vermittelten Zuversicht, seiner Einstellung und Überzeugungskraft und dem Erfolg der medizinischen Behandlung gibt es also einen elementaren, nahezu überlebenswichtigen Zusammenhang. Heilen braucht die Kraft positiver Überzeugung – beim Patienten, aber nicht weniger auch beim Arzt ...

9. Narrative Medizin – vom Erlernen des Umgangs mit Gefühlen

Was folgt also aus dieser Einsicht der zentralen Bedeutung mitfühlender Kommunikation für ärztliches Handeln? Zunächst die Frage, wie die empathische Kommunikationsfähigkeit von Ärzten verbessert werden kann: Unter den diversen Trainingsprogrammen zur Optimierung des ärztlichen Kommunikationsstiles gegenüber Patienten verdient eine Methode größere Aufmerksamkeit, weil sie das Problem am ehesten an der Wurzel zu packen vermag. Die Rede ist von der sogenannten „Narrativen Medizin“. Die meisten Trainingsprogramme zum patientenorientierten Gesprächsverhalten sind nicht mehr als Regieanweisungen, wie man als Arzt verbal und nonverbal den Anschein erwecken kann, am Patienten interessiert zu sein. Schulungsprogramme zur besseren Selbstvermarktung von Ärzten sind aber nicht die Antwort auf das existenzielle Problem iatrogener Kommunikationsstörungen. Gefragt sind nicht kommunikative Täuschungsmanöver durch Mediziner, die gefühlvolle Ärzte spielen, sondern gefragt sind Menschen in Heilberufen, die bereit sind, den Gefühlen – den eigenen wie denjenigen ihrer Schutzbefohlenen – freien Raum zu geben. Dazu gehört, den Erzählungen der Patienten zuzuhören, sie zu deuten und sich in diese Erzählungen und die durch sie zum Ausdruck kommenden Gefühle involvieren zu lassen.

Das Programm einer narrativen Medizin wurde an der Columbia University in New York 1996 von Rita Charon eingeführt und ist mittlerweile integraler Bestandteil der klinischen Ausbildung. Über den Einfluss der Literatur auf ihr eigenes medizinisches Selbstverständnis entdeckte R. Charon die Bedeutung narrativer Kompetenz auch im medizinischen Alltag: „With narrative competence, physicians can reach and join their patients in illness, recognize their own personal journeys through medicine, acknowledge kinship with and duties toward other care professionals, and inaugurate consequential discourse with the public about health care."[345]

Über die Erzählung des Patienten kann der Arzt Zugang zu dessen biopsychosozialer Situation finden, zugleich aber ist das Erzählen selbst ein therapeutischer Vorgang, weil der Patient im Bemühen, die richtigen Worte zur Beschreibung seiner Befindlichkeit zu finden und die möglichen Ursachen und befürchteten Folgen zu benennen, der chaotisch empfundenen Situation des Krankseins Gestalt verleiht und damit einen ersten Schritt zur Kontrolle dieser Situation setzt.[346]

Die Entwicklung narrativer Fähigkeiten geschieht nicht nur in authentischen Beziehungen zu Patienten, sondern auch über eine bewusste Auseinandersetzung mit der Literatur und über die erzählerische Reflexion eigener Erfahrungen und Erlebnisse als Arzt. Narrative Medizin zielt darauf ab, das Einfühlungsvermögen des Arztes zu erhöhen und das ärztliche Verhalten fortlaufend am Anspruch einer idealen Arzt-Patienten-Beziehung zu orientieren. Erzählungen über das Kranksein sind immer auch eingebettet in die umfängliche Lebensgeschichte eines Menschen, über sie lässt sich also auch ein ganzheitlicher Zugang zum Patienten finden. Sie eröffnen dem aufmerksamen Zuhörer Einblicke in existenzielle Dimensionen, die der rigiden und geschlossenen Form symptomorientierter Anamnese-Gespräche in der Regel verschlossen bleiben.

Der narrativ geschulte Arzt lernt auf die so wichtigen Zwischentöne in der Erzählung zu achten, er kann Anteil nehmen und Anteil geben am Erleben des Patienten. Die narrative Methode verhilft dem Arzt dazu, dem Patienten auf dessen Bedeutungsebene zu begegnen und ihn damit verstehen zu lernen. Anteilnahme an der Erzählung eines Menschen ist zugleich Anteilnahme an seiner Person.

Neurobiologisch gesehen ist die Erzählung und die Bereitschaft, sich in die Erzählung gleichsam hineinziehen zu lassen, das ideale Medium zur Stimulierung der für das Leben und Überleben so wichtigen neuronalen

Spiegel- bzw. Resonanzvorgänge. Die Erzählung wird zum Medium sozialer Resonanz – der erzählende Patient erkennt sich in der anteilnehmenden Reaktion des Arztes gespiegelt –, im Arzt wiederum werden unwillkürlich die Gefühle und Empfindungsvorstellungen des Patienten im eigenen Seelenleben rekonstruiert – er erkennt in den Worten des Patienten seine eigenen Gefühle wieder.

Als solches ist die narrative Medizin ein Programm zur emotionalen Sensibilisierung – nicht nur was einen altruistischen, mitfühlenden, respektvollen und wahrhaftigen Umgang mit Patienten betrifft, sondern auch was die eigenen Gefühle des Arztes anlangt. Mit Hilfe der narrativen Methode kann der Arzt auch seine eigenen Gefühle im Umgang mit seinen Patienten reflektieren und sich mit seinem Selbstverständnis als Arzt im jeweils gegebenen beruflichen Kontext auseinandersetzen.

Narrative Medizin ist der notwendige Gegenpol zur Sprache der exakten, kausal-analytisch verfahrenden Wissenschaft. Medizin, die auch der „Logik der Gefühle“ Raum geben möchte, kann nicht eine Sprache verwenden, die mit wissenschaftlicher Begrifflichkeit operiert. Die Sprache im Dienst einer „Logik des Gefühls“ ist eine Sprache der emotionalen Differenziertheit, die auf Details hört und dennoch nicht das Ganze, das den Details erst ihren spezifischen Sinn verleiht, aus den Augen verliert.[347]

Die Arzt-Patienten-Beziehung ist keine „harmlose Beziehung des Wissens“, sondern eine Beziehung der Verantwortung für den anderen, den man noch gar nicht kennt. Es ist dies eine Verantwortung, in der es darum geht, dass das Ich des Arztes – wie es E. Lévinas formulierte – das „Gewicht des anderen erträgt“.[348]

Über die Erzählung vermag der hellhörige Arzt zu erkennen, wie es dem Patienten hinter seinen erzählenden Worten wirklich geht; über die Art und Weise der Bereitschaft des Arztes, an der erzählten Geschichte teilzuhaben, erkennt der Patient, ob der Arzt wirklich an ihm und seinen Sorgen und Problemen interessiert ist. Narrative Medizin hebt die oft unüberbrückbare Distanz zwischen Arzt und Patient auf, denn narrative Kompetenz ist Kompetenz im Gefühlsurteil.

Im Unterschied zum bloßen Kommunikations- und Verhaltenstraining verspricht die Methode der Narrativen Medizin ein höheres Maß authentischer und empathischer Kommunikation. Sie begnügt sich nicht mit oberflächlichen Verhaltensregeln, sondern zielt in die Tiefe des ärztlichen Selbstverständnisses. Ihr Ziel ist das Sein des Arztes, nicht sein Schein …

10. Das A.R.Z.T.-Modell empathischer Kommunikation

Welch ungeheures existenzerhaltendes Potenzial steckt also in der Kommunikation und wie armselig sieht demgegenüber die Praxis kommunikativer Beziehungen aus – nicht nur in der Medizin, aber hier mit besonders gravierenden Folgen. Wie soll man mit dieser Kluft zwischen Anspruch und Wirklichkeit umgehen? Die pragmatische Antwort: so weit Abstriche vom idealen Anspruch machen, dass er wirklichkeitskompatibel wird. Aber das hat eine Kehrseite: Vom ursprünglichen Anspruch bleibt immer weniger über, weil sowohl die Logik beruflicher Alltagsbewältigung als auch die Dynamik psychischer Überlebensstrategien inmitten stressintensiver Leistungserwartungen immer mehr Einfluss auf das Denken, Fühlen und Handeln gewinnen. Am Ende dieses Prozesses schleichender Entidealisierung beruflichen Handelns stellt sich dann nicht selten – oftmals einhergehend mit der Erfahrung des Burn-out – die Frage nach dem Sinn des Ganzen.

Die weniger pragmatische, ethische Antwort besteht darin, den Widerspruch zwischen Idealität und Realität nicht einseitig zu Lasten des angestrebten Sollensanspruches zu nivellieren, sondern als permanente Herausforderung für das eigene sittliche Bewusstsein zu akzeptieren. Aus dieser Haltung heraus wird man eher bereit sein, sich nicht mit der Wirklichkeit abzufinden, wie sie *ist*, sondern sie am Anspruch zu bemessen, wie sie sein *sollte*.

So wie sich die Medizin nie mit dem schon erreichten Fortschritt im Aufspüren und Bekämpfen von Krankheiten zufriedengeben kann, so wenig darf sie sich zufriedengeben mit dem erreichten Zustand ihres Verhältnisses zum leidenden Menschen. Dieses definiert sich nämlich nicht nur und gar nicht primär über die erreichten und zur Anwendung gebrachten medizinwissenschaftlichen Errungenschaften, also über das unendlich facettenreiche und sich ausdifferenzierende wissenschaftliche Können der Medizin, sondern über die viel elementarere Fähigkeit und Bereitschaft des Arztes, in eine personale Beziehung zum Patienten von Existenz zu Existenz einzutreten. Genau genommen ist dies eine Beziehung der Diakonie, des Dienstes am leidenden Menschen – eines Verhältnisses also, das dort erst beginnt, wo das Wissen des Arztes aufhört, Herrschaftswissen zu sein, und unter ärztlicher Zuwendung wesentlich anderes verstanden wird als den Rezeptblock zu zücken und Medikamente zu verschreiben. Der Arzt ist – auch wenn er in den meisten Fällen den Eindruck macht – kein Zwischenhändler der Pharmaindustrie ...

Apostolische oder empathische Kommunikation?

Die meisten Ärzte sind davon überzeugt, dass an ihrem Kommunikationsverhalten nichts oder allenfalls nur kosmetische Details verbessert werden müssten. Diese Überzeugung ist so stark, dass sich Ärzte gegen jede Kritik immun erweisen. Das liegt an einem Phänomen, das der Psychotherapeut und Psychiater M. Balint als die „apostolische Funktion des Arztes" bezeichnet hat und von dem einleitend schon die Rede war.

Damit kennzeichnete Balint die verschiedenen kommunikativen Strategien, die Ärzte anwenden, um sich die Patienten gefügig zu machen. Es handelt sich dabei um fest gefügte Vorstellungen des Arztes darüber, wie sich kranke Menschen verhalten sollen. Diese Vorstellungen prägen die Erwartungen des Arztes und die Beziehung zum Patienten.

„Es war fast, als ob jeder Arzt eine Offenbarung darüber besäße, was das Rechte für seine Patienten sei, was sie also hoffen sollten, dulden müssten, und als ob es seine, des Arztes, heilige Pflicht sei, die Unwissenden und Ungläubigen unter den Patienten zu diesem, seinem Glauben zu bekehren", berichtete Balint über seine mehrjährigen Seminarerfahrungen mit praktischen Ärzten.[349]

Bei Klinikern dürfte diese Grundhaltung, nämlich den Patienten zur Annahme der Regeln des Arztes zu bewegen, noch deutlicher im Vordergrund der Beziehung zu Patienten stehen, wozu das regelbetonte Setting eines Spitalsaufenthalts noch sein Übriges beiträgt.[350]

Die Bekehrung des Patienten zum Glauben des Arztes, der „missionarische Eifer", mit dem der Arzt sein Konzept von Krankheit und Genesung, seine Definition der Situation des Kranken durchzusetzen versucht – all dies hat aber nichts mit dem eigentlichen Anspruch einer Kommunikation des Mitgefühls zu tun. Ärztliche Kommunikation als Unterwerfungsritual ist das Gegenteil von empathischer Kommunikation. Wer nur Ersteres im Sinn hat, der kann recht bald mit sich und seinem Kommunikationsverhalten zufrieden sein. Aber es ist der falsche Maßstab! Selbst die vom Arzt erwünschte Compliance bzw. Kooperation mit dem Patienten kann nur gelingen, wenn das Subjekt des Patienten und nicht jenes des Arztes im Vordergrund steht. Wo dies nicht der Fall ist, verkommt die Arzt-Patienten-Beziehung zur Herrschaftsbeziehung, in der die Unterordnung des Patienten unter das Interpretationsmonopol des Arztes zum handlungsleitenden Prinzip wird.

Ärztliche Kommunikation ist nicht Persuasion – sie ist nicht die Kunst der Überredung, nicht einmal die noch höhere Kunst argumentativer Überzeugung. Denn es geht nicht primär darum, das ärztliche Interpretationsmonopol auf mehr oder minder sanfte Art durchzusetzen, sondern es geht – noch vor aller Aufklärung über mögliche Diagnose- und Therapieverfahren – um das Selbst des Patienten. Dieses „Selbst" ist Mittel- und Bezugspunkt aller ärztlicher kommunikativer Bemühungen. Schon deswegen, weil im Selbst des Patienten der mentale und psycho-vegetative Schlüssel zur Wiederherstellung der Gesundheit liegt.

Das Selbst des Menschen ist die Quelle und Grundlage der psychischen Individualität eines Menschen, sein „So-sein", in dem seine Erwartungen, Wünsche, Sehnsüchte, aber auch existenziellen Ängste aufgehoben sind. Das Selbstkonzept bestimmt das Verhalten des Menschen, organisiert seine Wahrnehmungen und das Erleben des Individuums. Ärztliche Kommunikation ist dann gute Kommunikation, wenn sie am Selbst des anderen orientiert ist.

Darin also liegt der entscheidende Unterschied zur vorherrschenden „apostolischen" Kommunikationspraxis von Ärzten: Empathische Kommunikation hat das Selbst des leidenden anderen im Blick und nicht das Selbst des Arztes. In der „apostolischen" Kommunikation begegnet der Arzt nicht dem Patienten, sondern lediglich sich selbst. Das macht auch das hohe Maß der Zufriedenheit der Ärzte mit ihrem eigenen Kommunikationsverhalten aus.

Erst um den Preis des Verzichts auf Unterwerfung des Patienten unter das jeweilige ärztliche Muster der Wahrnehmung der Wirklichkeit des Kranken und seiner Krankheit kann seinem Selbst der notwendige Raum zur Entfaltung eröffnet werden. Das hebt die Verantwortung des Arztes und sein – auch missionarisches – Engagement in der Deutung der Situation des Kranken nicht auf – im Gegenteil: Die Orientierung am Selbst des anderen stellt erst die notwendige Bedingung dafür her, die ärztliche Verantwortung sowie das Engagement in der Sache *und* an der Person des anderen wahrzunehmen. Vor allen Versuchen, zu bekehren, bedarf es des Verstehens.

Verstehen des anderen bedeutet, das *Selbst* des anderen zu verstehen. Das ist nicht nur, wie wir zu zeigen versuchten, eine kognitive Leistung, sondern vor allem eine affektiv-emotionale Herausforderung. Vor dieser emotionalen Herausforderung scheuen sich nicht nur Ärzte – davor scheuen wir uns alle, weil wir uns nicht gerne in fremdes Leid involvieren lassen wollen. Mitfühlen bedeutet immer zugleich auch Verzicht auf affektive Indifferenz und das heißt in letzter Konsequenz: Bindung. Empathische Kommunikation, die am Selbst des anderen orientiert ist, schafft Bindung. Nicht so sehr die Angst vor dem Risiko, sich in der Begegnung mit dem anderen selbst zu verändern, lässt den Arzt, lässt uns alle in kommunikative Abwehrhaltung gehen, wie C. Rogers meint, sondern die Angst vor dem Involvement, das Bindung bedeute, ist es, die uns zögern und zurückschrecken lässt.

Wer krank ist, bedarf – noch mehr als der Gesunde – der Bindung. Empathische Kommunikation stellt diese Bindung her, indem sie Worte der Verbindlichkeit spricht und darin Arzt und Patient als Partner aneinanderbindet.

Das freilich ist eine Bindung, die nicht auf Unterwerfung und Gehorsam beruht, wie in der „apostolischen" Kommunikation, sondern auf gegenseitiger Annahme und Achtung. Gemessen an diesem Anspruch verbietet es sich, auf das Problem krankmachender Kommunikationsnot in der Medizin mit bloßen Strategiespielen oder kosmetischen Nachbesserungen an der den Patienten zugewendeten Fassade zu reagieren.

Erst diese Art von Bindung schafft eine Einheit zwischen Arzt und Patient. Das ist mehr als eine „Investierungsgesellschaft auf Gegenseitigkeit", wie M. Balint die Arzt-Patienten-Beziehung bezeichnet und sie folgendermaßen charakterisiert: „Es ist nicht Liebe, nicht Respekt voreinander, keine wechselseitige Identifikation, nicht Freundschaft, obwohl etwas von allem darin steckt. Wir haben es – mangels eines besseren Ausdrucks – ‚die Investierungsgesellschaft auf Gegenseitigkeit' genannt. Wir meinen damit, dass der praktische Arzt nach und nach ein sehr wertvolles Kapital in seinem Patienten anlegt und dass umgekehrt auch der Patient wertvolles Kapital erwirbt, das in seinem Arzt angelegt ist."[351]

Selbst wenn man diesen nicht gerade glücklichen Ausdruck verwendet – diese „Investierungsgesellschaft auf Gegenseitigkeit" kann nur unter der Bedingung gegenseitiger Achtung und gegenseitigen Vertrauens gedeihen. Ohne diese beiden kommunikativen Grundtugenden verkommt die Beziehung der Gegenseitigkeit zur bloßen Geschäftsbeziehung.

Die vier Prinzipien mitfühlender Kommunikation

Vor dem Hintergrund dieser Überlegungen sollen nun diejenigen Prinzipien oder Grundhaltungen benannt werden, die m. E. mit dem Anspruch empathischer Kommunikation untrennbar verbunden sind und deren Beachtung zum Gelingen mitfühlender kommunikativer Beziehungen beiträgt. Diese vier Prinzipien ärztlicher Kommunikation lassen sich als Modell darstellen, das symbolhaft an der Buchstabenfolge des Wortes „Arzt" orientiert ist:

Achtung, **R**eaktivität, **Z**uwendung und **T**ransformation.

Jedes dieser vier Prinzipien markiert eine bestimmte – wie ich meine unverzichtbare – Dimension empathischer Kommunikation.

Damit ist freilich keinerlei kommunikationsstrategisches oder rhetorisches Rezeptwissen gemeint, wie es heute vielfach von Ärzten erwartet und angeboten wird. Denn nicht – wie wir an mehreren Stellen deutlich zu machen versuchten – um Inszenierung oder soziale Geschicklichkeit geht es, sondern um ihr Gegenteil: um Authentizität in der Beziehung zwischen Arzt und Patient. Sie ist eine der zentralen Voraussetzungen für gelingende Kommunikation, weil sie Ausdruck von Wahrhaftigkeit ist und Wahrhaftigkeit die Grundlage jeglicher zwischenmenschlicher Beziehung ist. Wahrhaftigkeit meint: Der Sprecher muss seine Intentionen wahrhaftig äußern wollen, damit der Hörer ihm vertrauen kann. Als solches ist Wahrhaftigkeit ein universeller Geltungsanspruch kommunikativen Handelns.[352]

Wahrhaftigkeit des Sprechens ist zugleich auch Ausdruck des kommunikationsethischen Grundprinzips der Achtung des anderen.

Das Prinzip „Achtung"

Am Anfang steht die Achtung des anderen. Nach W. Dilthey beruht die Achtung darauf, dass man jede Person für wertvoll hält, weil sie ein zur Selbstbestimmung fähiges Wesen ist. Der Mensch macht nicht nur die Erfahrung der Fremdheit oder Andersartigkeit in der Begegnung mit dem anderen, sondern, wie Dilthey darlegt, auch die Erfahrung der Homogenität mit anderen Menschennaturen: „… Solidarität der Interessen tritt hervor, in dem anderen pulsieren dieselben Gefühle und die Miterregung lässt mich an denselben teilnehmen. Aus ihm wirkt derselbe Wille heraus und strebt die Objekte zu beherrschen; er ist derselbe als ich selbst, ich kann mich in Gedanken an seine Stelle versetzen. Im Verband wirken die Willen zusammen, sie erleben die Solidarität ihrer Zwecke. Auch hat dieser Wille ebenso in der Herstellung von Befriedigung im Gefühlsleben einen Mittelpunkt wie der meine … Denselben Punkt entdecke ich im anderen. Mitleid, Mitfreude lassen mich ihn fühlen."[353]

Der andere hat ähnliche Gefühlsregungen wie ich, eine darin wurzelnde selbstbewusste Willensstruktur, wie dies bei mir der Fall ist, und ist – gleich mir – ein zur Selbstbestimmung fähiges Wesen. Das begründet Solidarität, Mitleid und Mitgefühl und in Verbindung damit auch die Achtung vor dem Selbstwert und dem Selbstbewusstsein des anderen. Achtung vor dem Selbstwert und Selbstbewusstsein des anderen ist die grundlegende ethische Voraussetzung für Kommunikation im Allgemeinen und für empathische Kommunikation im Speziellen.

Ihr liegt Kants Maxime zugrunde, den anderen zugleich als Zweck, niemals nur als Mittel zu gebrauchen. So wie ich selbst, ist auch der andere eine Person (keine Sache) mit Würde, der, sich seiner Vernunft bedienend, selbst, also dem autonomen Willen folgend, seine Ziele bzw. Zwecke setzt.

Darin unterscheidet sich eine auf Achtung des autonomen Selbst des anderen beruhende Kommunikation von jener „apostolischen" Kommunikationsweise, wie sie Ärzten eigen ist. Jene gründet im Respekt vor dem Selbstwert, Selbstbewusstsein und der Würde des anderen, des Patienten – diese erwartet und fordert Respekt für den einen, den Arzt, und die ärztliche Wahrnehmung der Wirklichkeit. Im einen Fall geht es um Achtung der Person des Patienten und seines Selbst als kommunikationsethisches Postulat; im anderen Fall geht es um die Achtung der Rolle des Arztes als imageerhaltendes Prinzip.

Für jene ist die empfundene Gemeinsamkeit und Solidarität zwischen Arzt und Patient – Solidarität einander im Leben und Leiden Ähnlicher, ja Verwandter – Voraussetzung ärztlichen Sprechens und Handelns; für diese liegt das Ziel ärztlichen Redens in der Herstellung einer Zwangsgemeinschaft des Patienten mit dem Arzt nach den Regeln und Vorgaben des Arztes.

Damit wird deutlich, dass es sich bei „apostolischer" und empathischer Kommunikation nicht bloß um unterschiedliche Kommunikationsstile handelt, sondern um unterschiedliche mentale, affektiv-emotionale und moralische Grundhaltungen, die den kommunikativen Akten zugrunde liegen.

Das Grundmotiv der Achtung des anderen geht einher mit der Akzeptanz des anderen in seinem *Sosein*. Damit ist eine prinzipielle Wertschätzung des anderen, des Patienten gemeint, die an keine Bedingungen geknüpft ist.[354] Die „apostolische" Grundhaltung hingegen neigt eindeutig dazu, diese Zuwendung zum Patienten, seine Wertschätzung an Bedingungen zu knüpfen

– vorwiegend die Bedingung der widerspruchslosen Akzeptanz der Meinung bzw. Sichtweise des Arztes. Hier steht nicht die Wertschätzung des Patienten im Vordergrund, sondern sein normgerechtes Wohlverhalten.

Achtung ist also gleichsam die Verhandlungsgrundlage der Arzt-Patienten-Beziehung. Ohne Achtung bleibt als Alternative nur die Macht – sie ist meist das dominierende, wenn auch verborgene Grundmotiv für jenen „apostolischen" Bekehrungseifer, mit dem Patienten dazu gebracht werden sollen, sich dem Arzt und der Art und Weise, wie er die Dinge sieht, zu unterwerfen.

Das Prinzip der Achtung des anderen, der Achtung des Selbstzweckes im anderen im Sinne von Kant und Dilthey geht mit zwei weiteren Bestimmungsmerkmalen empathischer Kommunikation einher: mit *Aufmerksamkeit* und *Authentizität*. Aufmerksamkeit meint ein Hineinhorchen in den anderen, den Patienten und ein Hineinhorchen in sich selbst und die eigene Reaktion auf den anderen. Aufmerksamkeit ist nicht Resultat umtriebiger Geschäftigkeit, sondern im Gegenteil: Ergebnis eher meditativer Grundhaltung. Aufmerksamkeit beschreibt einen Modus der Wahrnehmung der Um- und Mitwelt – sich selbst miteingeschlossen –, der das Sichtbare als Ausdruck eines dahinter Verborgenen zu entdecken versucht. Etwa den emotional-seelischen Zustand hinter gesprochenen Worten oder hinter den nonverbalen Zeichen. Aufmerksamkeit meint die Kunst der Hellhörigkeit für das Nicht-Gesagte und Nicht-zum-Ausdruck-Gebrachte; Aufmerksamkeit versteht zwischen den Zeilen zu lesen, zwischen den Lauten zu hören. Aufmerksamkeit korrespondiert mit dem aktiven Zuhören, von dem weiter oben bereits die Rede war.

Empathische Kommunikation beginnt nicht, so erinnerten wir, mit dem Reden, sondern dem Zuhören – nicht irgendeinem Zuhören, sondern einem *aktiven* Zuhören, das darin besteht, dass der Zuhörer auch psychisch ganz präsent ist, gleichsam alle seine „Antennen" ausgefahren hat, um kein auch scheinbar noch so geringes Detail der Lebens- und Leidensgeschichte des anderen zu versäumen.

Dementsprechend anstrengend und kräfteraubend ist ein solches aktives Zuhören. Es erfordert Zeit, einen inneren Zustand seelischer Ausgeglichenheit und ein – wie es Carl R. Rogers für die klientenzentrierte Gesprächstherapie empfiehlt – beurteilungsarmes Gesprächsklima, das dadurch entsteht, dass der Therapeut sich jeglichen Urteils über den Patienten enthält.[355]

Beides, die gerichtete Aufmerksamkeit wie auch die Vermeidung von Urteilen über den Patienten, trägt dazu bei, dass der Patient die Begegnung mit dem Arzt als bedingungsfreie positive Zuwendung empfindet.[356] Damit werden Grundvoraussetzungen für das Gelingen empathischer Kommunikationsbeziehungen geschaffen.

Authentizität ist ein zweites, mit dem Prinzip der Achtung einhergehendes Bestimmungsmerkmal mitfühlender Kommunikation. Authentizität des Sprechens untersteht dem Geltungsanspruch der Wahrhaftigkeit und bezeichnet die Übereinstimmung zwischen den Absichten der Person des Sprechenden und seinen Worten. Authentizität ist nicht nur die Bedingung für Vertrauen, sondern auch eine der entscheidenden Voraussetzungen dafür, positive Veränderungen im Patienten zu bewirken, beispielsweise Angst zu mindern, Vertrauen zu stärken, die Compliance zu erhöhen usw.[357]

Achtung vor der Würde des anderen als Person erfüllt sich in erster Linie am Anspruch der Authentizität und Wahrhaftigkeit des Sprechens. Das hat, nimmt man diesen Anspruch ernst, gerade für ärztliche Kommunikation weitreichende Konsequenzen: beispielsweise für die außerordentlich komplexe Frage des Umgangs mit „der Wahrheit" am Krankenbett – eine Frage, die wie keine andere Arzt und Patient in besonderer Weise berührt und in der das Prinzip Achtung am unmittelbarsten zur Geltung kommt.

Das Prinzip „Achtung" verpflichtet den Arzt zu besonders sorgfältigem Umgang mit „der Wahrheit" – insbesonders „der Wahrheit" schlechter Nachrichten.

Zunächst einmal gilt, dass Wahrheit *dialogischen* Charakter hat. Das bedeutet, dass Wahrheit keine Eigenschaftszuschreibung einer Sache ist – dann wäre sie Objektivität und die sich darauf beziehenden Aussagen stünden primär nur unter dem Anspruch der Richtigkeit. Wahrheit hat im Unterschied zur Objektivität – unterstellt es gäbe sie tatsächlich – hingegen mit dem *Subjekt* zu tun. Sie ist immer Wahrheit für jemanden, für ein Subjekt in einer bestimmten existenziellen Lebenssituation. Wahrheit ist darüber hinaus auch insofern subjektiv, als sie vom Subjekt ergriffen werden muss, um für das Subjekt wahr zu werden. Wahrheit bedeutet wesentlich mehr als Objektivität im Sinne sachlicher Richtigkeit.

Dazu schreibt der Psychotherapeut A. Längle: „Sachlichkeit alleine genügt dem Menschen nicht. Man kann z. B. einem Patienten eine Reihe harmloser, objektiver Befunde mitteilen, die widerspruchsfrei zueinander stehen – und ihm gerade dadurch Wahrheit verschweigen. Wahrheit bedeutet eben mehr als bloße Sachlichkeit – Wahrheit meint das Wesentliche.“[358]

Für den Arzt ist das Wesentliche etwas anderes als für den betroffenen Patienten – dem Arzt geht es bei der Frage nach „der Wahrheit“ am Krankenbett vielleicht um die Optimierung therapeutischer Maßnahmen, um Effizienzsteigerung fachlichen Handelns; für den Patienten geht es um ganz anderes, nämlich um die Totalität und Integrität des Lebens[359]: „Er stellt, in versteckter Form, die Globalfrage, die Frage nach seiner Existenz. Mit seiner Frage ist für ihn nicht nur ein physisches, sondern auch ein metaphysisches Anliegen verbunden. Der Bogen seiner Fragen spannt sich von: ‚Was steht mir bevor?‘ – ‚Wie werde ich damit zurechtkommen können?‘ – ‚Woher nehme ich die Kraft?‘ – ‚Lohnt es sich überhaupt?‘ – bis zu: ‚Wo wird es mit mir enden?‘, ‚Welchen Sinn soll das alles haben?‘“[360]

Der Anspruch der „Achtung“ als kommunikatives Prinzip erfüllt sich in dem Maße, in dem der Arzt dem Patienten die Möglichkeit eröffnet, „die Wahrheit“ als *seine* subjektive Wahrheit zu ergreifen. Darin liegt der dialogische Charakter „der Wahrheit“ am Krankenbett. Dass es dabei immer nur um ausgewählte Aspekte von Wahrheit geht, weil die Wahrheit in ihrer Totalität nicht zu erfassen ist, liegt auf der Hand.

Das hat für die dialogische Situation zwischen Arzt und Patient erhebliche Konsequenzen, wie Längle klarmacht: „Der praktische Umgang mit einem so hoch komplexen Begriff wie ‚Wahrheit‘ verlangt, sich dem existenziellen Anspruch der Wahrheit zu stellen: nicht die ganze Wahrheit erfassen zu wollen, sondern gerade jenen Abschnitt, der zu einem sinnvollen Leben – also letztlich zu einem Gewinn – verarbeitet werden kann (und auch dafür benötigt wird).“[361]

Achtung als Prinzip empathischer Kommunikation vermeidet es, den anderen mit der – vermeintlichen – (Teil-)Wahrheit zu „erschlagen“, noch enthält sie ihm das Wesentliche aus falsch verstandener Rücksichtnahme vor. Oder wie es Max Frisch einmal formulierte: „Man sollte dem anderen die Wahrheit wie einen Mantel hinhalten, dass er hineinschlüpfen kann, nicht wie ein nasses Tuch um den Kopf schlagen.“[362]

Man würde diese Empfehlung allerdings gründlich missverstehen, würde man darin lediglich eine Verhaltensregel im Umgang mit „bad news“ am Krankenbett sehen. Es geht nicht darum, welche Rolle der Arzt beim Überbringen schlechter Nachrichten zweckmäßigerweise spielen soll, um sich und den Patienten beim Überbringen „der Wahrheit“ möglichst zu schonen. Auch hier – gerade hier – geht es nicht um die *Rolle*, sondern um das authentische *Sein* des Arztes. Und das heißt: Die Achtung vor dem Leidenden gebietet es, ihm in einer Grundhaltung von Existenz zu anderer Existenz gegenüberzutreten, bereit und offen dafür, sich dem Wesentlichen des Wahren gemeinsam und solidarisch zu stellen.

Das Prinzip „Reaktivität“

Die Fähigkeit zum spontanen, intuitiven Verstehen ist – wir greifen diesen für verstehendes Mitgefühl wichtigen Gesichtspunkt an dieser Stelle nochmals auf – an die neurobiologische Basis der Spiegelresonanz gebunden: „Indem wir die Handlungsabsichten, Empfindungen und Gefühle eines Menschen selbst in uns spüren, gewinnen wir ein spontanes, intuitives Verstehen dessen, was den anderen bewegt.“[363]

Der Mensch bedarf von Geburt an der emotionalen Resonanz, um sich entwickeln zu können, also eigene neuronale Spiegelsysteme ausbilden zu können, über die er gerade auch emotionale Lernprozesse als Imitationsprozesse vollziehen kann.

Werden diese reziproken Reaktionen seitens der Beziehungspartner verweigert, dann fehlt die Möglichkeit zur Imitation und Simulation und damit zur emotionalen bzw. sozialen Orientierung. Denn das System der neuronalen Spiegelresonanz ist die biologische Basis für die Konstituierung eines gemeinsamen Bedeutungsraums, in dem wir einander als Menschen, die sich miteinander verständigen können, erkennen.

Wo keine Spiegelung im anderen stattfindet, wo etwa der Blick verweigert wird, Worte oder Gesten nicht erwidert werden, da kommt es zu Ausgrenzung, Exkommunikation und in der Folge zu Krankheit.[364]

J. Bauer: „Die Fähigkeit des Menschen zu emotionalem Verständnis und Empathie beruht darauf, dass sozial verbindende Vorstellungen nicht nur untereinander ausgetauscht, sondern im Gehirn des jeweiligen Empfängers auch aktiviert und spürbar werden können … Wie sich herausgestellt hat, ist das System der Spiegelneurone das neurobiologische Format, das diese Austausch- und Resonanzvorgänge möglich macht."[365]

Für unseren Problemzusammenhang bedeutet dies: Intuitiv kommt es zwischen Arzt und Patient zur Resonanz, indem Vorstellungen, Erwartungen, Einstellungen, Stimmungen des einen korrespondierende mentale und affektiv-emotionale Zustände im anderen aktivieren.[366]

Daher sind nicht nur Worte, sondern selbst schon Einstellungen und Erwartungen des Arztes in Hinblick auf den Patienten von großer, weithin unterschätzter Bedeutung.

Es ist keineswegs gleichgültig, was der Arzt über den Patienten denkt, wie er ihn betrachtet und welche Erwartungen der Arzt über den Verlauf der Begegnung mit diesem Patienten hat.

J. Bauer illustriert diesen verborgenen, aber ungemein wichtigen und wirkungsvollen Zusammenhang damit: „Konkret heißt dies, dass der Patient bei seinem Arzt – meist ohne zu wissen, warum – intuitiv zum Beispiel das Gefühl bekommt: ‚Mein Fall ist es wert, angehört zu werden, ich stoße auf Anteilnahme', mitsamt allem, was sich für ihn daraus an weiteren Sequenzen ergibt: Stressreduktion, Bestärkung des Selbstwertgefühls, Vertrauen, vielleicht auch eine größere Offenheit gegenüber dem Arzt. Erzeugt dagegen die Resonanz beim Patienten ein Gefühl wie: ‚Ich habe eigentlich nichts Ernstes, bin nicht wichtig und sollte hier nicht zur Last fallen', wird sich auch daraus ein bestimmter weiterer Ablauf ergeben. In beiden Fällen haben sich Einstellungen und Erwartungen des Arztes auf den Patienten übertragen."[367] Umgekehrt übertragen sich auch – meist auf nonverbalem Wege – auch Einstellungen und Erwartungen des Patienten auf den Arzt und lösen bei ihm intuitiv Resonanzreaktionen, also korrespondierende Gefühle aus. Beide Partner sind freilich im Empfinden ihrer jeweiligen

Resonanz auf den anderen nicht festgelegt, sondern können mit ihrer Resonanzreaktion kreativ umgehen: „Spürt etwa ein Arzt im Rahmen seiner Resonanzreaktion, dass der Patient Angst hat, seine Beschwerden könnten zu unbedeutend sein, um überhaupt vorgetragen zu werden, so ermöglicht es ihm gerade diese Wahrnehmung, in einem zweiten Schritt eine gegenläufige, zum Beispiele anteilnehmende Reaktion zu zeigen. Die im Arzt ausgelöste Resonanz wird sowohl seine therapeutische Wirksamkeit als auch den Behandlungsablauf erheblich beeinflussen."[368]

Und Bauer resümierend über die Rolle neuronaler Spiegelungsphänomene gerade im ärztlichen Bereich: „Obwohl Spiegelungsphänomene zu den stärksten Einflussfaktoren jedes Heilungsprozesses gehören, werden sie in der medizinischen Ausbildung kaum oder gar nicht berücksichtigt."[369]

Wiewohl also im System der Spiegelresonanz die neuronale Bedingung der Möglichkeit zu spontanem und intuitivem Verstehen und Mitfühlen gegeben ist, ist mitfühlendes Verstehen über seine biologischen Voraussetzungen hinaus primär eine *Leistung des sittlichen Bewusstseins* des Subjekts. Der Mensch kann sich zu seinen intuitiven Resonanzreaktionen aktiv verhalten, sie beispielsweise negieren, abwandeln oder in Gegenreaktionen verwandeln. Kurz: Die wahrgenommenen Resonanzreaktionen werden Prozessen der Interpretation und Selektion unterworfen. Diese bewusst vollzogenen Sinngebungsprozesse sollen hier mit dem Begriff der Reaktivität bezeichnet werden.

Gerade beim aktiven Zuhören, von dem weiter oben bereits mehrfach die Rede war, entsteht ein inneres Bild des anderen, und zwar nicht nur als Resultat neurobiologischer Prozesse der Spiegelresonanz, sondern vor allem als Ergebnis eines *interpretativen* Vorgangs, in dem der Arzt in ein komplexes und dynamisches Verhältnis wechselseitiger Sinnfindung und Sinngebung mit dem Patienten eintritt. Der aktiv zuhörende Arzt eröffnet dem Patienten nicht nur den Raum zum Sprechen, sondern fungiert damit zugleich auch als Medium der Sinnfindung für den Patienten. Das aber kann nur gelingen, wenn sich der Patient in den bewusst und unbewusst wahrgenommenen Reaktionen des Arztes – seien sie verbaler oder mehr noch: nonverbaler Natur – zugleich selbst erkennen kann. Das Prinzip der Reaktivität besagt also, dass der Arzt reziproke Reaktionen zeigen muss, was nur gelingen kann, wenn er nicht nur physisch anwesend, sondern auch psychisch präsent ist.

Die Praxis sieht hingegen oftmals so aus, dass diese reziproken Reaktionen des Arztes aus den verschiedensten Gründen ausbleiben. Wenn etwa der Arzt mit steinerner Miene der Krankengeschichte des Patienten folgt bzw. eben nicht folgt; wenn auf verbale oder meist nonverbale affektiv-emotionale Appelle des Patienten mit kühler Sachlichkeit reagiert wird; wenn die Fragen des Patienten und die dahinterstehenden Sorgen mit saloppen Sprüchen oder verbalen Versatzstücken vom Tisch gewischt werden usw. Es gibt unendliche Variationen von Situationen, die eines gemeinsam haben – dass sie dem Patienten, insbesondere im Spital, ein Gefühl der Ohnmacht vermitteln, als wäre zwischen ihm und den anderen, den Ärzten und dem Pflegepersonal eine undurchdringliche Wand. Die Verweigerung reziproker Reaktionen, das Ausbleiben entsprechender Resonanz führen dazu, dass der Patient aus dem „sozialen Resonanzraum" etwa eines Krankenhauses, den es ja darstellen soll, herausfällt.[370]

Reaktivität als kommunikatives Prinzip bedeutet demnach ein hohes Maß an Sensitivität für das existenzielle Bedürfnis von Patienten, sich im Arzt und seinen Reaktionen wiedererkennen zu können. In diesem Sinn ist so verstandene ärztliche Reaktivität die vordringlichste Antwort auf den pathogenen Zustand der Ohnmacht, Hilflosigkeit, des Kontrollverlusts und schließlich der sozialen Isolation des Patienten.

Man könnte sagen: Der Arzt selbst ist seinem Wesen nach die Antwort auf die ausgesprochenen – mehr noch, auf die nicht ausgesprochenen –, quälenden Fragen des Patienten. Die Voraussetzung dazu ist, dass der Arzt sowohl im neurobiologischen als auch kommunikativen Sinn „spiegelt", sich also der Patient vom Arzt in seinen Ängsten, Sorgen und Hoffnungen erkannt und wertgeschätzt fühlt.

Das Prinzip „Zuneigung"

In der Grundhaltung der Zuneigung geht der Arzt über die Möglichkeiten des intuitiven, reaktiven und interpretativen Verstehens des Patienten hinaus. Zuneigung bezeichnet eine besondere Qualität der Beziehung, die sich vor allem dadurch auszeichnet, dass sie an keine Bedingungen geknüpft ist und dass sie den Interpretationsrahmen professionalisierter ärztlicher Rollenmuster durchbricht. Carl R. Rogers sieht gerade in der beurteilungsarmen Zuneigung eine Schlüsselvariable für das Gelingen einer konstruktiven, also persönlichkeitsfördernden Beziehung zum Patienten.[371]

Dies gilt nicht nur für die psychotherapeutische Beziehung, sondern für jede Beziehung zwischen Arzt und Patient. Zuneigung, verstanden als positive, bedingungsfreie Zuwendung, fördert das Gefühl der Wertschätzung des Patienten, ohne von ihm etwas zu fordern: „Es bedeutet eine Art Liebe zum Klienten, so wie er ist; vorausgesetzt, dass wir das Wort Liebe entsprechend dem theologischen Begriff Agape verstehen und nicht in seiner romantischen oder besitzergreifenden Bedeutung. Das Gefühl, das ich beschreibe, ist weder patriarchalisch noch sentimental, auch ist es nicht von oberflächlich-liebenswürdiger Zuwendung. Es achtet den anderen Menschen als eigenständiges Individuum und ergreift nicht Besitz von ihm. Es ist eine Art der Zuneigung, die Kraft hat und die nicht fordert", beschreibt Rogers diese besondere Beziehungsqualität.[372] Man könnte dieses Gefühl auch als Grundhaltung des Wohlwollens bezeichnen.

Therapeut sein heißt Unterwegssein und andere beim Unterwegssein zu begleiten.

„Therapeut" ist einer, der dient, bedient, pflegt und heilt. Ähnlich wie im Griechischen (θεραπεύω) meint auch das altindische „dhar" halten, am Leben erhalten; und „dhoranas": tragend, erhaltend. Folgt man der etymologischen Wurzel des Begriffes, dann wird deutlich: nicht um die *Person* oder ihren sozialen Status geht es, sondern um die *Tätigkeit* des Dienens, Pflegens und Heilens, wer immer diese Tätigkeit auch ausübt. Bei den Römern lag die ärztliche Tätigkeit – laut Claudius Codenus (geb. 131 n. Chr.) – meistens in den Händen von Freigelassenen und Sklaven, seltener auch von Freien, die dann aber fast ausnahmslos aus Griechenland oder dem Orient stammten.

Darin vor allem dient der Arzt, der Therapeut, den Menschen: sie durch die Wirrnisse eines rätselhaften, hinfälligen Seins hindurchzuführen, sie zu begleiten, um Heilung möglich werden zu lassen. Der Arzt, der Therapeut, ist ein Mediator des Heils. Nichts an ihm steht dem Heilsuchenden im Weg – schon gar nicht sein ärztliches Ego. Er verstellt nicht durch seine Persönlichkeit den Weg zum Heil, sondern lässt für den Suchenden in ihm und durch ihn den Weg dorthin erkennbar werden.

Das vom Arzt entgegengebrachte Wohlwollen ermöglicht es dem Patienten, aus sich herauszugehen und seine Sicht der Dinge darzustellen – und es ermöglicht dem Arzt, die Welt des anderen aus *dessen* Sicht wahrzunehmen. Solange die Welt des anderen aus eigener Sicht wahrgenommen wird, solange wird der eigentliche Anspruch verstehenden Mitgefühls verfehlt. Die wirkliche empathische Herausforderung liegt darin, zu versuchen die Welt des anderen mit seinen Augen zu sehen und zu verstehen.[373] Das kann nur gelingen, wenn nicht das rationale Urteil im Vordergrund steht, sondern Wohlwollen bzw. Zuneigung. Hier hat die „Logik des Herzens" am deutlichsten Vorrang vor der „Logik des Verstandes". Wo Wohlwollen und Zuneigung gegeben sind, da entsteht Vertrauen – jenes Vertrauen, das unverzichtbar für jede Form der Arzt-Patienten-Beziehung ist.

Wohlwollen ist die Eingangsbedingung für jede fruchtbare therapeutische Beziehung. Man könnte auch sagen: Wohlwollen und Zuneigung sind die Eingangsbedingungen dafür, aus Beziehungen therapeutisch fruchtbare Beziehungen zu machen. Und zwar deswegen, weil das Wohlwollen, wie die Liebe, die die vollkommene Ausdrucksweise des Wohlwollens ist, eine bewusstseinsverwandelnde Kraft ist. Wohlwollen ist nicht Resultat ärztlicher Pflichterfüllung – man kann nicht aus Pflichtgefühl heraus wohlwollend sein, sondern es ist die psychische Einstellung zum Patienten, die Handlungen nach sich zieht, deren Ergebnis beim Patienten das Gefühl des Wohlwollens und der Zuneigung bewirkt.

In der Begegnung mit dem Therapeuten, dem Arzt geschieht im Idealfall aber noch mehr: ein heilsamer Aufbruch aus der bewusstseinseinengenden Befangenheit des Krankseins. Er kann zwar das Leid nicht aus der Welt schaffen, aber dazu beitragen, dass sich Leid im Medium des Wohlwollens verwandelt – und mit ihm der Leidende selbst. Darin liegt der tiefere, spirituelle Sinn wohlwollender ärztlicher Zuwendung und Zuneigung: Sie trägt zur Erhellung des Bewusstseins bei und verhilft dazu, dass das Leid eine andere Wertigkeit erhält. Der buddhistische Gelehrte D. T. Suzuki interpretiert diesen mentalen Vorgang so: „Den erleuchteten Menschen ist Leiden zwar zweifellos immer noch Leiden, aber sie haben es sozusagen in ihr spirituelles Bewusstsein hineingenommen, wo alles, was auf der psychologisch-natürlichen Ebene geschieht, seine eigentliche Bedeutung in Übereinstimmung mit dem ‚undenkbaren' Plan des Universums findet. In diesem Sinn stehen sie nicht länger unter dem Einfluss des Gesetzes von Ursache und Wirkung, ohne dass dieses jemals ‚verdunkelt' würde."[374]

Der Anspruch, der sich damit verbindet, ist nicht gering: Wenn sich im Arzt und durch den Arzt, im Therapeuten und durch den Therapeuten das Sein des Patienten, der Schmerz und das Leid nicht verwandeln können, dann wird er seiner dienenden, heilenden Aufgabe nicht gerecht. Der Weg dazu führt nicht alleine über die fachliche Kompetenz, sondern über die Fähigkeit wohlwollender Zuneigung, aus der das Mitgefühl kommt, in dem sich der Leidende, wie er ist, vom Arzt erkannt und angenommen sieht.

Das setzt aber Verwandlung, Transformation im Arzt selbst voraus. In seinen biografisch-analytischen Reflexionen über die philosophischen Grundlagen des Arztberufs beschreibt dies J. Needleman so: „... die Rolle des Arztes [verlangt] die Entwicklung seines inneren Seins – und nicht einfach die Reparatur seines Ego."[375]

Erst aus diesem „inneren Sein" kommt eine besonders tiefe Aufmerksamkeit, die nach außen hin auf den Patienten „ausstrahlt" und die von Needleman sowohl als spürbare Heilenergie als auch als Aktivierung der für Heilung notwendigen Aufmerksamkeitskraft im Patienten selbst gesehen wird.[376]

Und als Vorbereitung dafür empfiehlt er: „Man [muss] nach wahrem Menschsein streben, wenn man ein Arzt im besten Sinne des Wortes werden will. Dazu muss man erst einmal sehen, wie weit man vom wahren Menschsein entfernt ist, und dieses Sehen muss eine innere Leidensspannung erzeugen, das Potenzial der Selbsttransformation – es soll also das Gewissen wecken und nicht etwa Schuldgefühle. Und da frage ich Sie: Welcher Arzt hätte sich nicht schon für Augenblicke erlebt, wenn er sieht, wie wenig er angesichts der Sterblichkeit seiner Patienten tun kann? Welcher Arzt hätte sich nicht schon für Augenblicke vor dem ungeheuren metaphysischen Ausmaß des Leidens stehen sehen, das in diesem kleinen Lehmklumpen namens Mensch steckt? Zusammen mit dem Wissen um die Unausweichlichkeit seines eigenen Todes ist dieses Leiden das Einzige, was dem Menschen eine Ahnung von einer tieferen Ordnung der Dinge geben kann.

Mit einem Wort, echtes Mitgefühl und echte intuitive Erkenntnis sind Funktionen der bewussten Aufmerksamkeit; ohne sie ist die Wissenschaft und sind selbst altruistische Gefühle blind. Und wer, wenn nicht der Arzt, hätte in unserer Gesellschaft die Gelegenheit, sich so tief auf das Leiden der Menschheit einzulassen, dass er dann nur noch die Aufmerksamkeit auf sich selbst lenken müsste, um mit fast tödlicher Sicherheit zu erreichen, dass sein Sehvermögen zumindest ab und zu jener Geistesebene entspringt, die von den Lehren der alten Zeit ‚die innere Gottheit' genannt wurde? Eben die, die ich aufgrund meiner Erfahrung als ‚echte Aufmerksamkeit' bezeichne? Das Elend der Menschen zu sehen und betroffen zu sein, ist eine Sache; eine ganz andere Sache ist es, die ganze Zwangsläufigkeit dieses Elends als das Eingeschlossensein von etwas Unendlichem in einem endlichen Körper zu erfahren, die Einzelheiten dieses Elends vor Augen geführt zu bekommen und mit der vornehmen Aufgabe betraut zu sein, hier reale Hilfestellung zu geben. An solch einer Berufung wird der Mensch ohne jeden Zweifel wachsen oder zerbrechen. Deshalb ist der Arzt entweder ein besonders guter oder ein besonders schlechter Mensch – denn was wäre erbarmungswürdiger oder verachtenswerter als ein schlechter Arzt."[377]

Darin drückt sich der eigentliche Anspruch eines „erleuchteten" ärztlichen Bewusstseins aus – es wird vom leidenden Menschen als Wohlwollen und Zuneigung empfunden. Ohne diese prinzipielle Zuneigung des Arztes zum Patienten, die maßgeblicher Teil seines Arzt-Seins ist, kann es jene echte, tiefe Aufmerksamkeit, von der Needleman spricht, nicht geben. Zuneigung ist zugleich auch die einzige tragende Antwort des Arztes auf seine eigene Leidensspannung angesichts jenes ungeheuren metaphysischen Ausmaßes des Leidens. Ohne Wohlwollen und Zuneigung bleiben nur Zynismus und der Weg ins Burn-out …

Das Prinzip „Transformation"

Krankheit und Kranksein führen nicht selten zur existenziellen Grenzerfahrung, zur Erfahrung des Brüchigwerdens der Identität, zur plötzlichen Infragestellung des Selbst des Menschen. Ärztliches Handeln hat unmittelbar mit diesem tiefgreifenden psychischen und mentalen Veränderungsprozess zu tun. Die Frage des „warum?" ist dabei immer präsent und drängt nach Antwort.

Jede Krankheit bedarf der Krankheitserkenntnis. Wobei hier Krankheitserkenntnis nicht die Überprüfung an verobjektivierten wissenschaftlichen Standards meint, wie dies die evidence based medicine vorsieht, sondern nahezu deren Gegenteil: Nicht die Legitimation durch subjektunabhängige Therapiestandards darf hier im Vordergrund stehen, sondern das Subjekt – das Subjekt des Arztes mit all seiner ärztlichen Erfahrung und natürlich das Subjekt des Patienten mit seiner ganz persönlichen Lebens- und Leidensgeschichte. Wenn Krankheit Sinn hat, dann ist er nur in dieser subjektbezogenen Krankheitserkenntnis zu finden. Das gilt auch für die Frage bzw. Erkenntnis möglicher objektiver, sozialer Ursachen von Krankheiten, wie sie in biologisch-vegetativen bzw. psychologischen Vorgängen verborgen sind.[378]

Die Pathologie des Sozialen reflektiert sich ja in der individuellen Leidenserfahrung.

Dieser Arzt und Patient fordernde Erkenntnisprozess bedarf einer auf Achtung, Reaktivität und Zuneigung beruhenden Kommunikation, wie sie oben beschrieben wurde. Eine an diesen Prinzipien orientierte ärztliche bzw. therapeutische Kommunikation entfaltet sich dann als *transformatorischer* Prozess, in dem Krankheitserkenntnis als Prozess der Selbsterkenntnis, als Prozess der Erkenntnis der sozialen Um- und Mitwelt und schließlich auch als Prozess der Gotteserkenntnis möglich werden kann. Alle drei Sinn- bzw. Erkenntnisebenen gehören zusammen. Aufgabe ärztlicher Kommunikation ist es – nicht selten unter den schwierigen Bedingungen eines hohen Leidensdruckes –, dem Patienten zu dieser dreifachen Krankheitserkenntnis zu verhelfen und den damit verbundenen seelisch-geistigen Transformationsprozess zu begleiten. Darin liegt der eigentliche Anspruch existenzieller

Kommunikation: Sie verhilft dem Selbst des Patienten dazu, sich aus der Fixierung gewohnter, aber aufgrund der Erkrankung nun nicht mehr verfügbarer Möglichkeiten zu lösen und auf den Horizont neuer, noch verborgener Möglichkeiten hin zu entwerfen.

Insoferne übernimmt der Arzt eine fundamentale Aufgabe, für die V. Frankl den Begriff „ärztliche Seelsorge" geprägt hat. Dabei geht es nicht um wortreiche Belehrung oder gar missionarischen Eifer, sondern um die gemeinsame Kreation möglichen Lebenssinns, um ein behutsames Begleiten des anderen durch das finstere Tal der Verzweiflung hin auf die Morgenröte neuer Sinnmöglichkeiten. Diese Aufgabe lässt sich nicht delegieren, weder an die Psychotherapie noch an die Krankenhausseelsorge – sie muss vom Arzt dann wahrgenommen werden, wenn sie sich am Krankenbett stellt. Um die Konfrontation und den Umgang mit der Verzweiflung kommt kein Arzt herum, ob er nun will oder nicht, ob er sich darauf vorbereitet fühlt oder nicht.

Die Antwort auf die Verzweiflung liegt – um es einmal mehr zu betonen – nicht in den rhetorischen Versatzstücken tröstlicher Versprechungen – dazu wissen Patienten in der Regel tief in ihrem Innersten viel zu gut über ihren Gesundheitszustand Bescheid, um sich damit abspeisen zu lassen.

Da Verzweiflung, wie schon S. Kierkegaard in seiner berühmten Schrift *„Die Krankheit zum Tode"* anmerkte, eine Krankheit im Geiste, also im Selbst des Menschen ist, die sich dreifach äußern kann, nämlich „dass man, in der Verzweiflung, sich nicht bewusst ist, ein Selbst zu haben (uneigentliche Verzweiflung); dass man verzweifelt nicht man selbst sein will; dass man verzweifelt man selbst sein will", kann sie nur auf dem Wege des Selbst des Menschen behoben werden.[379] Das Selbst des Menschen – wir haben bereits mehrfach darauf hingewiesen – ist nicht nur der Schlüssel zum kommunikativen Erfolg, sondern der Dreh- und Angelpunkt für eine heilsame Arzt-Patienten-Beziehung. Kierkegaard beschreibt das Selbst als ein Verhältnis, das sich zu sich selbst verhält. Der Mensch ist nach Kierkegaard eine Synthese polarer Gegensätze, eine „Synthese von Unendlichkeit und Endlichkeit, von Zeitlichem und Ewigem, von Freiheit und Notwendigkeit …". Aber diese Synthese, dieses Verhältnis zwischen den seinsbestimmenden Gegensätzen macht noch nicht das Selbst des Menschen aus. Der Mensch erwirbt sein Selbst erst dadurch, dass er sich bewusst zu dieser Synthese, zu diesen gegensätzlichen Verhältnissen seines Seins verhält.

Das Selbst entsteht also als reflexive Beziehung des Menschen zur Welt der Gegensätze, in die er sich gesetzt weiß. Das Selbst – und darin liegt die inspirierende Kraft der Überlegungen Kierkegaards gerade auch für den hier aufgegriffenen Problemzusammenhang einer am Selbst des Menschen orientierten ärztlichen Kommunikation – ist nicht einfach vorgegeben, sondern etwas Aufgegebenes.

Für Kierkegaard liegt die eigentliche Verzweiflung nicht darin, *über* etwas zu verzweifeln, sondern darin, *über sich selbst* zu verzweifeln.[380] Demzufolge wäre nicht so sehr der Umstand der Krankheit an sich die eigentliche Quelle der Verzweiflung, sondern die mit der Krankheit einhergehende Veränderung des Verhältnisses zu sich selbst. Die Krankheit lässt einen nicht mehr selbst sein, nicht mehr der sein, der man sein möchte und der man einmal war. Die Qual liegt darin, krankheitsbedingt ein Selbst sein zu müssen, das man nicht sein will.

Krankheit ist immer zugleich auch eine Herausforderung für die Gesamtpersönlichkeit – diejenige des Patienten, aber auch diejenige des Arztes. Ernsthafte Erkrankungen erschüttern das Verhältnis des Menschen zu sich selbst tiefgehend: Selbstentfremdung, Sinnverlust und Ohnmacht sind drei der quälendsten Grundgefühle, die Patienten bei schweren, lebensbedrohlichen Krankheiten durchleben.

Das ärztliche Gespräch kann mit diesen Formen negativer Selbsterfahrung unterschiedlich umgehen. Nicht selten geschieht es, dass sie einfach ignoriert werden, indem alle Themen gemieden werden, die über den sachlichen Zusammenhang der Pathophysiologie der Krankheit hinausgehen. Die Krankheit wird solcherart gleichsam vom kranken Menschen losgelöst, um sie als vom Subjekt unabhängige „Sache" zu behandeln.

Zur krankheitsbedingten Selbstentfremdung kommt also noch die iatrogene Entfremdung des Menschen von „seiner" Krankheit hinzu. Die Krankheit bleibt ihm damit etwas Äußerliches, Fremdes, das ihn zwar zufällig getroffen hat, aber mit ihm selbst nichts weiter zu tun hat und dessen man sich wieder entledigen kann. Da sich aber das durch Krankheit veränderte Selbst des Menschen damit nicht täuschen lässt, bleibt der psychische Grundkonflikt negativer, verzweifelter Selbsterfahrung unbearbeitet und ungelöst.

Die eigentliche Herausforderung und Leistung ärztlicher Kommunikation besteht demgegenüber nicht darin, die Subjektseite des Krankseins möglichst zu ignorieren, sondern gemeinsam mit dem Patienten dazu beizutragen, die Krankheit als Ausdruck eines die Gesamtpersönlichkeit des Menschen fordernden Veränderungsprozesses zu akzeptieren und zu integrieren.

Krankheit als existenzielle Grenzerfahrung bedeutet vor allem Selbstentfremdung, Einbruch des Selbst-Konzepts, dessen also, was man als das „Lebens-Drehbuch“ eines Menschen bezeichnen könnte. Das Selbst als Verhältnis, das sich zu sich selbst verhält, lässt sich auch als die Summe der Wahrnehmungen, Erwartungen, Hoffnungen und Wünsche beschreiben, die eine Person inmitten einer Welt von Gegensätzen hat und über die sie sich selbst definiert. Dieses komplexe Verhältnis zu sich selbst wird von heute auf morgen plötzlich brüchig, die Synthese seinsbestimmender Gegensätze – etwa jene zwischen Zeitlichem und Ewigem – verlangt nach Neubestimmung und Neubewertung.

Der Mensch muss zu einem neuen Verhältnis zur Synthese seines Seins kommen. Darin liegt das eigentliche transformatorische, heilstiftende Potenzial eines am Selbst des Patienten orientierten ärztlichen Sprechens. Die kommunikative Aufgabe besteht auf dieser Ebene darin, aus dem Zustand der Selbstentfremdung herauszufinden und neue Möglichkeiten der Identitätsbildung zu entwerfen.

A. Längle, ehedem enger Mitarbeiter V. Frankls, berichtet über ein – logotherapeutisches – Anschauungsbeispiel „ärztlicher Seelsorge“, das deutlich macht, wie dieser Zustand der Verzweiflung über sich selbst kommunikativ verwandelt werden kann: „Frankl berichtet, dass er einmal auf der Chirurgie zu einer Krankenschwester gerufen wurde, die mit einem inoperablen Karzinom nach einer Probelaparotomie völlig deprimiert im Bett lag. Sie wusste um ihre Diagnose. Ihre Verzweiflung rührte aber weniger von der Krankheit her, sondern stammte vor allem aus ihrer Arbeitsunfähigkeit. Denn sie liebte ihren Beruf über alles. Ihn konnte sie jetzt nicht mehr ausüben. Im Gespräch gab ihr Frankl zu bedenken, dass es zwar sicher eine Leistung war, täglich so und so viele Stunden gearbeitet zu haben, aber dass dies doch keine Kunst sei, denn das könne ihr bald jemand nachmachen. ‚Aber so arbeitswillig sein wie Sie und dabei so arbeitsunfähig – und trotzdem nicht zu verzweifeln – das ist eine Leistung, die Ihnen so bald keiner nachmachen kann.' Und er fragte sie weiter, ob sie denn nicht ein Unrecht an all den Ttausenden von Kranken begehe, die sie im Lauf der Jahre gepflegt habe? Wenn sie in ihrer Situation verzweifle, dann tue sie ja so, als ob der Sinn eines Menschenlebens damit stünde und fiele, dass der Mensch so und so viel Stunden arbeiten kann. Damit spreche sie aber vielen Kranken jede Daseinsberechtigung ab. Unter den derzeitigen Gegebenheiten habe sie aber eine Chance, die sie noch nie gehabt habe: Während sie bisher den Patienten nur dienstlichen Beistand leisten konnte, habe sie nun die Gelegenheit, mehr zu sein: menschliches Vorbild."[381]

Da der Einbruch des Selbst-Konzepts immer zugleich auch Verlust des Selbstwertgefühls und des Selbstvertrauens bedeutet, wird es zunächst darauf ankommen, das Selbstwertgefühl des Kranken zu fördern und seine Fähigkeit zu stärken, selbst unter den veränderten Bedingungen in sich selbst zu wurzeln. Das macht zuallererst Einsicht in den Unterschied zwischen echtem und verfälschtem Selbst notwendig. Das verfälschte Selbst ist Ergebnis von Anpassung, es orientiert sich mehr an den Erwartungen der Umgebung als an den eigenen seelischen Bedürfnissen. Krankheit und die Frage des Überlebens einer schweren Krankheit – beispielsweise einer Krebserkrankung – verweisen den Menschen wieder auf sein wahres, authentisches Selbst. Der Arzt kann ihm dabei behilflich sein, dieses authentische Selbst zum Vorschein zu bringen und sein verlorenes oder in Frage gestelltes Selbstwertgefühl an den Chancen und Möglichkeiten dieser neu gewonnenen Eigentlichkeit zu orientieren, ja zu entzünden. Das freilich setzt eine Arzt-Patienten-Beziehung voraus, in der der Patient selbst wiederum nicht gezwungen ist, eine Rolle zu spielen, sondern in der er er selbst sein und darin, in dieser seiner Authentizität, Wertschätzung und Zuwendung erfahren kann. Wenn dies gewährleistet ist, dann ist schon viel erreicht.

Dieser Umbau des Selbst-Konzepts ist eine ungeheuer anspruchsvolle und stets durch Scheitern bedrohte Aufgabe: Es gilt, die desintegrierenden, zerstörerischen „Figuren" und Bilder der Krankheit im Bewusstseinshintergrund gleichsam verschwinden zu lassen und an ihrer Stelle andere, heilsame, weil die Selbstheilungskräfte des Kranken aktivierende „Figuren" und Bilder aus dem (vielleicht ein Leben lang dorthin verbannten) Bewusstseinshintergrund hervorzuholen und sie ins Licht einer neuen Bewusstheit zu rücken. Diese neuen „Figuren" und Bilder sind jene, die mit Sinnerfüllung, mit Selbstbestimmung statt Fremdbestimmung, mit Entscheidungsautonomie, mit Wohlbefinden, mit der Befriedigung eigener Bedürfnisse, aber auch mit einer Neuorientierung der Lebensaufgaben zu tun haben. Die Bedeutung einer entwickelten Fähigkeit zur sogenannten „autonomen Selbstregulation" gerade für die Heilung schwerer chronischer Erkrankungen ist mittlerweile unbestritten.

Der Heidelberger Präventivmediziner R. Grossarth-Maticek konnte in einer groß angelegten Langzeitstudie, bei der 10.000 Krebspatienten in zum großen Teil fortgeschrittenen Krankheitsstadien untersucht und ihre Fähigkeit zur Selbstregulation erhoben und bewertet wurden, den positiven Einfluss der Selbstregulation auf Lebensdauer und Lebensqualität der Patienten – und zwar unabhängig davon, welcher Krebstherapie sie sich unterzogen – nachweisen. Die Fähigkeit, durch Eigenaktivität Stresssituationen zu kontrollieren, Wohlbefinden, inneres Gleichgewicht, Sicherheit und Sinnerfüllung zu erreichen, ist, so lassen die Untersuchungsergebnisse den Schluss zu, für das Überleben entscheidender als die medizinischen Aktivitäten.[382]

Dieser mentale und psychische Transformationsprozess ist natürlich in erster Linie lebensbestimmende Aufgabe für den Patienten, aber entsprechende begleitende Krisen-Interventionsprogramme bzw. speziell konzipierte Trainingsangebote bei der Auseinandersetzung mit der Krankheit und der Entwicklung der Fähigkeit zur besseren Selbststeuerung können dabei helfen.[383] Genauso wie eine vertrauensvolle Arzt-Patienten-Beziehung.

Ziel all dieser kommunikationsintensiven Bemühungen zur Stärkung eines autonomen Selbst ist es, aus einem (Er-)Duldenden einen Handelnden zu machen. Die Krankheit dient dazu, die Selbst- und Fremdwahrnehmung zu überprüfen und sich dadurch neue Wahrnehmungs- und Verhaltensmöglichkeiten zu erschließen.

Mit der Selbstentfremdung hängt nicht selten das Gefühl des Sinnverlusts und die Erfahrung von Ohnmacht zusammen. Auch hierin ist der Arzt kommunikativ in besonderer Weise gefordert. Sinnverlust geht vor allem einher mit dem Gefühl des „ungelebten Lebens" – krankheitsfördernder Faktor Nr. 1 und auch zentraler Topos für existenzielles Scheitern in der Literatur, wie etwa bei Kafka und Hofmannsthal.

Die kommunikative Herausforderung besteht hier nicht darin, moralische Appelle zu formulieren – das steht dem Arzt nicht zu, er ist Partner, kein Lehrmeister.

Die eigentliche kommunikative Herausforderung liegt darin, sich von der jeweiligen gegebenen Situation des Patienten her befragen zu lassen. Viktor Frankl hat das als Grundhaltung aller sinnvollen Existenzialität bezeichnet, die darin besteht, auf die vom Leben gestellten Fragen – Angebote wie auch Probleme – zu antworten.[384] Der Arzt kann die Sinnfrage für den Patienten nicht beantworten – wozu er beitragen kann, ist, zu dieser existenziellen Grundhaltung des Sich-befragen-Lassens durch das Leben als Weg der Selbsterkenntnis beizutragen.

Auch wenn dafür die gesprächstherapeutische oder psychotherapeutische Ordination der prädestinierte Ort sein mag – die Frage nach dem Sinn, die sich am Krankenbett stellen mag, ist nicht delegierbar, sondern fordert den Arzt auf zumindest aus seiner Indifferenz herauszutreten. Nicht Antworten auf das Thema „Sinn" sind gefragt – da wäre der Arzt in der Tat mehr als nur überfordert –, sondern ein kommunikatives Klima des Wahrhaftig-werden-Könnens, ein Raum der Zuneigung und der Solidarität, in dem die Ängste abgebaut werden können, die dem Weg der Selbsterkenntnis entgegenstehen.[385]

„So wie du jetzt um den Sinn deines Lebens ringst, werde auch ich einmal als Kranker um den Sinn meines Lebens ringen. Nichts unterscheidet uns voneinander, außer der zeitliche Abstand …"[386]

In dieser solidarischen Grundhaltung lernen einander Arzt und Patient in gleicher Weise als Sinnsuchende zu begreifen. Für beide gilt, die in den Gegebenheiten der Realität verborgenen Möglichkeiten und den mit den

I. Krankheit als existenzielle Grenzerfahrung

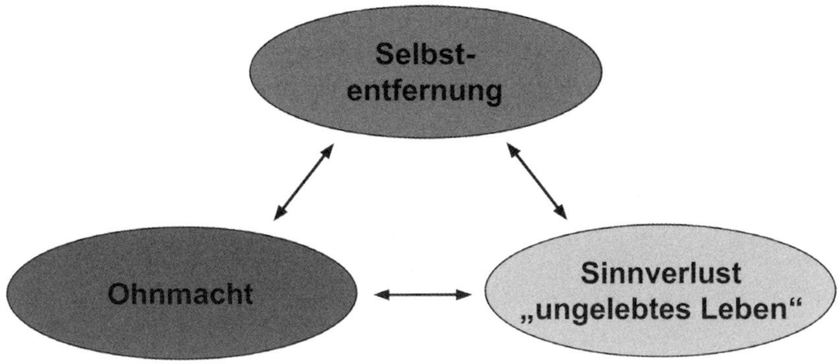

II. Selbstregulation durch Kommunikation

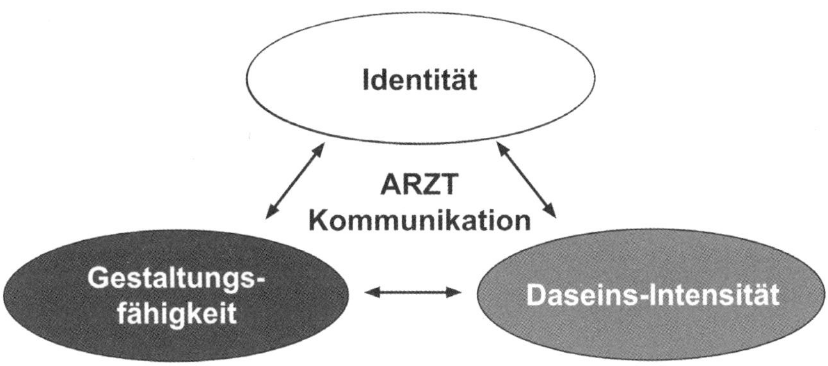

Möglichkeiten verbundenen Sinn zu entdecken. Sinn „ist Wahrheit, die auf ihre Verwirklichung noch wartet".[387]

Das ist eine genuin kommunikative Aufgabe, denn die Wahrheit hat dialogischen Charakter[388]: Die eigene Wahrheit lässt sich nur im Dialog mit der durch den anderen vermittelten Wahrheit finden. Insofern die eigene Wahrheit auch mit der Akzeptanz eigener Grenzen zu tun hat, lässt sie sich letztlich auch nur im Dialog mit der Wahrheit Gottes finden: „Daher sind Psychotherapien in ihrem Wert danach zu beurteilen, ob sie den Menschen wirklich zu seiner Wahrheit, zur Akzeptanz seiner Grenzen und das heißt näher hin zu seiner Wahrheit ‚vor Gott' hinführen oder ob sie diese Wahrheit eher verdecken helfen."[389]

Dieser Hinweis des Mediziners und Theologen M. Beck steckt den äußersten Rahmen dessen ab, was eine an der Sinnproblematik orientierte dialogische Arzt-Patienten-Beziehung zu leisten vermag. In der Regel wird diese dialogische Beziehung – sofern sie überhaupt zustande kommt – weit hinter diesem Anspruch zurückbleiben, auch wenn, wie empirische Daten aus den USA signalisieren, Patienten in wachsendem Maße daran interessiert sind, mit ihrem Arzt auch über Sinnfragen bzw. spirituelle Themen zu sprechen.

Was jedenfalls als unverzichtbarer Anspruch bleibt, ist, dazu beizutragen, dass sich jener Sinnhorizont, hinter dem sich die zu verwirklichende Wahrheit verbergen mag, im Schatten der Krankheit nicht verdunkelt. Das ist die unendlich wichtige und unverzichtbare Aufgabe patientenorientierter Kommunikation, die sich dessen bewusst ist, dass Krankheit auch mit existenziellen Grenzerfahrungen einhergehen kann, die sich nicht einfach ausblenden lassen, ja gar nicht ausgeblendet werden dürfen

Dazu tragen nicht so sehr die gesprochenen Worte des Arztes bei – nicht das, *was* er sagt, sondern indem er sich dem anderen öffnet, sich ihm aussetzt, gibt er sich selbst als Zeichen für den anderen, *ist er selbst Sagen*.[390] Das Gesagte der Worte ist dem Sagen, das der Arzt selbst ist, untergeordnet.

Emmanuel Lévinas, der in einem Traktat über die Aufrichtigkeit des Sagens auf diese Unterscheidung von Sagen und Gesagtem aufmerksam macht, führt dazu aus: „Die Aufrichtigkeit ist kein Attribut des Sagens –

das Sagen vollendet die Aufrichtigkeit, die sich mit dem Geben vereinen muss."[391] In der Aufrichtigkeit des Sagens, das der Arzt noch vor allen Worten, vor allem Gesagten selbst *ist*, gibt er sich dem bedürftigen anderen hin, verströmt er sich an ihn.

Darin liegt der eigentliche, heilstiftende Schlüssel und das transformatorische Potenzial ärztlicher Kommunikation, die sich der Sinnfrage in wechselnden Situationen des Leidens am Sinnverlust angesichts schwerer Erkrankungen ausgesetzt weiß – des Leidens der Patienten, aber auch des eigenen Leidens an der erschöpfenden Schwere des Leidens anderer …

Ohnmacht ist das begleitende Grundgefühl dieses Leidens – sowohl beim Kranken als auch beim Arzt, wenngleich auch das Zustandsbild bei beiden und die Folgen unterschiedlich sind. Für den Patienten bedeutet Krankheit, insbesondere lebensbedrohliche oder schwere chronische Erkrankung, den Verlust der Gestaltungsfähigkeit und der Gestaltungsmöglichkeiten. Das Gefühl, das Leben entgleitet der eigenen Kontrolle, bestimmt die Wahrnehmung der Wirklichkeit – der eigenen wie jener der anderen. Ohnmacht bedeutet Kontrollverlust und geht mit Abhängigkeit einher; Abhängigkeit wiederum mindert das Selbstwertgefühl: Der Kranke muss sich der Macht und Verfügungsgewalt anderer, fremder Menschen beugen. Auf Dauer ist dieser Zustand der Demütigung unerträglich und fügt den physischen Schmerzen und dem seelischen Leiden am in Frage gestellten Lebenssinn noch jenes iatrogene Leid hinzu, das insbesondere der hospitalisierte Patient täglich zu ertragen hat.

Um diesen Zustand zu verändern, sind Maßnahmen notwendig, die die Eigenverantwortlichkeit des Patienten stärken. Dazu bedarf es einer Lebenssituation der Selbstbestimmung, denn Eigenverantwortlichkeit setzt Autonomie voraus. Der kommunikative Anspruch, der sich damit verbindet, besteht darin, die Fähigkeit zu stärken, der eigenen Hilflosigkeit zu begegnen. Dazu gehört die Ermutigung, eine Lebenssituation zu schaffen, die mit den eigenen, bisher vielleicht unterdrückten, Wertvorstellungen und Bedürfnissen übereinstimmt. So kann Ohnmacht in Gestaltungsfähigkeit verwandelt werden, solange jedenfalls die körperlichen und psychischen Voraussetzungen dies zulassen.

Hier können die vielfältigen Trainingsangebote zur Steigerung des Wohlbefindens und zur Stärkung der Fähigkeit zur Selbstbestimmung bzw. Selbstregulation zum Erfolg dieses Umwandlungs- und Veränderungsprozesses beitragen. Nicht übersehen werden darf aber in diesem Zusammenhang auch dies: Aus der mittlerweile umfänglichen Selbst-Konzept-Forschung weiß man, dass mit einer Fixierung auf die subjektive Bedürfnisbefriedigung alleine leicht die Gefahr narzisstischer Selbstbefangenheit droht.

Selbsterfüllung, wie sie in den verschiedenen Therapieprogrammen als Ziel angestrebt wird, ist meist nie nur mit der Befriedigung des eigenen Egos verbunden, sondern bedarf eines Hinauswachsens über die eigenen Bedürfnisse. Selbsterfüllung ist an Selbsttranszendenz gebunden. Darunter versteht V. Frankl, den „… grundlegenden anthropologischen Tatbestand, dass Menschsein immer über sich selbst hinaus verweist, das nicht wieder es selbst ist – auf etwas oder auf jemanden: auf einen Sinn, den da ein Mensch erfüllt, oder auf mitmenschliches Sein, dem er da begegnet. Und nur in dem Maße, in dem der Mensch sich selbst transzendiert, verwirklicht er auch sich selbst; im Dienst an einer Sache – oder in der Liebe zu einer anderen Person."[392]

Zu diesem Akt der Selbsttranszendenz kann jeder Arzt im ehrlichen Interesse am Patienten beitragen – das ist keine Frage psychotherapeutischer Vorbildung und Expertise, sondern eines wachen, am anderen und seinen Sinn-Möglichkeiten orientierten, helfenden Bewusstseins. Wer seelisch leidet, der muss deswegen nicht im klinischen Sinn als psychisch krank angesehen werden – was er in erster Linie braucht, ist jemanden, der ihm zuhört, ohne dass dieser auch über die Fähigkeit und Methodik psychotherapeutischer Exploration verfügen muss.

Frankl wurde nicht müde in seinen Vorträgen und Veröffentlichungen gerade auf diesen wichtigen persönlichen Entwicklungsschritt hinzuweisen: „Die Existenzanalyse musste den revolutionären und ketzerischen Schritt wagen, nicht nur die Leistungs- oder Genussfähigkeit des Menschen sich zum Ziel zu setzen, sondern, darüber hinaus, auch in seiner Leidensfähigkeit eine grundsätzlich mögliche und tatsächlich notwendige Aufgabe zu sehen. Damit wird sie Angelegenheit *jedes* Arztes und ist nun nicht mehr

Angelegenheit des Neurologen, Psychiaters oder Psychotherapeuten; vor allem aber wird sie Angelegenheit von Internisten, Orthopäden und Dermatologen, und dies sogar noch viel mehr als eine der vorher angeführten Kategorien von Fachärzten. Denn der Internist hat es mit chronisch Kranken und unheilbar Siechen zu tun, der Orthopäde mit lebenslänglich Verkrüppelten und der Dermatologe mit auf Lebensdauer Entstellten. Sie alle bekommen es also mit Menschen zu tun, die unter einem nicht mehr gestaltend, sondern nur noch duldend zu bewältigenden Schicksal zu leiden haben."[393]

Die Überlegungen dieses Abschnitts sollten deutlich machen, dass Selbstentfremdung, Sinnverlust und Ohnmacht nicht nur eine ungemein große kommunikative Herausforderung für den Arzt sind, sondern insofern immer auch die Identität und das berufliche Selbstverständnis des Arztes in Frage stellen. Das gehört dazu: Ein Arzt, der sich durch die Begegnung mit dem Patienten und seinen Problemen nicht befragen und in Frage stellen lässt, läuft Gefahr, für den darin verborgenen existenziellen Sinn unempfindlich zu werden – zum Schaden des Patienten, weil er damit um die mögliche Sinnerkenntnis seines Leidens gebracht wird, zum Schaden auch für den Arzt, weil sich auch für ihn in jeder Begegnung mit Patienten die Frage nach dem Sinn seines ärztlichen Tuns stellt und zur Herausforderung wird.

So verbindet und bindet auch das vierte Prinzip empathischer Kommunikation, das Prinzip der Transformation, beide, Arzt und Patient: Beiden eröffnet sich in der Begegnung miteinander und der Orientierung aneinander die Chance der Verwandlung und damit die Möglichkeit, im Ergreifen dieser Chance *ihre* Wahrheit, *ihren* existenziellen Sinn zu finden.

Teil III

Medizin und Spiritualität

Gott liebt am meisten den Arzt.
(Paracelsus)

So eindeutig und unwidersprochen die Ergebnisse der internationalen Forschung über die Defizite ärztlicher Kommmunikation und die negativen Folgen einer gefühl- und sprachlosen Medizin sind, so kontroversiell wird derzeit das Thema „Spiritualität in der Medizin" diskutiert.

Insbesondere in den USA beschäftigt die Frage nach dem möglichen Einfluss spiritueller bzw. religiöser Einstellungen auf den Krankheits- bzw. Genesungsverlauf eine breite Öffentlichkeit.

Es sind vor allem die Patienten, die spirituelles bzw. religiöses Engagement als wichtigen Faktor im Heilungsprozess ansehen. Dies trifft allerdings weniger für Europa zu als für die USA, in denen, Umfragen zufolge, 95 % der Menschen explizit an Gott glauben. Auch wenn die geistig-religiöse Situation diesseits und jenseits des Atlantik unterschiedlich ist – spirituelle und religiöse Orientierungen haben im Zustand krankheitsbedingter Grenzerfahrung für Menschen in allen Kulturen besondere Bedeutung.

Rund drei Viertel aller Patienten in amerikanischen Krankenhäusern würden es gerne sehen, wenn die Auseinandersetzung mit spirituellen Fragen Teil der medizinischen Versorgung wäre. Zwei Drittel würden ihren Arzt gerne über spirituellen bzw. religiösen Glauben befragen wollen, wenn sie ernsthaft erkranken. Rund 40 % glauben, dass sich Ärzte mehr nach ihrem religiösen Glauben erkundigen sollten. Aber nur 10 bis 20 % der Ärzte besprechen auch tatsächlich religiöse Themen mit ihren Patienten.[394]

Fast die Hälfte (48 %) der befragten Spitalspatienten würde sich wünschen, dass man mit ihnen an ihrem Krankenbett betet, drei Viertel (77 %) glauben, dass Patienten ihren Glauben ihrem Arzt mitteilen sollten, aber 90 % der Ärzte scheuen sich, Religion und Medizin zu vermischen. 96 % glauben, dass spirituelles Wohlbefinden wichtig für die Gesundheit ist.

Und: Je größer die Hoffnungslosigkeit im Krankheitsverlauf, desto stärker ist die Zuwendung zur Religion.

Wie gut sind Ärzte auf „ärztliche Seelsorge“ in diesem unmittelbar spirituellen Sinn vorbereitet? Muss der Arzt selbst gläubig sein, um diesen verborgenen Erwartungshaltungen von Patienten gerecht werden zu können, oder genügt schon ein gewisses Maß an Sensibilität für den Seelenzustand eines Patienten?

Als größte Hindernisse, sich auf spirituelle Themen einzulassen, gelten ärztlicherseits: Zeitnot (71 %), mangelnde Schulung (59 %) und die Schwierigkeit, jene Patienten zu erkennen, die solche Gespräche führen wollen (56 %).[395]

Mittlerweile gelten an amerikanischen medizinischen Fakultäten Kurse über Spiritualität als selbstverständlich, in denen die angehenden Mediziner lernen mit dem Thema „Spiritualität“ behutsam umzugehen.

Die moderne Medizin – zumindest jene in den USA – ist daran, die Bedeutung der Spiritualität und die Kraft des religiösen Glaubens für Heilungsprozesse (wieder) zu entdecken.[396]

Wobei die einschlägigen Untersuchungen, die seit den späten 1980er Jahren in den USA veröffentlicht wurden – insbesondere zur Frage der Wirkung von Ferngebeten auf den Heilungsprozess –, unterschiedliche und einander widersprechende Ergebnisse erbrachten.

1998 stellte jedenfalls der Leitartikler der Zeitschrift des renommierten National Cancer Institute angesichts viel versprechender empirischer Ergebnisse zum Zusammenhang von Spiritualität und Gesundheit bzw. Krankheit fest: „Spiritualität kehrt in den Schoß der Medizin zurück.“[397]

Mittlerweile aber macht sich vermehrt Skepsis breit, ob sich religiöse Phänomene, wie die mögliche Wirkung von Heilgebeten, überhaupt wissenschaftlich erfassen lassen und ob die oft widersprüchlichen und auf zweifelhaftem methodischem Weg gewonnenen Untersuchungsergebnisse nicht besser Anlass dazu sein sollten, künftig darauf zu verzichten, Religion und Medizin zu vermischen. Einer der prominentesten Gegner des Versuchs einer wissenschaftlichen Beweisführung der Heilkraft religiösen Glaubens, der Verhaltensmediziner Richard Sloan, bringt das Dilemma auf den Punkt: „The problem with studying religion scientifically is that you do violence to the phenomenon by reducing it to basic elements that can be quantified, and that makes for bad science and bad religion.“[398]

Dabei glauben immerhin 73 % der Amerikaner, dass Fürbitten für einen Kranken diesen gesund machen können.[399] Herzpatienten, für die gebetet wurde – und zwar ohne deren Wissen –, schnitten um 10 bis 11 % besser ab als die Kontrollgruppe, der nur schulmedizinische Behandlung zuteilwurde.[400]

Solche und ähnliche Ergebnisse rufen Kritiker wie R. Sloan auf den Plan: Schon aus methodischen Gründen seien die Daten kaum aussagekräftig, und es gebe keine empirische Rechtfertigung dafür, religiöse Aktivitäten in die klinische Medizin einzubringen.[401]

11. Heilender Glaube – eine Frage des Beweises?

Die mit großem medialen Echo 2006 geführte Diskussion um Pro und Kontra der Erforschung möglicher Wirkungen religiösen Glaubens bzw. religiöser Handlungen auf den Heilungsprozess entzündete sich an der größten bisher durchgeführten Studie zur Frage des Nutzens und der Wirkung von Ferngebeten bei medizinischen Interventionen. In der vom Kardiologen H. Benson von der Harvard Medical School, Boston geleiteten, nahezu zehn Jahre dauernden Studie STEP (Study of the Therapeutic Effects of Intercessory Prayer) wurden zwischen 1998 und 2001 insgesamt 1802 Patienten in sechs amerikanischen Krankenhäusern beobachtet, die sich einer Bypassoperation unterzogen. Die Ergebnisse, die nach mehrjähriger Datenauswertung im April 2006 im „American Heart Journal" veröffentlicht wurden, warfen aber mehr Fragen auf, als sie Antworten gaben.[402]

Von den drei zu Vergleichszwecken gebildeten Untergruppen von je ca. 600 Patienten hatte diejenige Gruppe, die Gewissheit darüber hatte, dass für sie und für eine rasche, komplikationsfreie Genesung nach der Bypassoperation gebetet wurde, eine signifikant höhere Komplikationsrate (59 %) als diejenige Gruppe, die darüber im Unklaren gelassen wurde, ob für sie gebetet wurde oder nicht (51 %). Die Studienautoren konnten für dieses unerwartete Ergebnis keine befriedigende Erklärung finden, außer derjenigen, dass das Wissen um die Gebetsaktivitäten Fremder offenkundig nicht, wie von den Autoren erwartet, beruhigende und komplikationsmindernde Wirkung hatte, sondern möglicherweise eine Art Versagensangst und damit Stress erzeugte, der zu postoperativen Komplikationen führte.

Darüber hinaus ergab die Studie, dass mehr Patienten – 18 % – in derjenigen Gruppe, die im Unklaren darüber gelassen wurde, ob für sie gebetet wurde oder nicht, schwerwiegende Komplikationen wie Herzattacken oder Schlaganfälle hatten, als dies in der Gruppe der Fall war, für die nicht gebetet wurde (13 %).

Wie sich an diesem Beispiel zeigt, ist die Aussagekraft solcher empirischer Erhebungen im Grenzgebiet zwischen Wissenschaft und Glauben eher gering. Oder um es anders zu sagen: Gottes „Logik" folgt nicht der Logik wissenschaftlicher Forschung; er funktioniert nicht nach unseren Versuchsanordnungen.

Darüber hinaus stellt sich ein grundlegendes methodologisches Problem: Das, was man messen möchte, nämlich die mögliche heilende Wirkung von Ferngebeten, lässt sich offenkundig nicht quantifizieren – weder was den Gehalt solcher Gebete noch was ihre möglichen Wirkungen betrifft; und das, was man quantifizieren kann, nämlich den Einfluss subjektiver Erwartungshaltungen auf physiologische Prozesse (erinnert sei hier an die weiter oben erwähnten Forschungsergebnisse der Psychoneuroimmunologie), hat wiederum nichts mit der Frage möglicher transzendenter Wirkungspotenziale zu tun. Was man hier allenfalls messen könnte, sind autosuggestive Wirkungen im Heilungsverlauf – was zwar einiges über die Macht des Geistes, wenig hingegen über transzendente Kräfte aussagt.

Das sich hinter dieser methodologischen Problematik verbergende, eigentliche erkenntnistheoretische Problem liegt darin, dass religiöser Glaube einer anderen Erkenntnisdimension angehört als die den Regeln von Kausalität, Widerspruchsfreiheit und Wiederholbarkeit folgende Logik wissenschaftlicher Vernunft. Es kann keine wissenschaftliche Evidenz in Glaubensfragen geben, sonst wäre es nicht Glaube, sondern Wissenschaft. Was es in Glaubensfragen, wie der Frage heilender Wirkungen von Gebeten, geben kann, ist nur individuell erfahrbare Evidenz. Gerade die Nicht-Beweisbarkeit ist die Quelle des Glaubens – wie schon Kirchenvater Tertullian sagte: „Credo, quia absurdus est" – ich glaube, weil es absurd ist.[403] Glaube beginnt dort, wo die Beweise enden – und darin mag vielleicht auch sein heilstiftendes Potenzial liegen …

Weniger kontroversiell diskutiert wird das Phänomen des positiven Einflusses von Gebeten und Meditation auf das psychische und physische Befinden eines Menschen. Seit den bahnbrechenden Arbeiten H. Bensons ist die weitreichende Bedeutung von Entspannungsübungen immer klarer geworden. Benson war einer der Ersten, der nachweisen konnte, dass mit Hilfe von Meditation als Technik zur Stressbewältigung Herz- und Atemfrequenz sowie Blutdruck reguliert werden können und damit Wohlbefinden hervorgerufen werden kann. Die von Benson entdeckte Kraft meditativer Entspannung – wir haben darauf weiter oben schon ausführlich Bezug genommen – ist heute aus den therapeutischen Programmen nicht mehr wegzudenken.

2003 berichtet etwa das renommierte „British Medical Journal" über die positiven Effekte des Betens eines Rosenkranzes oder des Yoga-Mantras für Atmung und Herzfrequenz.[404]

Weithin bekannt wurden die Untersuchungen des schon erwähnten kalifornischen Kardiologen Dean Ornish, der in Verbindung mit grundlegenden Veränderungen der Lebens- und Ernährungsgewohnheiten Stressmanagement-Techniken wie Atem- und Yoga-Übungen, Meditation sowie Visualisierung einsetzte, um verstopfte Arterien von Ablagerungen zu befreien. D. Ornish konnte zeigen, dass sich sein Therapie-Programm, das auch einen Weg zu größerer emotionaler Nähe zur Mitwelt darstellt, therapeutisch genauso effektvoll erwies, wie herkömmliche schulmedizinische Maßnahmen.[405]

Am Stressforschungsinstitut der Universität von Massachusetts konnten positive Effekte bei Patienten mit Schuppenflechte nachgewiesen werden, die während der Behandlung mit UV-Licht zusätzlich Meditationskassetten hörten.[406]

Kurz: Die Indizien mehren sich, dass die verschiedensten Formen der Meditation – vom Gebet bis zur Transzendentalen Meditation – nicht nur zur Stressreduktion beitragen, sondern damit auch eindrucksvolle therapeutische Effekte aufweisen.

Dabei ist Meditation zu klinischen Zwecken von jener inneren Grundhaltung der geistigen Sammlung und Versenkung zu unterscheiden, die Ausdruck und Medium transzendenter Lebensorientierung ist. Hier wird das

Alltagsbewusstsein des Menschen nicht nur graduell und kurzfristig durch Einsatz stressmindernder Techniken überstiegen, wie dies bei klinischen Versuchen oder aus therapeutischen Gründen der Fall ist, sondern das ganze Leben wird an transzendenten Werten und entsprechenden transpersonalen Erfahrungen orientiert. Das geschieht natürlich in besonderem Maße im Zustand der Krankheit. Es ist nicht von der Hand zu weisen, dass religiöse Lebenseinstellungen im Krankheitsfall individuell große Bedeutung haben können.

Nur an der Frage des wissenschaftlichen Nachweises des Einflusses religiöser Glaubensüberzeugungen auf Krankheitsverlauf bzw. Genesungsprozess, der schon erwähnten Problematik ihrer Quantifizierbarkeit und Reproduzierbarkeit unter wissenschaftlichen Bedingungen, scheiden sich die Geister. Auch hier wird die Frage nach dem Selbstheilungspotenzial religiösen Glaubens zur – wissenschaftlichen – Glaubensfrage.

Können religiöse Überzeugungen und Praktiken Selbstheilungskräfte aktivieren, wie dies Benson glaubt? Kann Glaube ein „epidemiologischer Schutzfaktor" sein, wie die beiden amerikanischen Forscher Koenig und Larson annehmen?[407]

Beide Autoren untersuchten in diesem Zusammenhang ältere, über 60-jährige Patienten. Das wesentliche Ergebnis: Bei gläubigen Patienten (Kirchgang mindestens einmal wöchentlich) war die Wahrscheinlichkeit, ins Krankenhaus zu kommen, um 56 % geringer; und die Frommen hatten wesentlich kürzere Spitalsaufenthalte (10,6 Tage im Vergleich zu 24,8 Tage für die Nichtgläubigen).[408]

Eine andere Studie konnte zeigen, dass ältere Menschen, die in der Religion Halt und Zuversicht finden, ein wesentlich geringeres Risiko, nach einer Herzoperation zu versterben, haben als solche, die keine Kraft und keinen Trost aus der Religion beziehen.[409]

Zu einem kritischeren Ergebnis, was den Einfluss spiritueller Aktivitäten auf den Krankheitsverlauf betrifft, kommt eine aktuelle Studie der Duke Universität, die dem Zusammenhang zwischen spirituellen Erfahrungen und Rekonvaleszenz bei Patienten, die einen Myocardinfarkt überlebten und unter Depression oder geringer sozialer Unterstützung litten, nachging. Die Untersuchungsgruppe umfasste 503 Personen, die durch 18 Monate hindurch anhand eines speziellen Fragebogens über ihre spirituellen Aktivitäten bzw. Erfahrungen (Besuch des Gottesdienstes, Häufigkeit von Gebet bzw. Meditation und spirituelles Selbstverständnis) Auskunft gaben. Zugleich wurden mit Hilfe eigener Analyseinstrumentarien sowohl das Ausmaß depressiver Symptome als auch jenes sozialer Unterstützung erhoben. Das ernüchternde Resultat: Es gibt kaum Beweise für den Zusammenhang zwischen der Wahrscheinlichkeit, an Herzversagen oder einer anderen Ursache nach einem akuten Herzinfarkt zu versterben, und der Art und Weise spiritueller Selbstwahrnehmung, der Häufigkeit des Kirchgangs oder der Intensität des Betens.[410]

Anders verhält es sich mit dem Einfluss religiöser bzw. spiritueller Orientierungen auf beeinträchtigende psychische Zustände, wie etwa Trauer bzw. Verlusterlebnisse. Hier konnte eine groß angelegte Meta-Studie der Universität Freiburg/Br. einen deutlichen Zusammenhang zwischen Glaubensorientierung und Trauerprozess nachweisen. Verglichen wurden 32 Studien mit insgesamt 5715 Personen. Das Ergebnis: 94 % der untersuchten Studien belegten einen positiven Einfluss des religiösen Glaubens auf den Prozess der Trauer, auch wenn methodische Schwächen der einzelnen Forschungsprojekte die Aussagekraft dieses Ergebnisses beeinträchtigen.[411]

In diesem Sinn argumentiert auch H. Benson, wenn er auf die Ergebnisse seiner eigenen Studien verweist, die zeigen, dass „bei Personen, die an eine ewige, das Leben transzendierende Kraft glaubten, das erinnerte Wohlbefinden am stärksten [wirkte], denn ein solcher Glaube spendet sehr viel Trost und befreit von ungesunder Rationalisierung und Sorgen".[412] Die von Benson entwickelte Methode des „erinnerten Wohlbefindens" besteht darin, durch geistige Aktivierung emotional positiv besetzter Vorstellungsbilder, Wörter, Sätze oder Gebete krankmachenden psychischen Stress zu mindern und psychologische Prozesse positiv zu beeinflussen.

Unter den verschiedenen Überzeugungen, die ein Mensch haben kann, scheint der *religiöse* Glaube die stärkste Kraft zur Aktivierung von Selbstheilungskräften zu besitzen. Benson beschreibt dieses Phänomen folgendermaßen: „Das mag daran liegen, dass der Glaube an ein unendliches Absolutes einziges Gegengewicht zur letzten Realität von Krankheit und Tod ist. ...

der Glaube ermöglicht es nun auch, das Unsichtbare und Unbewiesene zu würdigen, wodurch eine Hoffnung entsteht, die sich der Vernunft entzieht … Hoffnung und positive Erwartungshaltung wiederum erzeugen erinnertes Wohlbefinden – die Neurosignatur – Botschaften der Heilung, von denen die Reserven und Abwehrkräfte des Körpers mobilisiert werden."[413]

So gesehen könnte es durchaus sein, dass die Kraft des religiösen Glaubens sich auch positiv auf die Kraft der alltäglichen Glaubensfähigkeit und damit indirekt auf die Gesundheit auswirkt, wenn etwa an die Heilkraft bestimmter Medikamente oder Therapien geglaubt wird.

Studien zum Zusammenhang von Religiosität und Gesundheit legen die Vermutung nahe, dass religiöser Glaube, gläubige Erwartungshaltung sowie altruistisches und sozial-karitatives Verhalten positive physiologische Wirkungen haben.[414]

Benson fasst die einschlägigen empirischen Forschungsergebnisse zum Thema „Glaube und Gesundheit" so zusammen: „Religiosität geht durchwegs mit besserer Gesundheit einher. Je stärker der religiöse Glaube ist, desto weniger psychische Symptome treten auf, desto besser ist der allgemeine Gesundheitszustand, desto niedriger der Blutdruck, desto größer die Lebensqualität trotz Krebs- und Herzkrankheit und desto höher die Lebenserwartung …"[415]

Natürlich operieren solche Studien mit statistischen Werten, die zwar etwas über die Verteilung bestimmter Variablen bzw. Merkmale in einer definierten Teilpopulation aussagen, nichts jedoch über den Einzelfall, das Einzelschicksal. Mit andern Worten: auch gläubige Menschen erkranken, und niemand vermag zu sagen, wie schwer oder nicht schwer sie an ihrem Leid tragen. Die Gleichung, „religiös und daher gesund" bzw. „nicht religiös und daher krank" wäre absurd und ließe sich leicht durch die Alltagserfahrung religiöser und zugleich kranker bzw. areligiöser und körperlich kerngesunder Menschen widerlegen.

Der Faktor „Glaube" sagt ja weniger etwas über die Schicksalshaftigkeit der Krankheit an sich aus als vielmehr über die Sinnorientierung im Umgang mit der Krankheit. Hoffnung und Trost, die der Glaube an göttlichen Beistand in der Not stiftet, verhindern nicht die Not, das Krankwerden selbst, geben ihm aber einen spezifischen Sinn, der sich wiederum positiv auf die Bewältigung der Krankheit und auf die Bewältigung des mit ihr einhergehenden Leids auswirken kann.

„Dein Glaube hat dich gesund gemacht" – Religion als Therapie

Dass „Glaube" in konkreten Fällen heilen kann, ist und bleibt letztlich – trotz aller gehirnphysiologischer Erklärungsversuche – ein Mysterium. Genauso wie der Umstand, dass religiös Gläubige – oft vor ihrer Zeit – zu Tode erkranken können. Hier lassen sich keine verallgemeinerbaren monokausalen Zusammenhänge zwischen Spiritualität und körperlicher Gesundheit herstellen.

L. Dossey, der sich intensiv mit der geistig-spirituellen Dimension des Heilens und gerade auch mit dieser Frage auseinandersetzt, meint dazu: „Sickly saints and healthy sinners show us that there is no invariable, linear, one-to-one relationship between one's level of spiritual attainment and the degree of one's physical health. It is obvious that one can attain immense spiritual heights and still get very sick ... This is not to deny a general correlation between our physical and spiritual states. But we should not equate ‚general' with ‚invariable'. In any given case, we simply may not know why serious illness develops ... we should admit the obvious: There is a great mystery here ... the fact that saints sometimes suffer and sinners don't is but one expression of this mystery."[416]

Nur nebenbei sei angemerkt: Dieses Mysterium reicht bis Hiob zurück. „Gott im Leid" lässt sich nicht nach menschlichem Maß beurteilen. Gott folgt keinen menschlichen Vernunftkriterien und Verständniskategorien. Die biblische Ijob-Erzählung macht ganz klar: Es steht Gott als Schöpfer der Dinge zu, auch Fromme mit Krankheit und Leid zu schlagen. Er, Jahve, schlägt Wunden und heilt sie wieder.[417] Als Ijob erkennt, dass es keinen unbedingten und berechenbaren Anspruch auf Wohlergehen gibt, beendet er seine Auseinandersetzung mit Gott, zieht seine Klagen zurück und verstummt. Jetzt kann er sich auf Basis dieser neuen Einsicht Gott als wohlwollendem Weltenschöpfer neu zuwenden.[418] Letztlich ist Ijob trotz seiner Zweifel und Klagen, trotz seines Aufbegehrens gegen Gott und das ihm zugefügte vermeintliche Unrecht im Glauben an diesen Gott geblieben und hat durch alles Leid hindurch eine neue Beziehung zu Gott gefunden. Um diese neue Beziehung ist es bei Ijob gegangen, und darum geht es möglicherweise auch noch heute. Wie es im „Buch Ijob" heißt, wurde Ijob wieder gesund und erhielt seine verlorenen Güter gleich zweifach zurück. Betrachtet man die Ijob-Erzählung von ihrem glücklichen Ende her, dann ist selbst bei der schlimmsten Krankheit und dem tiefsten Elend des Frommen noch nicht das letzte Wort gesprochen – und es gäbe dann doch einen tiefen inneren, sich unserer Logik entziehenden Zusammenhang zwischen Glaube und Heil(ung) ...

In den biblischen Schriften, sowohl im Alten Testament als auch in den Evangelien, dreht sich alles um Heil und Heilungen – seelische wie körperliche Heilungen. Für das alte Israel war „Krankheit" und „Gesundheit" direkt in Jahve verankert. Dennoch wird auch dem Arzt Bedeutung zugewiesen. Im prophetischen Buch Jesus Sirach (38, 1–15) wird gesagt: „Schätze den Arzt, weil man ihn braucht; denn auch ihn hat Gott erschaffen. Mein Sohn, bei Krankheit säume nicht, bete zu Gott; denn er macht gesund. Lass ab vom Bösen, mach deine Hände rechtschaffen, reinige dein Herz von allen Sünden! Doch auch dem Arzt gewähre Zutritt! Er soll nicht fernbleiben; denn auch er ist notwendig. Zu gegebener Zeit liegt in seiner Hand der Erfolg; denn auch er betet zu Gott, er möge ihm die Untersuchung gelingen lassen und die Heilung zur Erhaltung des Lebens. Wer gegen seinen Schöpfer sündigt, muss die Hilfe des Arztes in Anspruch nehmen."

Jesus, der Rabbi von Nazareth, war heilend unterwegs, wie bei den Evangelisten Markus und Lukas nachzulesen ist.[419] Aber immer war die Heilung, die Jesus vollbrachte, mit dem Akt des Glaubens verbunden. In seinem *„Aufriss einer therapeutischen Theologie"* (1997) schreibt der deutsche Religionsphilosoph Eugen Biser: „Also kann denn der Glaube ... tatsächlich heilen? Nicht minder grundsätzlich klingt die wiederholt in Evangelien gegebene Antwort: ‚Dein Glaube hat dich gesund gemacht.' Jesus nimmt also in diesen ältesten Wendungen die geglückte Heilung keineswegs für sich in Anspruch. Vielmehr schreibt er sie dem wie eine selbstständige Entität agierenden Glauben zu. Damit ist aber aufs deutlichste unterstrichen, dass er tatsächlich zu heilen vermag."[420]

„Glaube" als Form kommunikativer Manifestation positiver Heilserwartung auf der einen und die Wirkkraft des Wortes auf der anderen Seite können Heil stiften. Dabei geht es um mehr als um bloßen Austausch von Worten und Begriffen oder nur um Informationstransfer. Es geht, wie auch Biser richtig hervorhebt, um die Einsicht, „dass Worte verletzen und kränken, nicht weniger aber auch aufrichten und trösten können".[421]

E. Biser sieht in diesem elementaren Umstand auch die eigentliche Bedeutung einer in Hinblick auf ein Verständnis von Christentum als „therapeutischer Religion" zu entwickelnden „Theotherapie". Wobei er als kommunikatives Kernstück einer solchen „Theotherapie" folgende Qualitätsmerkmale heilstiftender Kommunikation anführt: „Im Einzelnen ginge es dabei nur um die Nutzung des ‚überführenden' (elenchischen) Redens, das den Patienten zum Bewusstsein seiner inneren Sperren und Blockaden zu bringen sucht; um die des teilnehmenden (partizipierenden) Redens, das den Bann seiner Einsamkeit zu brechen sucht, um die des bestätigenden (aufrichtenden) Redens, das sein angegriffenes Selbstwertgefühl zu festigen sucht, und zumal um die des tröstenden Zuspruchs, der freilich nur auf der Basis echter Einfühlung und Teilnahme wirksam wird."[422]

Damit trifft sich Bisers „therapeutische Religion" mit unseren Überlegungen einer kommunikativen Medizin, in der das Mitgefühl und das mitfühlende Wort die verschlossenen Tore zum Selbst des anderen, des Leidenden, zu öffnen sucht. Und es wird deutlich, dass eine so verstandene kommunikative Medizin von ihrem Anspruch her gesehen gar nicht anders sein kann als zugleich auch eine spirituelle Medizin.

Dass „gutes Zureden" gerade etwa bei depressiv gestimmten, chronisch Kranken wenig wirkt, sieht Biser ähnlich wie vor ihm schon Balint, der sich ja sehr kritisch zu billiger Beruhigung und Alltagsratschlägen äußert, solange die eigentlichen (psychischen) Ursachen der Krankheitssymptome nicht aufgedeckt werden. Es geht also auch hier darum, über die Angebote organischer Krankheit hinaus, die inneren seelischen Konflikte – Biser spricht von „Sperren und Blockaden" – aufzuspüren.

Was immer die moderne Medizin als unterstützende Mittel anbieten mag, um die – etwa bei depressiven, chronischen Kranken – extrem gestörten Kommunikationsbeziehungen wiederherzustellen –, sie müssen sich daran messen lassen, ob sie tatsächlich dazu beitragen, „in dem Kranken den Glauben an seine Genesung zu wecken".[423]

Und Biser macht deutlich: „Denn es sind nicht so sehr die eingesetzten Mittel als vielmehr die durch den Glauben freigesetzten Energien, die Linderung oder gar Heilung bewirken. Die entscheidende Weichenstellung aber besteht darin, dass dem Kranken zur Annahme seines Schicksals und damit seiner selbst verholfen wird. Deshalb lässt sich das Programm der therapeutischen Theologie in den Satz zusammenfassen: Leiden hat Sinn!"[424]

Jene von Biser vorgenommenen Unterscheidungen verschiedener kommunikationstherapeutischer Dimensionen ärztlicher Rede lesen sich fast als Exemplifikation dessen, was lange vor ihm der Psychiater und Medizinhistoriker W. Leibbrand in seinem Entwurf zu einer Theologie des Arztberufs begrifflich so auf den Punkt gebracht hat: „Der Arzt muss kommunikativ erwecken: Nicht-Selbst muss zu Selbst gebracht werden. Psychotherapie ist Versöhnung des Menschen mit sich und der Umwelt. Der reine Suggestor verstellt diesen Weg, während geistige Anregung, freundschaftliche Kommunikation den Menschen zu sich und der Umwelt neu erschließen."[425]

Eine glückende Arzt-Patienten-Beziehung verhilft also zur Innenschau, die Innenschau wiederum verhilft dem Menschen zu seinem Selbst, in dem die Lösung seiner krankmachenden psychischen Konflikte liegt. Darin liegt der nicht nur therapeutische, sondern auch spirituelle Sinn ärztlichen Redens begründet.

Um die Aufmerksamkeit des Patienten nach innen zu lenken, ist – wie auch Balint immer wieder den psychotherapeutisch engagierten Allgemeinmedizinern ans Herz legt – zuerst das Zuhören-Können notwendig. Der Patient muss – wie schon weiter vorne erwähnt – gleichsam seine „Schleusen" öffnen können, um das Aufgestaute, das, was ihn vielleicht schon jahrelang quält, „herauslassen" zu können. Auf diese Weise kann der Arzt dazu beitragen, dass der Patient selbst zur Lösung seines Problems kommt. Genau darin liegt die Aufgabe, kommunikativ zu erwecken – Nicht-Selbst in Selbst zu verwandeln. Nur indem der Arzt auf den Patienten hört, kann diesem geholfen werden, auf sein Inneres zu hören.

Gerade auch aus ganzheitlich-medizinischer Sicht gilt: Heilung geschieht immer unter Mitwirkung des Patienten. Kommunikation ist zugleich Voraussetzung und Medium dafür. Und der Weg dazu – das beschreiben ganzheitlich denkende Mediziner der verschiedenen Fachrichtungen übereinstimmend –, der Weg dazu geschieht immer so, dass die Aufmerksamkeit des Patienten zunächst nach innen gelenkt wird, dem Patienten geholfen wird, auf sein Inneres zu hören.

„Sein Inneres ist sein Heiler, nicht ich", bringt es etwa die ganzheitlich behandelnde, kalifornische Krebsspezialistin R. N. Remen auf den Punkt.[426] Diese Aktivierung der Aufmerksamkeit entspricht übrigens der buddhistischen Lehrtradition des „Prinzips der Achtsamkeit". Nicht die Krankheit ist nämlich nach buddhistischer Lehre das eigentliche Problem, sondern die psychische Haltung dahinter. In der buddhistischen Gesundheitslehre signalisiert die Erkrankung eine direkte Botschaft, um eine anständige Haltung der Achtsamkeit zu entwickeln. Das wäre der Sinn jenes überführenden, transformierenden Redens, das mit dem von uns vorgeschlagenen vierten Prinzip empathischer Kommunikation gemeint ist.

Dazu bedarf es freilich des Vertrauens. Um es nochmals deutlich zu machen: Nicht die technischen Apparate, nicht die unterstellte fachliche Kompetenz und berufliche Routine – nein: die den Patienten gleichsam umhüllende Offenheit der Kommunikation ist die Basis für dieses Vertrauen. In dieser Offenheit der Beziehung passiert nämlich mehr und Entscheidendes: Der äußere Arzt verhilft so dem Patienten auf die leise Stimme seines „inneren Arztes" zu hören – so wie umgekehrt der äußere, Hilfe suchende Patient den „inneren Patienten" im Arzt aktiviert und dem Arzt dazu verhilft, auf die Stimme seines „inneren Patienten" zu hören. Wir werden auf diesen wichtigen intrapsychischen Interaktionsprozess im Folgenden gleich zu sprechen kommen.

Dabei spielt die Vorstellung, die Aktivierung der Vorstellungskraft des Patienten eine besondere Rolle – über sie wird das Gewahrwerden des eigenen Körpers möglich. Vorstellung wiederum ist das Ergebnis detailreicher Darstellung, geduldiger Erklärung, aber auch das Ergebnis von Konzentrationsübungen, die die Imaginationskraft erhöhen.

Damit kommen wir nochmals auf den wichtigen Zusammenhang von Körper, Seele und Geist in der Beurteilung von Krankheit und Heilung zu sprechen. „Glaube" ist nicht nur ein Akt der Selbsttranszendierung, sondern auch ein psychoneuroimmunologischer Akt. Die eine Stoßrichtung religiösen Glaubens weist über das Individuum hinaus auf etwas, das dem Individuum unerreichbar gegenübersteht; die andere Stoßrichtung zielt in sein tiefstes Inneres. *Beides* setzt Potenziale der Veränderung des Menschen frei.

Aus der ärztlichen Mitteilung wird die Teilhabe am Geschehen im eigenen Körper. Manche Ärzte verwenden dazu unterstützend Visualisierungstechniken, um diese Vorstellungsarbeit zu leisten. Vorstellung schafft die für das Urteil notwendige Distanz. Aber vor allem noch eines, worauf R. N. Remen aufmerksam macht und damit einen zentralen psychoneuroimmunologischen Zusammenhang beschreibt: „Durch bildhafte Vorstellungen kommunizieren unser Geist und unser Körper miteinander ... Das, was wir uns vorstellen, beeinflusst unser Immunsystem, unsere Kraft und unseren Optimismus. Deshalb müssen wir unsere Vorstellungskraft gezielt steuern und sie für unser Wohlbefinden einsetzen.“[427]

Nichts anderes meint Benson mit seiner Theorie des „erinnerten Wohlbefindens“. Es ist interessant zu sehen, wie sehr sich die verschiedenen Argumentationslinien und medizinischen Erfahrungen derer, die die Grenzen einer rein mechanistischen, biomedizinischen Konzeption von „Gesundheit“ und „Krankheit“ zu überwinden suchen, ähneln und wie sie zu fast identen Schlussfolgerungen führen.

Man kann sagen: Imagination ist die Sprache des Unterbewusstseins.[428] Geistige Vorstellungen können sich körperlich manifestieren – das gilt für die vorgestellten Krankheiten genauso wie für die vorgestellte Genesung. Deswegen mobilisiert der amerikanische Psychiater und Verhaltenswissenschaftler D. Spiegel im Rahmen seiner Selbsthilfegruppen auf dem Weg der Selbsthypnose entsprechende geistige Energien bei seinen Patienten, die ihnen helfen sollten, ihr körperliches Geschehen so gut wie möglich unter Kontrolle zu halten.[429]

Umgekehrt kann Krankheit auch aus entsprechend oft genug wiederholten „krankhaften“ geistigen Vorstellungen kommen. Die Symptome, die der Patient dem Arzt „anbietet“, sind echt – nur ihre Behandlung scheitert, weil die dahinterliegende seelisch-geistige Ursache nicht behandelt wird.

Balint hat deutlich auf diesen Umstand hingewiesen, dass die angebotenen Symptome oftmals nicht auf organische Schäden, sondern auf ungelöste seelisch-geistige Probleme bzw. Konflikte zurückzuführen sind.

Schon Paracelsus kannte die Kraft der Imagination: „Kann Imagination Krankheit machen, kann Erschrecken Krankheit machen, so kann Freude Gesundheit machen."[430]

Indem sich der Arzt in einer offenen, am Patienten orientierten Kommunikationsbeziehung um dessen Aktivierung von Vorstellungen bemüht, schafft er zugleich auch eine emotionale Beziehung des Vertrauens. Vertrauen wiederum wird über den Vorgang „erinnerten Wohlbefindens" zum tragenden Fundament jenes heilstiftenden Gewahrwerdens, das zur Mobilisierung der im Inneren verborgenen Selbstheilungskräfte verhilft.

Wie immer die Methoden im Einzelnen auch aussehen mögen, sie alle beruhen auf dem Prinzip, das heilende Potenzial des Geistes zu aktivieren. Dazu zählt die Grundeinsicht, „dass jede Art von Glauben Einfluss auf die Gesundheit hat".[431] Das gilt also nicht nur für religiösen Glauben im engeren Sinn, sondern auch für den Glauben an den Arzt, den Glauben an seine Behandlungsmethoden und den Glauben an den Behandlungserfolg.

Kommunikation ist zentraler Ausdruck und Medium dieses heilenden Potenzials des Geistes.

Verborgene Wahrheiten

Damit ist man natürlich noch fern von jeglicher Erklärung, zumal sich, wie schon gesagt, der Untersuchungsgegenstand auch der herkömmlichen naturwissenschaftlichen, kausal-analytischen Untersuchungsmethodik entzieht. Um Phänomene dieser Art zu erklären, bedürfte es erst einer eigenen, den Phänomenen angepassten Methodologie. Diese steht noch aus …

Aber die Frage drängt sich auf: Lässt das moderne medizinische Selbstverständnis die Auseinandersetzung mit dem Nicht-Erklärbaren, die Auseinandersetzung auch mit den eigenen wissenschaftlichen Erkenntnisbedingungen und ihren Grenzen zu? Ist vielleicht gar die medizinische Wissenschaft als Lebenswissenschaft ein fruchtbarer Boden für die längst fällige Versöhnung von Glaube und Wissen, weil es sich dabei in Wirklichkeit nicht um einander ausschließende, sondern einander ergänzende Erkenntnisbereiche handelt?[432]

„Es gibt also Fälle", schreibt der Religionspsychologe William James vor mehr als hundert Jahren in seinem Werk *„Der Wille zum Glauben"*, „... wo eine Tatsache nicht eintreten kann, wenn nicht im Voraus ein Glaube an ihr Eintreten vorhanden ist. Und wo der Glaube an eine Tatsache bei der Hervorbringung dieser Tatsache mitzuwirken vermag, da wäre doch das eine unsinnige Logik, welche sagen wollte, ein Glaube, welcher dem wissenschaftlichen Beweise vorausläuft, sei die ‚tiefste Unsittlichkeit', zu der ein denkendes Wesen herabsinken könne."[433]

James setzte sich damals mit einem Vorläufer Karl Poppers, mit William Clifford, auseinander, für den Wahrheit nicht im Glauben, sondern nur in der harten wissenschaftlichen Hypothesenprüfung zu finden sei. Es gibt Bereiche, so argumentierte James, in denen uns die Wahrheiten verborgen bleiben, wenn wir ihnen nicht wenigstens auf halbem Wege entgegengehen.

Das ist der entscheidende Punkt: Man muss sich auf die Phänomene zuerst einmal einlassen – im Wissen oder Ahnen darum, dass diese Phänomene den möglichen wissenschaftlichen Beweisen vorauslaufen. Weil es die Phänomene ohne den Glauben an sie vielleicht gar nicht gäbe ... „Credo, ut intelligam" – ich glaube, um zu erkennen, lehrte der große mittelalterliche Theologe Anselm von Canterbury.

Ähnlich B. Pascal: „Und deshalb sagen die Heiligen, statt, wie von menschlichen Angelegenheiten gesagt wird, dass man sie kennen muss, bevor man sie liebt, was zum Sprichwort geworden ist, grundsätzlich hierzu, wenn sie von den göttlichen Dingen reden, dass man sie lieben muss, um sie zu kennen, und dass man in die Wahrheit nicht eindringt, es sei denn durch die Liebe zu Gott, woraus sie einen ihrer nützlichsten Lehrsprüche gemacht haben."[434]

Der Glaube erst bringt die Phänomene hervor, ohne den es sie nicht gäbe – das gilt für die Sphäre der Religion, nicht weniger aber auch für die Welt der Wissenschaft.

Ihre Theorien, die sie empirisch zu überprüfen sucht, bestehen zunächst aus nichts anderem als aus wissenschaftlichen Glaubenssätzen, die sich an der Realität zu bewähren haben. Erst auf dieser methodologischen Ebene der Frage, was wollen wir als an der Realität bewährte Glaubenssätze anerkennen und mit welchen methodischen Verfahren soll diese Überprüfung stattfinden, trennen sich die Wege von Religion und Wissenschaft.

Glaube unterliegt nicht dem Diktat wissenschaftlicher Wahrheitskriterien. Die Wahrheit des Glaubens lässt sich wissenschaftlich-rational weder ergründen noch begründen. Glaube steht auch nicht unter wissenschaftlichem Rechtfertigungsdruck – Wissenschaft ist keine den Glauben legitimierende Instanz.

„Wenn man glaubt, braucht man keinen Beweis. Wenn man nicht glaubt, gibt es nie genug“, formulierte ein Newsweek-Artikel das Dilemma widersprüchlicher Ergebnisse über die Bedeutung religiösen Glaubens in der Medizin.[435]

Kommen wir nochmals auf die grundsätzliche Frage des Verhältnisses von Medizin und Religion zurück: Beide haben mehr miteinander gemeinsam, als es im ersten Moment scheinen mag: Vielleicht könnte man es so formulieren: Medizin und Religion sind *zwei* Anschauungsweisen *eines* Mysteriums – des Mysteriums des Leidens und der Heilungsbedürftigkeit des Menschen.

Verbirgt sich darin nicht der tiefste Grund des spirituellen Zusammenhangs zwischen der religiösen Dimension von Medizin und Heilen einerseits und der therapeutischen Dimension von Religion andererseits?[436]

12. In der Tiefe der Beziehungen – äußere und innere Wirklichkeit

Das Thema „Medizin und Spiritualität" stellt sich aber auch noch aus einer anderen Perspektive und lässt die komplexe Beziehung zwischen Arzt und Patient noch unter ganz anderem Licht erscheinen.

Wir unterstellen in der Regel, dass Prozesse sozialer Interaktion und Kommunikation ausschließlich durch das Bewusstsein gesteuert und daher auch durch das Bewusstsein kontrolliert werden können. Kommunikation wird meist als Ausdruck der bewussten, denkenden Welt des Ego angesehen. Dies trifft aber nur bedingt zu – menschliche Kommunikation ist immer auch Ausdruck der „Energetik der Seele" (C. G. Jung). Und dies trifft im besonderen Maße gerade für die existenzielle Arzt-Patienten-Beziehung zu: Sie folgt nicht nur bestimmten „bewährten" kognitiven und affektiven Mustern, sondern wird auch von unbewussten Interaktionen beeinflusst.[437]

Nach C. G. Jung ist das Unbewusste „ein ebenso realer und wesentlicher Bestandteil des individuellen Lebens ... wie die bewusste, denkende Welt des Ego, nur unendlich viel umfassender und reicher". Und er hat klargemacht, dass das, „was wir ‚Psyche' nennen, ... keineswegs identisch ist mit unserem Bewusstsein und dessen Inhalt".[438] Das Unbewusste beeinflusst ständig unser Bewusstsein, z. B. dadurch, dass vieles an entschwundenen Gedanken, Eindrücken und Erfahrungen „unterhalb der Bewusstseinsschwelle" gespeichert wird, von wo es manchmal, oft erst nach Jahren scheinbar völliger Vergessenheit, wieder zum Vorschein kommt.[439]

„Aber ebenso wie bewusste Inhalte im Unbewussten verschwinden können, so können auch neue Inhalte, die nie zuvor bewusst waren, aus dem

Unbewussten aufsteigen ... das Unbewusste [ist] kein bloßer Ablageplatz für das Vergangene, sondern auch voll von Keimen für zukünftige psychische Situationen und Ideen ... Sie wachsen aus den dunklen Tiefen des Geistes wie Lotosblumen und bilden einen äußerst wichtigen Bestandteil der unbewussten Psyche. Wir sehen dies im täglichen Leben, wenn Probleme manchmal durch die erstaunlichsten neuen Vorschläge gelöst werden. Viele Künstler, Philosophen und sogar Naturwissenschaftler verdanken einige ihrer besten Ideen solchen Improvisationen, die plötzlich aus dem Unterbewusstsein kommen."[440]

Menschliche Kommunikation ist auf vielfältige Weise von diesem Prozess betroffen. Sie bringt beides zum Ausdruck: die bewusste Seite des Ego und die andere Seite, den „unbewussten Seelenteil" – sowie die Dynamik der intrapsychischen Beziehungen, die zwischen diesen beiden Bereichen bestehen. Wir haben diesen oft vernachlässigten Aspekt weiter vorne bereits angeschnitten und können die Problematik jetzt vertiefen.

Jeder Kommunikations-Akt zwischen Menschen wird also von einer Fülle von Faktoren bestimmt, die nicht unmittelbar aus dem Kommunikationsgeschehen selbst erschlossen werden können. Meist steht die kognitive, rationale Dimension, also der Kommunikationsgegenstand und die damit verbundenen Verstehensprozesse im Vordergrund der Betrachtung. Schon schwieriger zu erkennen, weil viel weniger augenfällig, sind die verborgenen Prozesse wechselseitiger Interaktion und Definition der Kommunikationssituation und des jeweils anderen Interaktionspartners. In sie geht – wie bereits weiter oben dargelegt – eine Vielfalt subjektiver Erfahrungen, Erwartungen, Interessen und Emotionen mit ein.

Der Kommunikationsprozess wird bisweilen mehr durch diese verborgenen und oft genug auch konfliktträchtigen und affektiven Beziehungen der Gesprächspartner zueinander als durch die Beziehung der Partner zum jeweiligen Gesprächsgegenstand selbst bestimmt.[441] Ist die Beziehungsebene zwischen den Partnern gestört, leidet auch die Vermittlung des jeweiligen Kommunikationsinhaltes bzw. Themas. Die Komplexität des Phänomens zwischenmenschlicher Kommunikation reicht aber wesentlich weiter. Denn die verborgenen innerpsychischen Prozesse, die das Kommunikationsverhalten in je gegebenen Situationen beeinflussen, stehen ihrerseits wieder in Beziehung zu unbewussten Interaktionen zwischen den Interaktionspartnern. Wobei neben oder „unter“ dem individuellen Unbewussten nach C. G. Jung ein kollektives Unbewusstes existiert, das sich in Archetypen manifestiert und artikuliert.[442]

Warum ist es wichtig, diese tiefenpsychologischen Dimensionen hier wenigstens anzusprechen? Weil darauf aufmerksam zu machen ist, dass die Realität der „äußeren“ Welt und ihrer Wahrnehmung nicht ohne die Realität der „Innenwelt“ verstanden werden kann. Was zwischen Arzt und Patient als interagierende Subjekte „äußerlich“ stattfindet, ist ohne Blick auf die Frage nach dem, was sich bei jedem von beiden intrapsychisch vollzieht, nicht oder nur unzureichend verständlich.

Es geht in der Kommunikation zwischen Menschen im Allgemeinen und zwischen Arzt und Patient ganz besonders auch und gerade um diese „seelischen Realitäten“. Die kommunikativen Beziehungen eines Individuums mit seiner (äußeren) Umwelt und seine Erkenntnisse sind ohne Berücksichtigung des Umstandes, dass diese Beziehungen und Erkenntnisse auch durch seelische Elemente (mit-)bedingt sind, nicht oder nur ungenügend verständlich. Unsere alltägliche Kommunikation ist also nur die beobachtbare „Oberfläche“ oder Außensicht verborgener innerpsychischer bzw. unbewusster Kommunikations- und Interaktionsprozesse.

Gerade in der Arzt-Patienten-Beziehung werden diese Tiefenschichten in unterschiedlicher Intensität aktiviert: In der psychotherapeutischen oder analytischen Kommunikationssituation wird – wie weiter oben dargelegt – die Dynamik dieser innerpsychischen, unbewussten Interaktionen deutlicher als in der „normalen“ Arzt-Patienten-Beziehung. Aber auch der Allgemeinmediziner ist angesichts der hohen Zahl psychosomatischer Erkrankungen, ob er will oder nicht, mit dieser Dynamik konfrontiert. In diesem Sinne stellte ja auch schon Balint fest, dass mehr als die Hälfte der Arbeit eines praktischen Arztes Psychotherapie ist.[443] Meist ist der Griff in den pharmakologischen Bauchladen die einzige ärztliche Reaktion auf die Beschwerden und Bedrängnisse des Patienten. Die oft gut gemeinten Versuche, die eigentlichen Probleme zu überspielen, zeigen kaum die angestrebte Wirkung. Im Gegenteil, sie entlasten nicht wirklich, weil sich der Patient in seinem Bedürfnis, ernst genommen zu werden, enttäuscht und frustriert fühlt.[444]

Hier bedarf es nicht des billigen Trostes, sondern einer kommunikativen Grundorientierung an den psychischen Problemen der Menschen. Der praktische Arzt ist zwar nicht Psychiater und hat nicht – wie schon Balint feststellte – die Aufgabe, „dem Patienten auf seinem Wege zu folgen und ihn, falls möglich, einzuholen", wobei „in diesem Einholen die Technik des psychiatrischen Interviews [besteht]".[445] Dennoch aber muss jeder praktische Arzt auf psychotherapeutische Hilfe gefasst sein. Die wird im Wesentlichen, wie gesagt, zuerst darin bestehen, zuzuhören, ohne Fragen zu stellen, um dem Patienten die Möglichkeit zu geben, sich erst einmal aufzuschließen.[446]

Gleichzeitig wird in der Begegnung mit dem leidenden anderen der Arzt selbst Teil dieser innerpsychischen, unbewussten Interaktionen, er wird zum Mitakteur und Mitbetroffenen. Balint meint dazu: „So müssen wir jedes Mal, wenn wir die Anamnese eines Patienten aufnehmen, irgendwie auch unser eigenes Leben Revue passieren lassen, was darauf hinausläuft, dass wir entdecken, welche eigenen Vorstellungen und Wünsche in Bezug auf diese spezifische Situation in uns aufsteigen."[447]

Die Probleme des Patienten könnten ja auch die des Arztes sein. Es ist dies – wir haben darüber schon gesprochen – die Angst des Arztes, in der Begegnung mit dem leidenden Patienten sich selbst und seinem eigenen heilungsbedürftigen Anteil zu begegnen. Balint sieht darin auch den tieferen Grund für „den Mangel an psychologischem Können und das Gegenstück dazu, die Beschränkung auf ‚objektive' Behandlungen unter Vermeidung aller subjektiven, zweiseitigen Beziehungen mit dem Patienten".[448]

Damit sind wir bei einer entscheidenden Dimension des Problems angelangt: Das beklagte kommunikative Vermeidungs- und Abwehrverhalten von Ärzten, die iatrogene Kommunikationsverweigerung, hat nichts, oder nur wenig, mit den organisatorisch-administrativen Randbedingungen ärztlichen Handelns zu tun, schon am allerwenigsten mit der viel bemühten Zeitknappheit, sondern in erster Linie mit ärztlichen Verdrängungs- und Kompensationsmechanismen. Das Problem liegt in den Ärzten selbst.

Es ist wichtig, unsere Betrachtungen zur Frage nach den Bedingungen und Möglichkeiten einer kommunikativen Medizin um diese Dimension des Themas zu erweitern. Damit bewegen wir uns freilich auf transdisziplinärem Gebiet, von dem wir aber glauben, dass gerade von dort aus notwendige Impulse für eine neue kommunikative Medizin, für eine verbesserte kommunikative Praxis in der Beziehung zwischen Arzt und Patient zu erwarten sind.

Auch der Arzt bedarf der Heilung

Wir werden uns zu diesem Zweck vor allem auf den amerikanischen Psychoanalytiker und Jungianer C. Jess Groesbeck und den Wiener Psychiater, Neurologen und Psychotherapeuten P. Gathmann und seine Co-Autorin Semrau-Lininger beziehen. Der Zusammenhang, um den es dabei geht, lässt sich etwa so beschreiben: Jede Begegnung mit einem Patienten, jeder Appell zur Hilfe bedeutet für den Arzt zunächst einmal eine menschliche und fachliche Herausforderung. Zugleich wird der Arzt in der Begegnung mit einem Patienten aber auch an seine eigene, verdrängte, innere Verwundung, seine eigene Kränklichkeit erinnert: „Der Arzt ist immer durch die Krankheit seines Patienten ein Mitbetroffener, denn so wie wir alle unsere eigene und uns nur zum Teil bewusste Innenwelt erst durch die Spiegelung im Außen erkennen können, so zeigt der Patient seinem Arzt einen Schattenbereich auf, der ihm sonst im Außen nicht begegnen würde ... dem Mediziner [kann] in seiner Arbeit mit dem kranken Patienten häufig der eigene heilungsbedürftige Anteil aufgezeigt werden. Um dies aber nicht wahrhaben zu müssen, wird weiterhin am anderen gedeutet, operiert und ‚geheilt'. Es handelt sich schlichtweg um ‚Kompensation'. Schon die Wahl zum Beruf des Mediziners oder Therapeuten hat kompensatorischen Charakter, denn indem ich die kranke Seite den anderen zuschiebe und mich selbst herausnehme, lenke ich von eigener Bedürftigkeit ab. Die eigene Verwundung trägt so der andere mit!"[449]

Der „Schattenbereich", von dem Gathmann hier in Anlehnung an C. G. Jung spricht, dieser eigene Schattenbereich des Arztes, dem er zugleich mit dem Patienten begegnet, ist auch ein bestimmender Faktor seines Kommunikationsverhaltens. Um den eigenen, inneren, dunklen Seiten, dem eigenen, heilungsbedürftigen Anteil nicht begegnen zu müssen, muss eine Form der Interaktion mit dem Patienten gefunden werden, die den Arzt nicht allzu sehr involviert. Kommunikation muss tunlichst das sein, was sie allen Regeln der Kunst nach gerade nicht sein darf, ohne nicht gleichzeitig ihren eigenen Anspruch aufzugeben, nämlich eine „Einbahnstraße".

Wie wir im Zuge unserer bisherigen Überlegungen zeigten, signalisieren die entsprechenden Untersuchungen, dass in der Regel Arzt und Patient nur durch solche „Einbahnstraßen", die kaum kommunikative Bewegung in der Gegenrichtung zulassen, verbunden sind. Jetzt wird verständlich, warum dies so ist: weil auch das ärztliche Gesprächsverhalten Teil dieses Kompensationsmechanismus ist. Wenn dies zutrifft, dann wird zugleich auch deutlich, warum die kommunikative Abwehr des Patienten – gegen die wir eine Reihe kommunikationsethischer Argumente vorgebracht haben – so oft im Vordergrund steht. Das Motiv dafür ist weniger Menschenverachtung oder berufsspezifische Arroganz, wie dies in Unkenntnis der tieferen Zusammenhänge oft unterstellt wird – ohne zugleich leugnen zu wollen, dass solche Motive nicht auch gerade bei Ärzten zu finden sind –, nein: Das eigentliche Motiv für die kommunikative Abwehr liegt in der Angst des Arztes, sich im Patienten selbst zu begegnen. Der Dialog mit dem Patienten könnte unversehens zum Dialog mit sich selbst und der eigenen, verdrängten, kränklichen und daher heilsbedürftigen Wirklichkeit werden.

Um dies möglichst zu verhindern, stehen dem Arzt eine Reihe kommunikativer Strategien zur Verfügung, die die Ambivalenz zwischen Zuwendung und Abwehr verschleiern sollen. Auf einige dieser die Patienten belastenden Strategien haben wir in Teil I aufmerksam gemacht. Dort, wo in der Arzt-Patienten-Begegnung das Abwehrverhalten als Kompensationsmechanismus im Vordergrund steht, dort lässt sich durchaus von Formen kommunikativer Entfremdung zwischen Arzt und Patient sprechen.

Eine davon, die gebräuchlichste Form – mit der wir uns bereits beschäftigt haben –, liegt darin, auf die durch affektive Wahrnehmung geprägte Leidensgeschichte des Patienten mit Versachlichung und Verobjektivierung zu reagieren. Nur der als äußeres Objekt wahrgenommene und „versachlichte" Patient berührt mich als Arzt nicht in der Tiefe meines Selbst. Die Verobjektivierung fremden Leids schützt davor, mich dem eigenen Leid, dem Leiden an der eigenen inneren Wunde stellen zu müssen. Versachlichung bzw. Verobjektivierung, die oft mit der Keule der medizinischen Fachsprache einhergeht, ist die bevorzugte Verbalstrategie, derer sich die ärztliche Projektion und Kompensation bedient.

In diesem Zusammenhang sind auch die einschlägigen Insignien der nahezu unumschränkten ärztlichen Definitions- und Expertenmacht und auch die Bedrohlichkeit ärztlicher Rituale zu sehen: Sie wirken Angst erzeugend und distanzierend den Patienten gegenüber, zugleich aber für den Arzt Angst mindernd und schützend in Bezug auf das eigene Innere und dessen „dunkle Seiten". Über den „äußeren" Patienten wird der Arzt auf seinen eigenen „inneren" Patienten, seine eigene innere Verwundung verwiesen. „Das Faktum dieser Verwundung wird aber sowohl in der medizinischen Psychologie als auch in der Öffentlichkeit totgeschwiegen. Verschwiegen zum Nachteil der Heilkraft des Arztes, bei dem die Erinnerung an die eigene Wunde Sensibilität, Anteilnahme und Intuition erhöhen würde. Verschwiegen aber auch zum Nachteil des Patienten, der, solange er nicht grundsätzliche Ähnlichkeit zwischen sich selbst und dem Mediziner sehen darf, unrealistische Heilsforderungen an andere stellt, keine Mitverantwortung für die Gesundung übernimmt und Medizin als wechselseitigen Prozess unmöglich werden lässt."[450]

Damit ist ganz zentral auch die kommunikative Dimension des Beziehungsproblems angesprochen. Das Ergebnis des Scheiterns von Medizin als wechselseitiger Prozess ist ebenjene inszenierte Kommunikation, die lediglich der Kompensation dient. Sie trägt dazu bei, zu verhindern, dass der Arzt sich vom Patienten betroffen und getroffen fühlt, was aber – wie wir zu zeigen versuchten – gleichzeitig die Voraussetzung für Heilen ist.[451]

Dieses elementare Problem betrifft zwar primär die Seelenärzte, aber es gibt – wie Gathmann richtig sieht – keinen vernünftigen oder stichhaltigen Grund, dies nicht auch für „normale" Ärzte, die es ebenso, wenn auch verborgen, mit psychischem Leid zu tun haben, als relevant zu erachten. Nicht nur deswegen, weil eben ein Großteil derer, die heute eine Arztpraxis aufsuchen, nachweislich psychosomatische Befindlichkeitsstörungen aufweisen, sondern weil jeder Arzt mit dem Problem der Verdrängung seines „inneren

Patienten" konfrontiert ist und jede Begegnung mit dem Patienten diese Erinnerung daran aktualisiert.

„In der Psychotherapie", formuliert es Karl Jaspers, „ist der Anspruch an den persönlichen Einsatz des Arztes so außerordentlich, dass seine Erfüllung, wenn überhaupt, nur vereinzelt stattfinden kann. V. von Weizsäcker formuliert diesen Anspruch: Nur wenn die Natur im Arzt von der Krankheit berührt, angesteckt, erregt, erschreckt, erschüttert wird; nur wenn die Krankheit übertragen, in ihm fortgesetzt, über sein Bewusstsein zu sich selbst zurückgeführt wird – nur dann und nur so weit, als das geschieht, ist ihre Überwindung durch ihn möglich."[452] Darin liegt die eigentliche, schwer anzunehmende Herausforderung für jeden Heiler, ob er nun primär mit seelischen oder primär mit körperlichen Mängeln, hinter denen nicht selten psychische Konflikte stehen, zu tun hat.

Krankheit und Leid müssen sich also in den Arzt „hineinverlängern" können. Dazu gehört auch – wovon wir weiter vorne sprachen – eine Haltung der kommunikativen Affizierbarkeit, der Bereitschaft des Arztes, die Kommunikationsangebote des Patienten aufzunehmen. Vielleicht verdeutlicht an dieser Stelle das Bild des Resonanzbodens diesen komplexen Zusammenhang: Der Patient findet im Arzt Resonanz, der Arzt schwingt gleichsam mit dem Patienten und seinem Zustand mit. Das ist natürlich auch für den Arzt, insbesondere für den Psychotherapeuten, mit Gefahr verbunden. Jung stellt dazu fest: „Es ist ein typisches Berufsrisiko des Psychotherapeuten, von den Projektionen, denen er ausgesetzt ist, psychisch infiziert zu werden. Er muss ständig gegen die Inflation auf der Wacht sein. Aber das Gift bedroht ihn nicht nur psychologisch, es kann sogar sein sympathisches System stören."[453]

Auf diese Erfahrung nahm einmal einer der modernen „Heiligen" Indiens, der Meditationsmeister Swami Muktananda, Bezug, als er im Zuge seiner Welttournee in Kalifornien von einer Gruppe von westlichen Heilern aufgesucht wurde, die alle über irgendein Leiden klagten: „Nachdem ich ihre Leiden angehört hatte, sagte ich ihnen: ‚Ihre Probleme sind vollkommen authentisch. Sie verdienen wirklich die Erfahrungen, die Sie jetzt machen.' Dann lachte ich. Und weil ich lachte und solche Dinge sagte, regten die Heiler sich auf. Ich erklärte ihnen: ‚Ich spreche die Wahrheit. Ich spreche nicht, um Ihnen zu gefallen. Die Wahrheit ist, dass die Schwingungen, die Gefühle des Menschen ständig aus seinem Körper fließen. Die Schwingungen eines Heilers übertragen sich auf den Patienten, und die Schwingungen des Patienten übertragen sich auf den Heiler. Wenn Sie lange mit einem Patienten arbeiten, treten seine Schwingungen in Ihren Körper ein, und das wirkt sich auf Sie aus. Als Folge davon werden Sie selbst ein Patient.'"[454]

Mit dieser grundlegenden Ambivalenz ärztlicher Kommunikation zwischen Zuwendung und Abwehr hat zwar primär der Psychotherapeut oder Analytiker zu tun, aber auch der Allgemeinmediziner kann damit konfrontiert werden. Wir haben im Zusammenhang mit der Frage der „kommunikativen Affizierbarkeit" des Arztes auf diese Problematik schon aufmerksam gemacht.

Projektion geschieht aber auch in der Gegenrichtung: Der Arzt verdrängt seine eigene Krankheitsanfälligkeit, seinen eigenen kranken Anteil, seine Wunde und projiziert sie nach außen auf den „äußeren Patienten". Nicht er, der Arzt, bedarf der Heilung, sondern der andere, sein Gegenüber. Umgekehrt signalisiert der Patient dem Arzt, sich nicht wirklich mit sich selbst auseinandersetzen zu müssen. Er projiziert seinen heilenden Anteil auf den „äußeren Arzt". So schaffen beide eine Realität, um ihrer eigenen Wirklichkeit entkommen zu können.[455]

Zu einer heilenden Beziehung zwischen Arzt und Patient kann es jedoch erst dann kommen, wenn die Dynamik dieser unterbewussten Prozesse erkannt wird und sich der Arzt seiner eigenen inneren Wunde bewusst wird. Deswegen hat Swami Muktananda seinen Zuhörern empfohlen: „Um den Geist zu stärken und anderen Menschen zu helfen, soll ein Psychologe meditieren. Er muss seinen eigenen Geist sehr klar und rein machen. In dieser Weise sollte er sich mit seiner inneren Kraft identifizieren und von innen heraus stark werden. Wenn ein Psychologe über sein inneres Selbst meditiert, wenn er sein wahres Wesen erkennt, erfüllt ihn ein ungeheures Mitgefühl für andere, und durch die Güte bewirkt er, dass es anderen Menschen besser geht und dass sie von ihren Süchten befreit werden. Es ist sehr wichtig, dass ein Psychologe diese Eigenschaften entwickelt. Wenn Ihr Geist nicht klar und rein ist, wenn Sie sich nicht über das Glück der anderen freuen, wenn Sie das Unglück anderer nicht als schmerzlich erleben, dann ist Ihr Leben völlig sinnlos. Nicht nur das: Solange Ihr Geist sich von allen seinen Fehlern nicht befreit, wird jeder Versuch, andere zu lehren und zu trösten, lediglich eine Spielerei Ihres Geistes bleiben. Es wird niemandem nützen."[456]

Gilt das nicht generell für jeden Arzt – genau genommen, für jeden von uns? Und liegt darin nicht die tiefere Ursache für das Gelingen oder Misslingen von Kommunikation?

Asklepios – oder: Der Archetypus des verwundeten Arztes

Man kann diese Problematik aber noch von einem anderen Gesichtspunkt aus betrachten: Das Verständnis der – kommunikativen – Beziehungsmuster zwischen „äußerem Arzt" und „innerem Arzt" im Patienten bzw. „äußerem Patienten" und „innerem Patienten" im Arzt hängt eng mit dem Archetypus bzw. dem Mythos des „verwundeten Arztes" zusammen.

Im Asklepios-Mythos ist das tragische Bild des selbst ewig an seiner Wunde leidenden, aber auch gerade deswegen zur Heilung befähigten Heilers aufgehoben: Der Kentaure Chiron – auf seinen Namen geht die Chirurgie (Cheir: griechisch für Hand) zurück –, griechischer Gott und zugleich Lehrer der Heilkunst und der Musik, litt selbst unheilbar an einer giftigen, durch Herkules zugefügten Wunde. Ihm wurde Asklepios, Sohn des Apollons und der Koronis, zur Erziehung und Unterweisung anvertraut. Unter seiner Anleitung lernte Asklepios die Heilkraft der Kräuter, speziell jener kennen, die die Wunde Chirons heilen hätten können, die dennoch unheilbar blieb. Chiron, der verwundete göttliche Arzt, heilte andere und blieb selbst ewig krank. Darin liegt der Kern des Heilungsmysteriums.[457]

Die Kernfrage aber, warum sich der Arzt seiner eigenen Wunde bewusst sein muss und warum er immer an ihr leiden muss, um selbst Heilung bewirken zu können, hängt mit der Archetypustheorie und ihrer Rolle in der Übertragungsbeziehung zwischen Arzt und Patient zusammen. Im Mittelpunkt der Überlegungen steht die Annahme, dass jeder Archetypus – also angeborene, kollektiv-unbewusste Inhalte, die sich als urtümliche Bilder darstellen – zwei Pole aufweist und dass jeder Pol in der Außenwelt den entsprechenden Gegenpol innerlich erscheinen lässt.

Lassen wir dazu C. J. Groesbeck sowie den von ihm zur Erklärung dieses Zusammenhangs herangezogenen amerikanischen Psychotherapeuten Guggenbühl-Craig in notwendiger Ausführlichkeit zu Wort kommen: „So wird in jeder Krankheit ein Arzt-Patienten-Archetypus aktiviert. Der Kranke sucht einen äußeren Arzt auf, damit aber wird der intrapsychische, der ‚innere Arzt' oder ‚Heilungsfaktor' auch mit Energie aufgeladen. Ohne diesen ‚inneren Arzt' kann keine Heilung stattfinden, selbst bei größter Kompetenz des äußeren Arztes. Es ist zum Beispiel bemerkenswert, wie viele Menschen noch an Lungenentzündung sterben, obwohl diese heilbar ist. Es wird oft gesagt: ‚Sein innerer Widerstand brach zusammen, er wollte nicht gesund werden.' Vom archetypischen Gesichtspunkt würde man sagen: ‚Sein innerer Arzt ist krank.'"[458]

Arzt und Patient projizieren aufeinander den unbewussten Gegenpol des Archetypus: „Mit diesen Polen bilden sie eine Vierheit, wie folgt: Ein Kranker sucht einen Arzt auf. Der Arzt sucht berufsmäßig nach Patienten; er ist mit der ganzen Autorität seines Berufes – Ausbildung, Geschick, Ruf, Approbation usw. – ausgestattet. Der Patient aktiviert nun durch seine Krankheit seinen ‚inneren Arzt'. Dies geschieht jedoch nicht bewusst, sondern ist auf den Arzt projiziert oder durch seine Person konstelliert. Ebenso wird im Arzt seine ‚innere Wunde' – seine ungeheilten Krankheiten, somatisch oder psychosomatisch – durch die Begegnung mit dem Kranken aktiviert. Dieser Gegenpol des Archetypus ist auf den Patienten projiziert, statt vom Arzt integriert zu werden.

Bleibt dieses Verhältnis statisch, so kann trotz aller äußeren physischen oder psychologischen Heilmittel keine Entwicklung und Heilung erfolgen. Wirkliche Heilung kann nur kommen, wenn der Patient den ‚inneren Arzt' findet und wenn ihm von diesem geholfen wird. Dies kann nur geschehen, wenn die Projektionen zurückgezogen werden. Dazu muss der Arzt zu seiner eigenen verwundeten Seite eine bewusste Beziehung haben. Bleiben die Projektionen bestehen, so versuchen Arzt und Patient, den ‚Spalt durch Macht zu heilen'. Jeder versucht, den anderen zu manipulieren, um dem inneren Bedürfnis zu genügen."[459]

Diese Einsicht ist zentral für das Verständnis der Frage nach der Aktivierung innerer Heilkräfte. Zugleich wird aber auch der enge Zusammenhang dieser intrapsychischen Interaktionen mit dem „äußeren" Kommunikationsgeschehen zwischen Arzt und Patient deutlich. Denn eine Beziehung, die durch unbewusste Projektionen gesteuert wird, wird eine andere Kommunikationsstruktur aufweisen als eine Arzt-Patienten-Beziehung, in der der Arzt ein bewusstes Verhalten zu seiner verwundeten Seite hat und der Patient über den äußeren Arzt zu seinem „inneren Arzt" finden kann.

Wir haben im Zuge unserer Überlegungen weiter vorne davon gesprochen, dass der Arzt „kommunikativ erwecken" soll. Wir können jetzt sagen: „Kommunikativ zu erwecken" heißt auch, den „inneren Arzt" im Patienten zu aktivieren. Das macht eine zentrale spirituelle Dimension der Begegnung zwischen Arzt und Patient aus.

Der innere Arzt

Die „kommunikative Erweckung" bezieht sich immer auch auf den Arzt selbst: nämlich eine bewusste Beziehung zu seiner „inneren Verwundung" zu entfalten. Vor diesem eigentlich entscheidenden Hintergrund wird deutlich: Die überwiegende Mehrzahl ärztlicher Kommunikationshandlungen – so freundlich, offen usw. sie immer auch sein mögen – sind und bleiben Projektionen, die das wirkliche Heilungspotenzial der Begegnung zwischen Arzt und Patient unterbinden. Es handelt sich dabei um kommunikative Ersatzhandlungen ohne heilstiftendes Potenzial. Die Situation, die sich daraus ergibt, beschreibt Groesbeck so:

Der Arzt „bleibt gesund auf Kosten des Patienten, der krank bleibt. In Arzt und Patient bleibt die Integration des unbewussten Inhaltes blockiert. Dies kann oft die zwischen ihnen wachsende Spannung erklären. In Gerichtsklagen wegen schlechter Behandlung hört man oft, dass Pflege- oder Heilungsversprechen nicht erfüllt wurden. Die Vorstellung, dass der Arzt ‚ein Wunderwirker' sei, verstärkt oft die Enttäuschung. Die Erwartung, dass eine äußere Person selbst mit allen technischen Hilfsmitteln so gut heilen kann wie der ‚innere Arzt' oder gar an seiner Stelle, ist eine schwerwiegende Fehlrechnung.

Zuweilen hält der Arzt die gegenseitigen Projektionen aufrecht, um unbewusst ein primitives Gesetz der Vergeltung zu erfüllen. Um seine eigenen Wunden zu verleugnen, sagt er sich dann: ‚Wenn der Patient krank bleibt, wird doch die Krankheit wenigstens mich nicht berühren.' Durch bewusste oder unbewusste Manipulation versucht er dann, die Spaltung des Archetyps in sich selbst durch Projektion auf den Patienten zu ‚heilen'. Der Patient macht mit in der Hoffnung auf eine ‚Wunderkur'. So ein Arzt hat oft nur wenige Patiententypen oder nur die verstörtesten. Er versucht, die Heilung zu ‚manipulieren', um seine überhebliche Rolle aufrechtzuerhalten. Zutiefst will er damit sich selbst heilen, aber er wagt nicht das nötige Mit-Leiden. Die therapeutischen Anstrengungen werden erhöht, oft in widerspruchsvoller Weise, um die Ahnung des Fehlschlags Lügen zu strafen. Diese ‚Manipulationen' helfen ihm, das Gefühl der Meisterschaft zu wahren, so falsch es ist. Die Verleugnung seiner eigenen Wunden hilft ihm hinweg über das unbewusste Wissen, dass er sie hat. Daher die Abwehr: ‚Ich kam nahe daran, krank zu werden, aber es ging zum Glück vorüber.' Wenn die Kur fehlgeht, hört man: ‚Der Patient ist unheilbar. Ich habe alles getan, was Gott selbst hätte tun können, und er ist immer noch krank.' Ein immer öfter vorkommendes Beispiel ist die Verschreibung von mehr und stärkeren Medizinen, wenn die Heilung ausbleibt. Zum Beispiel wurde eine junge Frau erfolgreich für verschiedene Krankheiten behandelt und schließlich die Kur ihrer Migräne mit Drogen versucht. Als dies keinen Erfolg hatte, bat sie um immer mehr Betäubungsmittel, und der Arzt verschrieb sie ihr auch. Ihren Vorschlag psychologischer Behandlung wies er zurück. Diese unbewusste Zusammenarbeit brachte zunehmende Abhängigkeit und schließlich ein ernsteres Problem als das der Migräne."[460]

Der Preis für diese Funktionsteilung ist nicht gering. Gathmann/Semrau-Lininger beziehen sich darauf, wenn sie schreiben: „Durch Ausgrenzung unserer Emotionalität, unseres Unbewussten versperren wir uns aber den kollektiven und individuellen Weg der Heilung. Die im wirtschaftlichen Stress gefangenen Ärzte haben keine Zeit mehr zur Bewusstwerdung. Dies als das Versagen von Einzelpersonen zu interpretieren, wäre zu einfach, da wir an den pragmatischen Realitäten unserer Zeit und unserer Gesellschaft nicht vorbeireden können. Der Weg der Heilung beginnt für einen Schamanen an einem anderen Ort als für einen in unserer Kultur ausgebildeten Mediziner. Der Schamane versteht sich noch als der Vermittler von Heilsenergien und hat, bevor er Heiler wird, eine lange und leidvolle Zeit zu durchlaufen, in der er durch Riten eine Initiation nach der anderen absolvieren muss, um mit dem Schmerz und der Verwundung konfrontiert zu werden. Erst das Aushalten der Verwundung gibt ihm die Macht und Kompetenz, andere heilen zu können, weil der eigene Schmerz demütig macht und zum Mitleiden befähigt. Andere Kulturen, andere Heiler?"[461]

Damit wird – östliche Spiritualität und westliche Tiefenpsychologie verbindend – nochmals deutlich: Der heilsame Weg zum Patienten führt über den Weg des Arztes zu sich selbst, d. h. zu seiner eigenen Emotionalität, zu seinem Unbewussten. Dazu Groesbeck: „Wie kommen nun Arzt und Patient mit ihrem Unbewussten in Berührung, so dass die Projektionen zurückgezogen und der ‚innere Arzt' des Patienten aktiviert werden kann? In anderen als psychotherapeutischen oder analytischen Behandlungen ist die Beziehung keine so intensive; wenn da der Arzt zurücktritt und ‚mit der Tinktur der Zeit' wartet, tritt die Natur und in beschränktem Maß der ‚innere Arzt' ein. Der gute Arzt ist sich seiner Grenzen bewusst, er kennt durch Vorbildung und Erfahrung den natürlichen Ablauf der Krankheit; so kann er etwas weniger besorgt sein. Durch seine berufliche Persona kann er die Hoffnung schüren. Dies alles hilft dem Patienten, den ‚inneren Arzt' wirken zu lassen."[462]

Dies trifft nicht nur für die psychiatrische beziehungsweise therapeutische Behandlung zu, sondern ist von prinzipieller Bedeutung. Denn „... [ob] es sich um körperliche oder geistige Krankheit [handelt,] ist von sekundärer Bedeutung, da es sich lediglich um verschiedene Manifestationen von Krankheit handelt. Es geht ... darum, festzuhalten, dass jede Art von Störung oder Ungleichgewicht im menschlichen Organismus darauf hindeutet, wie wir als Lebewesen wund-anfällig sind. Wir tragen eine Ur-Wunde in uns, und alle Krankheiten sind Ausdruck eines ursprünglichen Dilemmas. Stellvertretend für uns alle versucht der ‚Heiler', das Gleichgewicht wiederherzustellen, was ihm auch oft gelingt oder scheinbar gelingt, vielleicht auch nur auf einer bestimmten Ebene gelingt."[463]

Im Falle chronischer Erkrankungen verschiebt sich allerdings das Problem, wie P. Gathmann klarmacht: „Der chronisch beziehungsweise der unheilbar Kranke bedeuten die wohl schlimmste Realität für therapeutisch Arbeitende, doch auch ohne diese äußerste Bedrohung ist die ständige Konfrontation mit dem Leid des Kranken eine allgegenwärtige Erinnerung an die eigene Nähe zu Krankheit und das Nicht-Heilen im eigenen Körper, in der eigenen Seele. ... Es ist also zunächst verständlich, dass sich unser vom Heilen ohnehin schon ermüdete ‚Heiler' dieser Aufgabe nicht stellen will. Er möchte von dem Ruf seiner Seele nichts wissen, er möchte auch nicht daran erinnert werden, dass er selbst letztlich krankheitsanfällig und sterblich ist."[464]

In der Tat ist unter Ärzten die Angst vor Krankheit und Tod überdurchschnittlich verbreitet, und der Weg in die Medizin, der Wunsch, heilen zu wollen, ist nicht selten ein Fluchtweg, sich dieser Realität nicht stellen zu müssen: Damit aber verbauen sie sich die Möglichkeit, „wirkliche Heiler" zu werden. Sie befassen sich lieber mit den Störungen anderer als mit ihren eigenen Störungen.[465]

„Dass, wie allgemein üblich, keine Verbindung zwischen der Krankheit des Patienten und der psychischen Konstitution des ‚Heilers' hergestellt wird, liegt auch an unserem kulturell bedingten Auseinanderhalten von Psyche und Soma. Die Trennung in körperliche und psychische Störungen macht nicht nur eine ganzheitliche Betrachtungsweise von Heilung unmöglich, sondern öffnet auch Tür und Tor für Verdrängungen und Projektionen. Denn was sollte auch das Gebärmutterhalskarzinom der Patientin mit der unbewältigten Mutterbeziehung des behandelnden Gynäkologen zu tun haben?"[466]

Mysterium des Heilens – wir alle sind verwundet und bedürftig

Damit zeigt sich aber: Die betonte Unterscheidung zwischen Gesunden und Kranken, Patienten und „Heilern" ist fragwürdig, denn wir alle haben beides in uns. Die Verwundung und das Leiden aus dieser Verwundung sind – gleichviel, ob sie sich seelisch als Neurose oder körperlich als Organleiden manifestiert – Teil der „existenziellen Bedürftigkeit" des Menschen.[467] Darin liegt zugleich auch der innerste Kern der Schicksalsgemeinschaft zwischen Arzt und Patient. Und im Bewusstsein des gemeinsamen Leidens, der gemeinsamen inneren Wunden entsteht letztlich ihre kommunikative Bindung zueinander und füreinander.

Eine in diesem Sinne „existenzielle" Kommunikation steht dann im Dienste der Integration und nicht der Blockierung des jeweils unbewussten Inhalts. Damit erst wird von beiden – von Arzt und Patient – die Ebene sanativer Kommunikation betreten. Solange ärztliches Gesprächs- und Kommunikationsverhalten bloß im Dienste der Kompensation und Projektion steht und ebensolche Kompensation und Projektion das Kommunikationsverhalten des Patienten prägen, so lange bleibt die Kommunikationsbeziehung an der jeweiligen Projektionsoberfläche.

Es finden dann zwar verbale und nonverbale Austauschprozesse statt – sie erreichen aber nicht die angestrebten Tiefendimensionen „existenzieller" und damit heilsamer Kommunikation. Kommunikation verkommt hier – täglich in Arztpraxen und Spitälern zu beobachten – zu sprachlichen Kompensations- und Ablenkmanövern, die die Sicht auf die eigentlichen, den wechselseitigen Erwartungen zwischen Arzt und Patient sowie ihrem Kommunikationsverhalten zugrunde liegenden Ursachen verstellen.

Wenn wir an die in Teil I geübte Kritik an den Strategien der Inszenierung ärztlicher Kommunikation anknüpfen, dann lässt sich in Hinblick auf die Problematik des „verwundeten Heilers" sagen: Jede Inszenierung steht bewusst oder unbewusst im Dienste der Projektion, Kompensation oder Verdrängung. Das trifft gerade auch dort zu, wo unter dem Titel besonderer Patientenfreundlichkeit verbale Geschicklichkeit im Dienst am Patienten als „Kunden" praktiziert wird. Solche Kommunikationsstrategien sind Umgehungsstrategien. Sie stehen nicht im Dienst des Patienten, sondern dienen der Vernebelung jener wechselseitigen Projektionen zwischen Arzt und Patient.

Inszenierte Kommunikation liefert die „verbale Begleitmusik" zur Aufrechterhaltung der gemeinsam unterstellten Rollendifferenz zwischen (gesundem) Arzt auf der einen und (krankem) Patienten auf der anderen Seite. In dem Maße, in dem Kommunikation dazu dient, diese künstliche Differenz aufrechtzuerhalten und das damit verbundene Machtgefälle zwischen Arzt und Patient zu verschleiern, in dem Maße steht sie der Entfaltung des eigentlichen Heilungspotenzials – eines Heilungspotenzials, das Arzt und Patienten in der Tiefe ihres schöpferischen Seins erfasst – entgegen.

„Heilung" – auch als Vorgang existenzieller Kommunikation – basiert nicht auf Polarität, sondern auf „Ähnlichkeit" und dem Bewusstsein dieser Ähnlichkeit. Der Arzt muss sich im Patienten wiederfinden, die Ähnlichkeit im Patienten entdecken; und der Patient Ähnlichkeit zwischen sich selbst und dem Arzt. Die tiefste Ähnlichkeit liegt im Erkennen der gemeinsamen Verwundung. Sie schafft eine „Solidarität der Verletzten",[468] ohne die Heilung nicht möglich ist. Und erst in der „Solidarität der Verletzten" entsteht jenes aktive Mitleid, das beide – Arzt und Patient – erkennen lässt, dass sie eine gemeinsame Verantwortung für Heil und Heilung haben und dass diese Verantwortung auch darin besteht, dass jeder zuerst seelisch selbst etwas für sich tun muss, um für den anderen etwas tun zu können. Nur so kann der eine den anderen „erlösen".

Der Weg dazu allerdings ist steinig und das Erreichen dieses Ziels stets vom Scheitern bedroht. Denn Erlösung meint ja Los-Lösung, Loslösung aus der beherrschenden „Macht des Dunkeln", der Macht der aus der Tiefe der Seele wirkenden Verwundung. Das ist die Aufgabe ärztlicher Kommunikation und diese Aufgabe wird oft genug verfehlt. Arzt und Patient bleiben kommunikativ unerlöst und finden nicht zu ihrer, nur im Prozess der Gegenseitigkeit erfahrbaren, Ganzheit – einer Ganzheit, die in der Versöhnung mit dem jeweils eigenen „unerlösten" dunklen Bereich liegt. Jener, der Versöhnung vorausgehende, schmerzvolle Prozess der Bewusstwerdung und Bewusstmachung unterbleibt.

Die Krankheit kann sich nicht in den Arzt „hineinverlängern", weil der Arzt seine eigene Krankheit, seine eigene Verwundung verdrängt. Deswegen verkommt das ärztliche Gespräch dann auch zu einem beliebigen Mustern der Gesprächsroutine folgenden Gerede. Ein solches Gerede aber hinterlässt beide, Arzt wie Patient, wie sie zuerst waren. Mehr noch: beide sind nach der Begegnung ärmer als zuvor – ärmer zumindest um eine nicht genützte kommunikative Chance, ärmer um eine Hoffnung auf Erlösung.

Arzt und Patient reden zwar mit- und zueinander, aber die erlösende „kommunikative Erweckung" bleibt unterbunden. Erst wenn Arzt und Patient nicht nur *zueinander* reden, sondern im Zueinanderreden auch das Wagnis eingehen, *über* sich und damit auch *zu* sich zu sprechen, kann sich dieser Prozess der „kommunikativen Erweckung" ereignen, wird Kommunikation zum Medium gegenseitigen Heilwerdens.

„Letzten Endes", formuliert es C. J. Groesbeck, „ist Heilung ein Mysterium. Es zu ergründen bleibt immer ein aufregendes Abenteuer, denn auf der Suche kommen wir uns selbst etwas näher."[469] In dieser Einsicht liegt die eigentliche, tiefere Bedeutung jener geforderten und scheinbar so praxis- und lebensfremd anmutenden ärztlichen Demutshaltung: der Arzt hat die Chance, sich im und durch den anderen, den leidenden Menschen zu begegnen. Was er für den anderen tut, tut er – indem er es tut – für sich selbst. Indem er den anderen kommunikativ erweckt, erweckt er sich selbst.

Nicht das Gerede einer trivialisierten Zufallsbegegnung macht die Seele und mit ihr den Körper gesund, sondern nur jene Kommunikation, die es erlaubt, die Oberfläche des bloßen Geredes zu durchbrechen und in diese Tiefe persönlicher Empfindung und Empfindlichkeit, persönlichen Betreffens und der Betroffenheit vorbehaltlos und ohne Rückversicherung imageerhaltender Kommunikationsrituale einzutauchen. Kommunikation bildet nicht nur äußere Realität ab, und sie transferiert auch nichts von einem zum anderen. Kommunikation im sanativen Sinn lässt vielmehr das Mysterium des Heilungsgeschehens durchscheinen. „Heilung" selbst ist dann Kommunikation, die Arzt und Patient in der Verwirklichung eines gemeinsamen Sinns bindet.

Kommunikation, die sich dessen bewusst ist und um Bewusstheit dieses Zusammenhangs bemüht ist, wird dieses Durchscheinen des Heilungsmysteriums kultivieren. Sie wird sich nicht mit der Oberfläche der Erscheinungen begnügen. Ihre Mitteilung wird immer die Teilhabe an diesem Heilungsmysterium, das gerade im Archetypus des verwundeten Arztes zum Ausdruck kommt, als nie ganz erreichbare, aber unermüdlich anzustrebende Zielvorgabe vor Augen haben.

Das macht das spirituelle Bewusstsein des Arztes aus, das damit zur Quelle nicht nur der verstandesmäßigen, sondern auch der intuitiven Erkenntnis wird.

So wird der Arzt, der Therapeut, zum Mediator des Heils. Nichts an ihm steht dem Heilsuchenden im Weg – schon gar nicht ein ärztliches Ego. Er verstellt nicht durch seine Persönlichkeit den Weg zum Heil, sondern lässt für den Suchenden in ihm und durch ihn den Weg dorthin erkennbar werden.

Der Anspruch, der sich damit verbindet, ist – um nochmals darauf hinzuweisen – nicht gering: Wenn sich im Arzt und durch den Arzt, im Therapeuten und durch den Therapeuten, das Sein des Patienten, der Schmerz und das Leid nicht verwandeln können, dann wird er seiner dienenden, heilenden Aufgabe nicht gerecht. Das setzt aber Verwandlung, Transformation im Arzt selbst voraus, wie wir weiter oben mit Blick auf die autobiografischen Einsichten J. Needlemans zu zeigen versuchten. Im Kontext der Frage nach dem Zusammenhang von Spiritualität und Medizin soll an dieser Stelle wiederholt werden, was Needleman treffend so beschreibt: „... die Rolle des Arztes [verlangt] die Entwicklung seines inneren Seins – und nicht einfach die Reparatur seines Ego."[470]

Erst aus diesem „inneren Sein" kommt nach Needleman jene besonders tiefe Aufmerksamkeit, die nach außen hin auf den Patienten als spürbare Heilenergie „ausstrahlt" und die auch zur Aktivierung der inneren Heilkräfte notwendig ist.

Diese bewusste, aus dem inneren Sein kommende Aufmerksamkeit für den anderen – wir haben dies als Prinzip der Zuneigung bezeichnet – ist eine große spirituelle Kraft.

Damit wird nochmals deutlich, wie stark Spiritualität und Medizin durch ein gemeinsames Band, das Band des Mysteriums des Heilens, einer heilungsbedürftigen Menschheit verbunden sind.

Die jüdisch-christliche Religion versteht sich im Innersten als eine therapeutische Religion. Und Jesus, der Rabbi aus Nazareth, hat sich selbst so verstanden: „Nicht die Gesunden brauchen den Arzt, sondern die Kranken." (Mk 2, 17) Das war seine Mission. Dazu nochmals E. Biser: „Jesus [unterscheidet] damit unter den in seinen Augen allesamt Kranken die besonders schwierige Gruppe jener, die sich ihrer Krankheit nicht bewusst und deshalb seiner Zuwendung doppelt bedürftig sind, weil bei ihnen, zusätzlich zu ihren Leiden, eine Bewusstseinssperre überwunden werden muss."[471]

Nichts anderes geschieht – wenn auch als schwacher, stets vom Scheitern bedrohter Abglanz des heilenden Wirken Jesu – in jeder glückenden, therapeutischen Arzt-Patienten-Beziehung: die vorhandenen Bewusstseinssperren zu überwinden, um die eigentlichen heilungsbedürftigen geistigen und seelischen Wunden „hinter" den organischen Leiden erkennbar zu machen. Dazu muss der Arzt – wie gesagt – selbst den Weg der „Selbsttransformation" gehen, d. h. eine bewusste Beziehung zu seiner eigenen, inneren Wunde finden.

Und hier schließt sich der Bogen unserer Betrachtungen: Der Arzt, so könnte man es sehen, steht in der Nachfolge dieses göttlichen Heilers. Den „mythologischen Ur-Arzt",[472] den ewig an seiner Wunde leidenden Heiler überstrahlt der ans Kreuz geschlagene göttliche Heiler. Der Arzt wirkt im Schatten dieses Kreuzes. Und dieser „magnus medicus", wie ihn Augustinus nennt, fasziniert die Menschen unbeschadet von allen Kirchen- und Glaubenskrisen auch heute noch in Zeiten der High-Tech-Medizin.

Es ist doch merkwürdig: Eines der wenigen Dinge, die der durchschnittliche, eher gottlos glaubende Christ in Europa heute noch in Bezug auf diesen Jesus glaubt, ist, dass er Kranke geheilt hat ...[473]

Die Sehnsucht nach Heil und Heilung durchzieht die gesamte Bewusstseinsgeschichte der Menschheit. Die uralten Ahnungen und Erfahrungen der Seele, die sich im Mythos vom ewig an seiner Wunde leidenden Götter-Arzt[474] bild- und symbolhaft verdichten – sie sind nicht aufgehoben, aber sie sind – so glauben die Christen – durch Jesus Christus, die Auferstehungsbotschaft und die Überwindung des Todes zu ihrer Erfüllung und Vollendung gekommen.

Der gekreuzigte Jude ist die Antwort auf das Leiden und den Schmerz der Welt. Der Glaube an ihn, so die christliche Verheißung, versetzt Berge der Hoffnungslosigkeit.

Mitten aus dieser „eschatologischen Paradoxie" einer unentrinnbar zum Leiden verurteilten und zugleich davon erlösten Welt heraus speist sich letztlich auch das kommunikative Gewissen des Arztes. Und die unermüdliche Aktivität dieses kommunikativen Gewissens ist es, die dem sprachlosen Leid mitfühlend begegnet und es so verwandelt und Heil und Heilung möglich werden lässt …

Teil IV

Arzt und Patient in der Informationsgesellschaft

Wir haben bisher versucht, die Innenansicht des gestörten und heilungsbedürftigen Verhältnisses zwischen Arzt und Patient aus verschiedenen Perspektiven erkennbar zu machen und auszuloten. Zur Problemanalyse gehört aber auch die Frage nach den äußeren, sozial-kommunikativen Bedingungen der Arzt-Patienten-Interaktion. Darunter verstehen wir die Frage nach der Art und Weise, wie das Thema „Gesundheit" bzw. „Krankheit" im omnipräsenten, öffentlichen, medieninszenierten Diskurs behandelt wird. Zweifellos zählt „Gesundheit" zu den Leitthemen der modernen Kommunikationsgesellschaft und bringt – vielleicht deutlicher als dies in anderen Bereichen des Mediendiskurses der Fall sein mag – auch deren Dialektik, also die Dynamik ihrer Widersprüche, zum Vorschein.[475] Da diese Dialektik der Vermittlung auf ihren Gegenstand zurückwirkt und ihn so verändert, sollen abschließend einige wenige Problemfelder angesprochen werden, in denen diese Dynamik gesellschaftlicher Widersprüche auch das Verhältnis von Medizin und Gesellschaft maßgeblich prägt.

13. Dialektische Prozesse

Aufmerksamkeit ist die Leitwährung der modernen Kommunikationsgesellschaft; genauso wie Politik, Wirtschaft, Kultur, Religion usw. bedarf auch die Medizin der ständigen, strategischen Stimulierung öffentlicher Aufmerksamkeit für ihre Themen. Zugute kommt ihr dabei ihr hoher Organisationsgrad, der der Medizin nicht nur standespolitischen Einfluss sichert, sondern durch die weltweite Vernetzung und Verfügbarkeit des medizinischen Wissens auch die Deutungshoheit in allen die Medizin betreffenden Fragen. Zugleich aber verschieben sich mit zunehmender medialer Diffusion medizinischen Wissens in die Gesellschaft, insbesondere durch das Internet, auch die Machtverhältnisse zwischen Medizin und Patienten.[476]

Zwar tragen die Medien dazu bei, dass sich das gesellschaftliche Themenbewusstsein schärft, zugleich aber erhöht sich damit auch die öffentliche Wahrnehmung unbeabsichtigter Wirkungen und Folgen, die mit diesen Themen verbunden sind und die wiederum kommunikativ bearbeitet werden müssen.[477] Nicht nur die Gesellschaft, sondern mit ihr auch die Medizin entwickelt sich solcherart durch die Dynamik ihrer Widersprüche. An den großen medizinischen und gesellschaftlichen Themen wie Gen- und Reproduktionsmedizin, Organtransplantation, aktive und passive Sterbehilfe, Pflege hochbetagter Menschen und dergleichen lässt sich dieser dialektische Prozess gut beobachten.

Daher ist es auch nicht weiter verwunderlich, dass mit wachsender medienstimulierter öffentlicher Aufmerksamkeit und damit Transparenz für medizinische Leistungen zugleich auch die Einsicht der Öffentlichkeit in die verschiedenen Formen medizinischer Fehlleistungen wächst. Je mehr Informationen über medizinische Themen angeboten und konsumiert werden, desto größer also auch das kritische Wissen über das Scheitern medizinischen Handelns oder seine unbeabsichtigten Nebenfolgen. Vermehrung des Wissens führt also nicht automatisch zu einem Mehr an Vertrauen. Vielmehr dürfte es sich dabei um ein umgekehrt proportionales Verhältnis handeln: Je größer das Wissen, desto geringer das Vertrauen in die Medizin.

Die Dialektik von Wissen und Vertrauen ist eine der weitreichendsten Veränderungen der Arzt-Patienten-Beziehung in der modernen Informations- und Kommunikationsgesellschaft.

Oder aber: Der Zuwachs an Wissen über Fragen der Gesundheit bzw. Krankheit bedingt gleichzeitig wachsende Unsicherheit über die Tragfähigkeit dieses Wissens und seiner Relevanz für das eigene Überleben. Dies gilt insbesondere für den boomenden Internet-Markt. Das Internet hat die Medizin demokratisiert. Mit dem öffentlichen Zugang zu allen relevanten medizinischen bzw. pharmakologischen Informationen ist das Informationsmonopol der Mediziner gebrochen. Das Ende des medizinischen Herrschaftswissens kann als eines der weitreichendsten Ergebnisse der medientechnologischen Revolution unserer Zeit angesehen werden. Denn ohne Chance auf jederzeit verfügbare Informationen kann es keinen mündigen Patienten geben: Hinreichend gut informiert zu sein ist eine der Grundvoraussetzungen, um im Krankheitsfall dem Arzt überhaupt die richtigen Fragen stellen und seine Antworten bewerten zu können.

Eine deutsche Studie über Prävalenz und Stellenwert der Internetnutzung orthopädischer Patienten ergab, dass sich mehr als jeder dritte Patient (38 %) vor der Konsultation zu seinem speziellen orthopädischen Problem im Internet informiert hat. Die überwiegende Mehrheit dieser Patienten (86 %) haben die Informationen aus dem Internet als hilfreich empfunden.[478]

Europaweit steigt der Bedarf und das Interesse an Online-Gesundheitsinformationen. Rund ein Viertel (23 %) der EU-Bürger nutzt das Internet bei Gesundheitsfragen, wobei es deutliche regionale Unterschiede gibt: In Dänemark und den Niederlanden sind es 40 % der Bürger, in der BRD 24 % und in Griechenland, Spanien, Portugal und Frankreich 15 % oder weniger, die ihre Gesundheitsinformationen aus dem Netz beziehen.[479]

Man kann von einem rasanten jährlichen Anstieg sowohl an Nutzern von Gesundheitsseiten – derzeit handelt es sich dabei noch um jüngere und besser gebildete Menschen – als auch an entsprechenden Internetangeboten ausgehen.

Das ist die eine Seite. Die andere Seite ist: Mit der Vielfalt angebotener medizinischer Information steigt zugleich auch der Selektionsdruck, welche der aufgerufenen Informationen auch wertvoll und verlässlich genug sind, um sich im eigenen Entscheidungshandeln daran orientieren zu können. Das Problem liegt in der Entscheidungsinkompetenz, in einer oft bedrückenden Situation des Entscheidungsnotstands – nicht aus Informationsmangel, sondern aus Informationsüberfluss, der zu kognitiver und emotionaler Überforderung führt.

Auch hier schafft die Dialektik der Kommunikationsgesellschaft neue kommunikative Voraussetzungen für die Beziehung zwischen Arzt und Patient. Der Arzt wird zum medizinischen Wissensnavigator, der den Patienten über die Stromschnellen und Untiefen der medizinischen Informationsflut hinweghilft. Das freilich setzt sowohl die intime Kenntnis des „Gewässers" als auch die Bereitschaft voraus, sich auf die Informationsbedürfnisse des Patienten mit Verständnis einzulassen. Dazu freilich sind noch nicht allzu viele Ärzte bereit.

Eine Umfrage der American Medical Association unter mehr als tausend Medizinern ergab, dass lediglich 11 % der Befragten das Internet für eine nützliche Quelle zur Patienteninformation halten.[480]

Wesentliche Ursache für die skeptische Haltung der Ärzte gegenüber der medizinischen Internetnutzung von Patienten ist – so die Ergebnisse der Befragung – die Befürchtung, der Patient könnte besser Bescheid wissen als der Arzt selbst. Dazu kommt die Sorge, der Patient könne noch vor der Anamnese nicht nur mit einer Diagnose, sondern auch schon mit entsprechenden Therapievorschlägen aufwarten.

Im Unterschied zu ihren Kollegen aus den USA sehen norwegische Ärzte die Situation wesentlich entspannter: Drei von vier norwegischen Ärzten geben an, in ihrer täglichen Praxis mit Patienten zu tun zu haben, die sich laufend über das Internet informieren. Für sie ist der informierte Patient zum integrierten „Mitspieler“ geworden, dessen Bemühen, sich mit seiner Krankheit aktiv auseinanderzusetzen, auch sein Kontrollgefühl über die Krankheit stärkt.

Information und Wissen sind die einzigen Möglichkeiten, der mit Krankheit immer verbundenen Gefahr des Kontrollverlustes zu entgehen. In der Praxis setzen Ärzte allerdings lieber auf diesen Kontrollverlust beim Patienten: Der ohnmächtige, sich dem Arzt unterwerfende und sich ihm ausliefernde Patient ist immer noch derjenige Patient, den Ärzte bevorzugen. Kontrollverlust der Patienten wird in der Medizin weniger als tunlichst zu vermeidendes Risiko als als bewusst in Kauf genommenes Kalkül gesehen.

Gerade das Internet trägt nun dazu bei, dass sich das deutliche Machtgefälle zwischen Ärzten und Patienten langsam zu verändern beginnt. Ärzte werden mit dieser neuen Situation eines informierten, skeptischen und nicht willfährigen Patienten leben lernen müssen. Und es wird sich die Einsicht durchsetzen, dass Macht in der Arzt-Patienten-Beziehung nichts zu suchen hat. Die einzige wirksame Antwort auf die Macht ist die Kontrolle durch Information – das gilt für die Politik und das gilt nicht weniger für die Medizin.

Klar ist: Der Zuwachs an aktuell verfügbarer Information aus den Medien und dem Internet bedeutet eine tiefgreifende Herausforderung für das tradierte ärztliche Selbstverständnis. Ärzte müssen neue Kompetenzen entwickeln, um dem informierten Patienten nicht nur fachlich Rede und Antwort stehen zu können, sondern um ihn auch bei seinen Entscheidungen unterstützen zu können. Vor allem aber darf der sich selbst informierende Patient kein medizinisches Feindbild sein, wie dies heute nicht selten der Fall ist. Wer den mündigen Patienten will, muss auch den auf eigene Faust recherchierenden Patienten wollen.

Enttäuschte Heilserwartungen – Gesundheit zwischen Medien und Markt

Auf der Suche nach Heil begegnet der Mensch in der Informationsgesellschaft zunächst einer Flut medialer Heilsangebote aller Art. Nicht nur

Ärzte, Medizin- und Pharmaindustrie, sondern auch Buchverlage, Print- und elektronische Medien machen ihr Geschäft mit der „Gesundheit". Das Thema „Gesundheit" sichert Quoten und Reichweiten und ist dementsprechend auch einem inflationären Gebrauch unterworfen. Mit der Quantität seiner öffentlichen Verwendung sinkt die Qualität der Bedeutung.

„Gesundheit" zählt heute zu den Versatzstücken des öffentlichen Diskurses. Gesundheitskommunikation ist kaum mehr als ein „medienmoduliertes öffentliches Gerede" über Gesundheit. Indem man Formeln von Schönheit, Fitness und Jugendlichkeit im von den Medien vorgegebenen Rhythmus wiederholt, hofft man, das zu verwirklichen und zu verewigen, was man beschwört. Die öffentliche Gesundheitskommunikation folgt solcherart eher Mustern quasi-mythischer Beschwörung.

Aber das hat nichts mit dem Erlebnis innerer und äußerer Harmonie, sondern mit dem billigen Glücksversprechen einer glitzernden, strahlend jungen, erfolgsverwöhnten Werbewelt zu tun. In ihr wird Gesundheit erst trickreich zum „Erlebnis" hochstilisiert, um sie entsprechend teuer verkaufen zu können. Damit nährt der boomende Gesundheitsmarkt permanent die Illusion, dass wir Gesundheit wie ein stets erneuerbares Konsumgut definieren und verbrauchen können. Solcherart verkommt „Gesundheit" zum Fitnesskult zwecks Hebung des Selbstwertgefühls oder des Sozialprestiges. Es wird der Eindruck erweckt, dass sich psychisches wie physisches Wohlbefinden als neuro-pharmakologisch manipulierte Reaktion aus der Retorte abrufen ließe.[481]

Zugleich damit wächst – mitten in einer Situation nie gekannter kommunikativer Dauerversorgung – die Sprach- und Verständnislosigkeit zwischen der Welt der Gesunden und der Welt der Kranken. Und dies trotz – oder vielleicht gerade wegen – der unermüdlich wachsenden Flut an Gesundheitsinformation. Inmitten des unentwegt angebotenen Rezeptwissens zur vermeintlichen Gesundheitserhaltung bzw. Krankheitsvermeidung bleiben die wesentlichen Fragen ausgeklammert: die Fragen nämlich, wie man mit der Unausweichlichkeit von Krankheit, Schmerz, Leid und Tod umgehen kann und umgehen soll. Denn dies wäre die entscheidende Dimension von „Gesundheitskultur": auf diese existenziellen Erfahrungen vorzubereiten und sich damit vom bloßen Gesundheitsmarkt und seinen gefälligen Strategien eingeschränkter Realitätswahrnehmung zu unterscheiden.

„Die moderne, kosmopolitische Zivilisation leugnet die Notwendigkeit, Schmerz, Krankheit und Tod zu akzeptieren. Die medizinische Zivilisation ist auf das Ziel hin geplant und organisiert, den Schmerz zu beseitigen, die Krankheit auszutilgen und den Tod zu bekämpfen. Dies sind neue Ziele – Ziele, die nie zuvor Leitlinien des sozialen Lebens waren. Die medizinische Zivilisation verwandelt Schmerz, Krankheit und Tod von wesentlichen Erfahrungen, mit denen jeder Einzelne sich auseinandersetzen muss, in Unfälle, derentwegen die Menschen ärztlicher Behandlung bedürfen",[482] hält I. Illich der Konsum- und Erlebnisgesellschaft den Spiegel vor.

Gesundheitskultur, die den Namen verdient, müsste auch die Erfahrungen des Leidens, des Versagens und Verzagens zum Thema machen. Gesundheitskultur, die diese Conditio humana systematisch ausklammert, erfüllt nicht den Anspruch, der mit diesem Begriff verbunden ist. Inmitten laut schreiender Gesundheitseuphorie und eines prosperierenden Gesundheitsmarktes bleibt nämlich unser aller Leiden stumm. Und damit das Leiden stumm bleiben kann, muss sich die Maschinerie des medieninszenierten Gesundheitskults immer schneller drehen. Inmitten einer Inflation von Gesundheitsinformationen bleibt die vielfältige Wirklichkeit des Leidens, wie auch das vielfältige Leiden an der Wirklichkeit, weitgehend ausgeblendet. Leid ist zum Reichweite maximierenden, Aufmerksamkeit stimulierenden und damit bisweilen auch Spenden mobilisierenden, dramaturgischen Effekt verkommen.

Nie noch wurde so kontinuierlich, so intensiv, so verbraucherfreundlich über Gesundheit gesprochen wie heute. Nie noch wurden aber gleichzeitig so konsequent die existenziellen Fragen nach den Möglichkeiten, mit dem Leiden und der Erwartung des Leidens, physischer wie psychischer Art, adäquat umzugehen, aus dem öffentlichen wie privaten Diskurs ausgespart wie heute. Um die Illusion fortwährenden, psychischen und physischen Wohlbefindens aufrechtzuerhalten, muss das Leiden in all seinen Erscheinungsformen möglichst vollständig ausgeblendet werden. Der Schein der medial verheißenen Gesundheits-, also Glücksillusion darf nicht getrübt werden durch die Wirklichkeit. So gesehen hat die Flut an Gesundheitsinformationen eine entlastende Funktion, nämlich die, sich nicht wirklich mit dem Elend, dem fremden wie dem eigenen, auseinandersetzen zu müssen. Das bleibt natürlich nicht ohne Folgen für den kollektiven psychischen Zustand der Informationsgesellschaft.

Erinnern wir uns nochmals an Simone Weil: „Wer leidet, sucht sein Leiden anderen mitzuteilen – sei es durch Misshandlung, sei es dadurch, dass er ihr Mitleid hervorruft, um es so zu vermindern, und derart vermindert er es in der Tat. Wer ganz unten ist, wen niemand bedauert, wer über niemanden Gewalt hat, den er misshandeln könnte, … bei dem bleibt das Leid in ihm und vergiftet ihn."[483] Inmitten der so kommunikationsreichen Informationsgesellschaft gibt es keine adäquate Situation, in der solche Mitteilungen der Erfahrungen des Leids möglich sind. Wir bringen unser Leiden nicht los, weil wir es nicht mitteilen können. Das macht, so argumentierten wir einleitend zu diesem Buch, den eigentlich sozial-pathologischen Zustand der modernen Kommunikationsgesellschaft aus:

Weil in ihr das Leiden systematisch verdrängt wird, kehrt es in anderer Gestalt wieder. Fremdenhass, Judenhass und die wachsende Brutalisierung der Gesellschaft sind möglicherweise auch das Ergebnis fehlenden *Mit-Leids* durch fehlende *Mit-Teilung* über das Leid, weil die richtigen Worte und Bedeutungen abhandengekommen sind. Die Euphorie des Gesundheits-, Schönheits- und Fitnesswahns ist bloß die Kehrseite dieser pathologischen Entwicklung, und deswegen hält die Gesellschaft auch so verbissen daran fest. Was man irrtümlich als steigendes Gesundheitsbewusstsein bezeichnet, ist eigentlich Ausdruck wachsender Verdrängung des kollektiv empfundenen, aber zugleich totgeschwiegenen psychischen Leids. Dem entspricht die Diagnose E. Fromms: „… Der moderne Mensch zeigt einen erstaunlichen Mangel gegenüber allem, worauf es wirklich ankommt: auf den Sinn von Leben und Tod, auf Glück und Leiden, auf das Gefühlsleben und ernstes Denken."[484]

Davon profitieren die Medien genauso wie die Pharmaindustrie. Man kann diesen Vorgang auch so beschreiben: Die medieninszenierte Gesundheitseuphorie ist die Antwort der Gesellschaft auf ihre eigenen kollektiven Ängste. Gerade die Medien operieren mit dem Wechselspiel von Angsterzeugung und Angstverminderung und vermögen gerade dadurch, besonders enge thematische Bindungen zu erzeugen. Denn im Zusammenspiel von Medien- und Pharmaindustrie, von Redaktionsmarketing und strategischer Marktkommunikation wird „Gesundheit“ zur Ware und zum Sinnersatz.

Suggeriert wird dabei die Illusion, über Gesundheit wie über ein beliebiges Konsumgut verfügen zu können. So, als sei „Gesundheit“ nicht jeweiliges, flüchtiges Ergebnis subjektiver Biografie in all ihrer Dynamik und Komplexität, sondern das lineare Resultat der Summe konsumierter Gesundheitstipps! Die unbewusste Botschaft: „Lies nur – und du bleibst gesund!“ Gesundheit ist damit nicht mehr Ausdruck der Dynamik psychischer, physischer und sozialer Befindlichkeit, sondern Strukturmerkmal des mediendiktierten „Lifestyles“, der zur öffentlichen Norm erhobenen Lebensart.

Konsequenterweise entwickeln Medien- und Pharmakonsumenten damit falsche Heilserwartungen: Sie suchen Heil und Heilung dort, wo sie nicht zu finden sind. Die moderne Informations- und Kommunikationsgesellschaft wird hier nochmals von ihrer eigenen Dialektik eingeholt: je inflationärer der Wortgebrauch über Gesundheit, desto größer die Erwartungen, desto größer aber auch die vorprogrammierten Enttäuschungen, desto größer wiederum der Aufwand ihrer Kompensation durch Nachfrage stimulierende Information.

Auf diese Weise trägt die mediatisierte Gesundheit weniger zur Gesundheit der Gesellschaft bei als zur Verdrängung derjenigen subjektiven wie objektiven Faktoren, die sie krank machen. Immerhin – so könnte man gegen die kritischen Vorhalte einwenden – ist die wachsende Zuwendung zu den medialen Heilsangeboten eine klare Antwort der Menschen auf das schwindende Vertrauen in die Schulmedizin und zugleich auch eine Antwort auf die kommunikative Verweigerung der Ärzte.

Darüber hinaus – so könnte man argumentieren – stellen die Medien zumindest Transparenz für die komplexen Zusammenhänge derjenigen Faktoren her, die für „Gesundheit“ bzw. „Krankheit“ verantwortlich sind. Mit der erhöhten Transparenz wächst das Bewusstsein dem Thema gegenüber, und mit dem Bewusstsein wächst die Bereitschaft zum allseits akklamierten mündigen Patienten, der sich dem ärztlichen Unterwerfungsritual und Interpretationsmonopol zu widersetzen versteht, sich dem Arzt gegenüber zu artikulieren lernt und wachsende Sensibilität für ärztliche Fehlleistungen entwickelt.

Das spricht sicherlich für die Annahme positiver Medienwirkung und es ist nicht wenig, was Information und Aufklärung auf diesem Gebiet schon erreicht haben und noch erreichen können. Aber die prinzipielle Problematik der Dialektik der Kommunikationsgesellschaft bricht auch hier durch: Der Preis der Mündigkeit ist, wie bereits angemerkt, der Verlust des Vertrauens. Die medial inszenierte Transparenz in die komplexen Vorgänge der Medizin macht zugleich auch ihr mögliches Scheitern, eben ihre Fehlleistungen, transparent. Es wächst damit auch das Bewusstsein der Grenzen der Medizin und des medizintechnologischen Fortschritts. Mit der Einsicht in die Möglichkeiten des Scheiterns nehmen die Enttäuschungen zu, geht wiederum Vertrauen verloren.

Es ist dies ein unvermeidliches Ergebnis des Informationswachstums: Die Skepsis wächst mit dem Maß an Information. Dazu kommt: Die Attraktivität medialer Gesundheitsangebote, von Präventionsangeboten bis zu Ratschlägen zur Selbstmedikation, liegt in der permanenten Stimulierung von Hoffnung als Antwort auf die Enttäuschung im erlebten oder vorgestellten Umgang mit dem Medizinsystem. Die Attraktivität der Ratgeberfunktion der Medien steigt mit dem kommunikativen Versagen der Medizin. Da die Medien aber nicht halten können, was sie aufmerksamkeitsheischend an Heilsversprechen propagieren, müssen sich früher oder später auch hier Enttäuschungen einstellen.

Berichte über medizinisch-therapeutische Innovationen transportieren mit der Information zugleich auch ein hohes Erwartungspotenzial. Je höher die Erwartungen, desto größer die Enttäuschung im medizinischen Ernstfall einer Erkrankung, wenn sich herausstellt, dass die Erwartungen nicht erfüllt werden können.

Wie viel Hoffnung dürfen Medienberichte über neue Therapieverfahren machen, auch wenn sie sich letztlich als falsch oder ungerechtfertigt herausstellt? Darf man mit der Hoffnung verzweifelter Menschen spekulieren – oder gar Geschäfte machen?

Auch hier erweist sich die Situation als ambivalent: Einerseits führt die Inflation medizinischer Themen und damit einhergehender Heilsversprechen auch zu einer Inflation des kostbaren Wertes der Hoffnung. Inflationär gebrauchte oder strapazierte Hoffnung ist wert- und wirkungslos. Andererseits: Ohne dieses kostbare Gut der Hoffnung ist weder Leben noch gar Überleben in der Krankheit möglich. Selbst um den Preis ihrer Enttäuschung: Sich letztlich als ungerechtfertigt erweisende Hoffnung ist besser als gar keine Hoffnung. Hoffnung ist immer spekulativ, sonst wäre sie Gewissheit. Das gilt für therapeutische Standardverfahren genauso wie für noch nicht etablierte Therapien – sie alle leben von der Hoffnung, gerade wenn sie sich, wie üblich, im wissenschaftlichen Gewand prognostischer Wahrscheinlichkeiten verbirgt.

Solche und ähnliche Widersprüche sind nicht so ohne weiteres vom modernen Patienten und zugleich Medien- und Gesundheitskonsumenten aufzulösen. Vielmehr setzen sie sich in die Arzt-Patienten-Beziehung fort und bestimmen in nicht unerheblichem Maße deren Dynamik. Das Problem pathogener Deformationserscheinungen in der Arzt-Patienten-Beziehung ist also nicht losgelöst zu sehen von der Situation der modernen Multioptionsgesellschaft einschließlich der Dynamik ihrer Widersprüche.

Der Enttäuschung über die anonyme, krankmachende und a-kommunikative Medizintechnokratie folgt die Enttäuschung über die medialen Heilsversprechen aller Art. Das schafft Frustration. Die Frustration der Konsumenten wiederum ist Teil des Kalküls der Medien: Solange ihre Enttäuschung oder die Angst vor Enttäuschung auf der Jagd nach Glücks- und Gesundheitsverheißungen nicht zur Verweigerung, zum Konsumverzicht führt, sondern zu weiterem, noch intensiverem Konsum, so lange dreht sich die Spirale von Bedürfnisstimulierung und medialen Ersatzangeboten zu ihrer scheinbaren Befriedigung weiter. Die Dialektik von Hoffnung und Enttäuschung ist der unerschöpfliche Treibstoff für die Perpetuierung des Themas „Gesundheit" in den Medien und im öffentlichen Bewusstsein.

So verkommt die Suche nach Orientierung zur medienstimulierten Flucht vor der Mühsal einer Begegnung mit sich selbst. Medien sind also Fluchthelfer, um den eigentlichen existenziellen Fragen tunlichst ausweichen zu können. Das hängt mit der den Medien innewohnenden Logik zusammen: Medien und ihre Kommunikationsangebote haben eine zentrifugale Tendenz, sie lenken ab, führen den Menschen außer sich; währenddessen die notwendige Aufmerksamkeit gegenüber sich selbst zentripedaler Kräfte wie geistiger Sammlung, Meditation und Kontemplation bedarf.[485]

Dazu kommt: In den virtuellen Kommunikationsräumen der telematischen Gesellschaft folgt nicht nur das Bewusstsein anderen Markierungen, sondern verändert sich auch das Lebensgefühl der modernen, multimedial vernetzten Info-Konsumenten. Was bis dahin Maßstab individueller wie kollektiver Bewusstseinsentwicklung war, wird zunehmend obsolet: In der Flut der elektronischen Bilder geht „Wirklichkeit" als Bezugssystem für das Denken, Fühlen und Handeln verloren. An ihre Stelle tritt die schablonisierte Medienrealität. Nicht mehr die Wirklichkeit ist der Projektionshintergrund der Bilder, sondern die Bilder aus dem multimedialen, interaktiven Selbstbedienungsladen prägen das Bewusstsein von Realität. Zwischen der Welt der medialen, flüchtigen Bilder und der Welt des Realen verschwimmen die Grenzen. Das Imaginäre ersetzt das Reale. „Im Reich der Bilder gibt es keine Kriterien für das Wahre und das Falsche. Man erlebt alles wie ein Drehbuch", kommentierte der französische Philosoph Jean Baudrillard die Situation.[486]

In der Flut elektronischer Bilder könnte aber auch eine grundlegende Fähigkeit des Menschen verkümmern, nämlich die Fähigkeit zur Imagination. Baudrillard: „Die Überzahl der Bilder vernichtet alle Imagination. Man kann sich nicht einfühlen, nicht interpretieren."[487] Anstelle von Vorstellungen treten austauschbare Bilder schablonisierter Wirklichkeit.[488]

Mit der Imaginationsfähigkeit hängt aber die Fähigkeit zur Empathie, zur Mitfreude und zum Mitleid eng zusammen. Mit ihrem Verschwinden ginge auch eine entscheidende Dimension der Conditio humana verloren. Ohne Imaginationsfähigkeit, ohne die Kraft der Vorstellung und ohne die Unmittelbarkeit der Anschauung fehlt aber auch, wie in den Teilen II und III ausgeführt, dem (Selbst-)Heilungsprozess eine entscheidende Dimension.

Überzeugungen und „erinnertes Wohlbefinden" sind positive Vorstellungsinhalte, die sich physiologisch auswirken und ohne trainierte Vorstellungs- bzw. Imaginationsfähigkeit nicht möglich sind. Körper und Geist kommunizieren über diese Vorstellungen, und Meditation und Kontemplation sind seit je vorzügliche Methoden zur Schulung der Vorstellungskraft.

Zur geistigen Dimension des „Heilens“ bedarf es eben gerade der Imagination, also der Aktivierung mentaler Bilder. In der modernen Medienwelt wird aber die innere Anschauung durch ein Bombardement äußerer Bilder ersetzt. Wenn es zutrifft, dass sich die Indizien für die Ausbreitung einer neuen Meditationskultur mehren, dann wäre dies eine Art Kompensationsphänomen inmitten der Dauerversorgung omnipräsenter Medienangebote.[489]

14. Warum Prävention nicht funktioniert

Grenzen der Aufklärung

Wir sprachen vorhin davon, dass die Attraktivität des Konsums von Gesundheitsinformationen aller Art auch mit der Dialektik von Hoffnung und Enttäuschung zu tun hat. Auf dem „Prinzip Hoffnung" beruht auch der gesamte Präventionskult. Prävention steht sowohl im Dienst der Aufklärung als auch der Verdrängung. Prävention ist der Versuch der Risikogesellschaft,[490] den Widerspruch zwischen der Illusion der Machbarkeit menschlichen Glücks, also auch der Machbarkeit von Gesundheit, und der ständigen Erfahrung des Scheiterns durch neue Krankheiten, neue Epidemien, die Wiederkehr alter Epidemien usw. aufzulösen. Als gesundheitspolitische Maßnahme setzt Prävention auf Rationalität, also auf Wissen und Aufklärung. Zugleich aber unterläuft die paradoxe Struktur der Massenkommunikation dieses Bemühen um rationales Verhalten.

Prävention kann als Risikomanagement verstanden werden, also als rationales Kalkül der Risikovermeidung in definierten Risikosituationen. Risikosituationen und Strategien der Risikovermeidung möglichst öffentlich zu kommunizieren, ist gesundheitspolitische Aufgabe von Prävention. Und hier beginnen die eigentlichen kommunikativen Probleme, die sich hinter der Präventions-Euphorie verbergen. Prävention bedarf im Zeitalter der Massenkommunikation der Öffentlichkeit. Ohne Öffentlichkeit, d. h. ohne Massenkommunikation, ist Prävention undenkbar. Massenkommunikation stellt Aufmerksamkeit für Themen her. Aufmerksamkeit ist eine notwendige, aber eben noch lange keine hinreichende Voraussetzung für Prävention. Die bloße Herstellung von Aufmerksamkeit für ein Thema garantiert noch nicht die Verarbeitung dieses Themas und schon gar nicht ein entsprechendes risikoverminderndes Verhalten in der Bevölkerung.

Zur paradoxen Struktur der Massenkommunikation zählt nämlich auch der Umstand, dass angebotene Informationen nicht automatisch auch schon zum Verstehen führen. Mit dem Anwachsen der Informationsflut ist nicht auch schon die Garantie ihrer sinnvollen Verarbeitung gewährleistet – dies wird aber in der Regel unterstellt.[491] Die Informationsflut schafft vielmehr Unsicherheit. Unsicherheit, die wiederum kompensiert wird durch vermehrten Informationskonsum. Diese mediengenerierte Unsicherheit des schwer lastenden Informationsdrucks führt zu ständigen Frustrationserlebnissen in der Gesellschaft und beim Konsumenten. Gemessen an all den medial vorgeführten Möglichkeiten des Wissens und des Wissenswerten auch zum Thema „Gesundheit", sieht sich der einzelne Informationskonsument in der Situation ständiger Aufholjagd, die er letztlich nicht gewinnen kann. Denn er spielt nicht nur gegen die Informationsfülle, er spielt auch gegen die Zeit, die ja nur knapp verfügbar ist. Ein Spiel, das nicht zu gewinnen ist.

Fortgang der Zeit produziert Druck zu erhöhtem Informationskonsum. Vermehrung der Information trägt wiederum zur Verknappung der für den Konsum notwendigen Zeit bei. Die sich immer weiter öffnende Schere zwischen Informationsmenge und immer knapper werdender Zeit produziert Unbehagen. Das sind denkbar schlechte Voraussetzungen für medial stimulierte Gesundheitsvorsorge, nämlich verstanden als rationales Entscheidungshandeln angesichts von Risikosituationen.

Willentliche Unwissenheit – Vorsorge als Kommunikationsproblem

Aber die Problematik reicht noch wesentlich weiter. Prävention als Kommunikation hat mit grundlegenden Widersprüchen, zumindest jedoch mit nicht unerheblichen Dilemmata zu rechnen.

Da wäre zunächst einmal das Problem der *Konkretheit* der Botschaft: Je allgemeiner und breiter das Publikum, desto – notwendigerweise – unspezifischer die Botschaften. Je unspezifischer aber die Botschaften, desto weniger haben sie Bezug zur konkreten Risikovermeidung in Risikosituationen. Anschauungsbeispiel Aids: Je spezifischer die Informationen in Hinblick auf spezifisches Risikoverhalten bzw. bestimmte Risikogruppen, desto geringer die angenommene Relevanz der Information für das breite Publikum. Je zielgruppenspezifischer die Information, desto geringer die Eignung zur massenmedialen Verbreitung und desto geringer die Bereitschaft der angesprochenen Zielgruppen, sich mit der Botschaft auseinanderzusetzen. Zielgruppen benützen andere Informationsquellen als die der Massenmedien.

Das Dilemma besteht darin: Je unspezifischer die Botschaft, desto breiter die Wirkung, desto weniger relevant für die Zielgruppen; je spezifischer das Thema, desto weniger interessant für die allgemeine Bevölkerung. Der paradoxe Anspruch öffentlicher Prävention liegt hier in einer Kommunikationsform gerichteter Ungerichtetheit. Ähnlich verhält es sich in Bezug auf den emotionalen Gehalt präventiver Aussagen: prinzipiell Dramatisches soll entdramatisiert kommuniziert werden. Prävention operiert, gerade auch in der Aids-Prävention, in der Regel auf emotionaler Ebene mit entgegengesetzten Botschaften.

Das ist ein Dilemma, das nicht auflösbar scheint. So schreibt André Glucksmann in seinem Buch über die Liebe im Zeitalter von Aids: „Dem großen Publikum – oder der Gesamtheit der Gefährdeten – werden in sich widersprüchliche Bilder gezeigt. Auf der einen Seite schont man das Publikum, man verhätschelt es, man bemüht sich, es nicht in Panik zu versetzen, so dass man ihm jede besorgniserregende Information vorenthält. Auf der anderen Seite drängt man es dazu, aufzuwachen, sich in Bewegung zu setzen. Man predigt ihm ständige Wachsamkeit und grenzenloses Misstrauen."[492]

Diesem Dilemma fallen die meisten Gesundheitskampagnen zum Opfer. Dahinter steckt die Angst des Gesundheitssystems, der Gesundheitspolitik vor öffentlicher Panik. Deswegen wird das Dramatische entdramatisiert. Entdramatisierung des Dramatischen besteht darin, den negativen, angstbesetzten Begriffen – wie etwa „Krebs" – eine andere Konnotation, eine positive Tonalität zu geben. Das steht natürlich im Widerspruch zu den – ebenfalls medienvermittelten – bedrohlichen Bildern und unvermittelten Erfahrungen der Menschen.

Daran knüpft ein weiteres prinzipielles Problem an: Zu den Eigenarten der Risikogesellschaft zählt es, angesichts der universellen, apokalyptischen Bedrohungen die Annahme des Risikos zu verweigern. Es gibt das Phänomen kollektiven wie individuellen Vermeidungsverhaltens: Was bedroht, wird verleugnet, d. h. man schlägt die Gefahr in den Wind, verleugnet sie in der Annahme, dass es sie dann auch nicht gibt. Die selbstgewählte Blindheit drückt sich in „willentlicher Unwissenheit"[493] aus. Sie ist die eigentliche kommunikative Herausforderung für die Gesundheitskommunikation und der öffentlichen wie privaten Prävention.

Millionenschwere Aids-Informationskampagnen etwa richteten und richten sich auf die Beseitigung der bloßen Unwissenheit, währenddessen die willentliche Unwissenheit in der Bevölkerung außer Acht bleibt. In keiner Phase der Aids-Prävention in Österreich beispielsweise waren die angesprochenen Jugendlichen bereit, die Anzahl ihrer Sexualpartner zu reduzieren oder auf Spontankontakte zu verzichten. Und dies, obwohl die überwiegende Mehrheit österreichischer Jugendlicher meinen, dieses wäre wohl eine sinnvolle Maßnahme zur Aids-Prävention. Vielmehr zeigen die empirischen Befunde übereinstimmend einen weiteren Anstieg spontaner Sexualkontakte in den letzten Jahren. Umfrageergebnisse signalisieren: Die Risiken werden weiterhin trotz aller Aufklärungskampagnen unterschätzt. Auch die intensive Propagierung, ja „Sakralisierung" des Kondoms[494] zeigt hier – im Vergleich zum Überzeugungsaufwand – nur wenig Erfolg. Warum? Weil das propagierte technisch Machbare nicht gleichzusetzen ist mit dem psychisch Verträglichen. Der Widerstand gegen den Gebrauch des Kondoms als zentrale Präventionsmaßnahme ist nicht, wie man meinen könnte, das Ergebnis eines Mangels an Information, sondern das Ergebnis der Entscheidung, nicht wissen zu wollen. Die niedrigen Kosten von Kondomen werden durch einen offenkundigen, allzu hohen psychologischen Preis aufgewogen.

Glucksmann hat auf diesen Zusammenhang aufmerksam gemacht: „Um die Ausbreitung der Geißel zu verhindern, nimmt es [das Kondom] spirituell deren verheerende Wirkung vorweg. Jeden Einzelnen entlarvt es als potenziellen Aids-Kranken. Wer das Kondom wählt, wählt zwar mögliche Sicherheit, aber um den Preis fundamentalen Misstrauens gegenüber dem Partner."[495]

Diesen Preis des Misstrauens, der Distanz in der Begegnung wollen Jugendliche offenbar nicht zahlen. Die Empfehlungen zu „safer sex" werden, so signalisieren die empirischen Befunde, verweigert. Denn sie werden zugleich als Empfehlungen gegen eine vertrauensvolle, offene Beziehung angesehen. Prävention im Allgemeinen und Aids-Prävention im Speziellen fordert zweckrationales Verhalten in einer Situation, deren Anziehungskraft aber gerade darin besteht, auf zweckrationales Verhalten zu verzichten. Denn das ist es ja gerade, was eine Liebesbeziehung idealiter ausmacht – der Verzicht auf Zweckrationalität.

Risikoverminderung und Risikokontrolle setzen zweckgerichtete Kommunikation als Bedingung voraus. Kommunikativ kontrolliertes Verhalten unterläuft aber das bisher tradierte Prinzip und auch den Wert unausgesprochenen Vertrauens. Die gängigen Strickmuster der Aids-Prävention verkennen bis zum heutigen Tag diese komplexe qualitative Dimension einer Zweierbeziehung. Der Adressat der Anti-Aids-Kampagnen – aber das gilt nahezu für alle anderen „Anti"-Kampagnen genauso – ist die Kunstfigur eines automatisierten Individuums, dem lediglich eine neue Verhaltenstechnik beizubringen wäre.

Was an diesem Beispiel gezeigt werden kann, steht stellvertretend für Präventionsmaßnahmen aller Art. Der Prüfstein für Präventionserfolg ist nicht das Maß des verbreiteten wissenschaftlich-technischen Wissens um Risikofaktoren und risikoreiches Verhalten. Der eigentliche Prüfstein liegt vielmehr in der Frage, wie mit dem kollektiven Nicht-wissen-Wollen, wie mit der Realitätsverleugnung umgegangen werden soll. Denn sie ist ein Teil des Systems: Die gesamte hochgezüchtete Gesundheitseuphorie der Fitness-, Wellness- und Happinesswelle sowie die dahinterstehende Gesundheitsindustrie, einschließlich des blühenden Präventionsmarktes, lebt letztlich gerade von dem Nicht-wissen-Wollen der Gesellschaft, von der Verleugnung der Realität, nämlich der unangenehmen Realität der Existenz von Krankheit, Leid und Tod.

Darin liegt die eigentliche paradoxe Situation, mit der Prävention zu tun hat. Sie müsste, um Erfolg zu haben, gerade die Mechanismen zur Realitätsverleugnung bekämpfen. Dazu müsste sich Prävention aber außerhalb des Systems stellen: außerhalb des Gesundheitssystems, dessen tragender Bestandteil aber Gesundheitsvorsorge nun einmal ist; außerhalb aber auch der medialen Aufmerksamkeitsmechanismen, ohne die wiederum Prävention in der Informationsgesellschaft nicht verwirklicht werden kann.

Öffentliche Gesundheitskommunikation und Prävention holt hier nochmals die paradoxe Struktur der Massenkommunikation ein: Denn die Medien, derer sich Prävention bedient, bedienen muss, um Aufmerksamkeit herzustellen, sind selbst ein nicht unerheblicher Teil jenes Prozesses kollektiver Verdrängung und Realitätsleugnung, gegen die Prävention im Grunde zu kämpfen hat.

15. Cyber-Arzt und digitalisierter Patient

In der modernen Informationsgesellschaft wird aber nicht nur das Verständnis der Menschen von „Gesundheit“ und „Krankheit“ verändert, sondern die kommunikationstechnologische Revolution verändert auch die Medizin selbst. Auf die telematische Gesellschaft warten neue medizinische Heilungs-Techniken: Das Zauberwort heißt „Multimedia“ und bedeutet einen Quantensprung in der Entwicklung der High-Tech-Medizin. Einer der Pioniere der Multimedia-Medizin in den USA, R. M. Satava, prognostiziert: „... die Zukunft lässt virtuelle Körper erwarten, die von einem echten Menschen kaum noch zu unterscheiden sind.“[496]

Medizinisches Handeln im virtuellen Raum bringt im Rahmen des herkömmlichen naturwissenschaftlichen Paradigmas der Medizin, also im Rahmen positivistischer, kausalanalytischer Diagnose- und Therapieverfahren, eine Fülle von Vorteilen: 3-D-Verfahren, Simulationsmodelle, Cyberspace-Darstellungen usw. tragen zur Optimierung schulmedizinischer Verfahren bei. Der Einsatz von Multimedia-Techniken in der Medizin verhilft zunächst zur besseren Rekonstruktion der Komplexität und Dynamik pathophysiologischer Prozesse: Der gesamte organische Funktionszusammenhang wird „durchschaubarer“. Bessere Visualisierung verhilft zur besseren Urteilsbildung und damit zur besseren Vorbereitung von Entscheidungen; Datenverknüpfungen können verborgene Korrelationen und Abhängigkeiten sichtbar machen und in den Diagnose- und Therapieprozess eingeführt werden. Dazu kommt: Die gewählten Heiltechniken können auch in Hinblick auf ihre möglichen Wirkungen im virtuellen Raum simuliert werden. So gesehen verhilft Multimedia-Medizin sowohl zur besseren medizinischen Ausbildung als auch zur Vermeidung von ärztlichem Fehlhandeln in der Realität.

Gleichzeitig bietet die Datenvernetzung nicht nur jederzeitigen Informationszugriff auf ein ständig wachsendes Wissensarchiv, sondern ermöglicht auch die Überwindung von Raum- und Zeitgrenzen. Damit ist nicht nur ein global kommunizierendes, sondern auch ein global handelndes Medizinsystem möglich. Ferndiagnosen und Fernoperationen stehen heute schon auf der Tagesordnung.

Vom Homo patiens zum Homomedia

Bei aller Euphorie über die Vorteile der Multimedia-Medizin lassen sich die negativen Folgeprobleme jedoch nicht ausblenden. Denn was als Quantensprung in der Heiltechnik angesehen werden kann, ist zugleich auch ein Sprung weg von der immer wichtiger werdenden ganzheitlichen Betrachtungsweise des Heilprozesses.

Multimedia-Medizin nimmt den Patienten und übersetzt ihn in Information. Zwar werden in der Computersimulation organische Zusammenhänge transparent, zugleich aber verstellt sich noch mehr, als es jetzt schon der Fall ist, die Sicht auf die den jeweiligen Funktionsstörungen zugrunde liegenden seelisch-geistigen Prozesse. In einem virtuellen Arzt-Patienten-Verhältnis verschwimmen überdies die Unterschiede zwischen Modell und Wirklichkeit: Der Patient wird zum computergenerierten Modell seiner selbst.

In der detailgetreuen Kopie geht aber Entscheidendes verloren: die Realität subjektiv empfundenen Leidens. Denn Leid lässt sich weder mediatisieren noch digital auflösen. Es gibt kein Modell des Leidens. Leiden ist immer real, aber diese Dimension des Krankseins wird in der digitalen Welt aufgelöst. Und damit wächst die Entfremdung des Arztes vom Patienten. Die Krankheit wird – noch mehr als bisher schon – vom Patienten getrennt, um sie als Teil eines Informationsnetzwerkes zu sehen. Der Entpersönlichung des Umganges des Arztes mit dem Patienten entspricht die Entpersönlichung der Krankheit. Multimedia bringt zwar die Dinge sehr nahe, entschlüsselt Komplexität auf der Ebene bio-physikalischer Funktionsabläufe und optimiert medizinische Reparaturvorgänge, verliert aber den heilbedürftigen Patienten in seiner Ganzheit.

Der jüdische Schriftsteller und Publizist Joseph Roth hat einmal gesagt: „Es gibt keine Entfernungen mehr. Man ist den Dingen so nah, dass sie uns überhaupt nicht mehr betreffen ...“[497] Das ist das Problem der Arzt-Patienten-Beziehung im Zeitalter von Multimedia und Datenvernetzung. Der in Datenströme übersetzte Patient schafft keine Betroffenheit mehr, im Strom der Daten geht Empathie verloren – weil für den Arzt der Patient als „der andere“ als Individuum verloren geht. Übrig bleibt vom Homo patiens allenfalls eine intelligente Patientenkarte.

Das Elend der Versachlichung der Arzt-Patienten-Beziehung, des Verlustes an Subjektivität, den die medizinisch-technische Entwicklung mit sich gebracht hat, verschärft sich hier noch einmal: Die virtuellen Modelle von Organen, ihre Strukturen und Funktionen verdrängen die Realität des Ganzen. In der Hyperrealität ist der menschliche Körper und sein virtuelles Modell ununterscheidbar. Ärztliches Handeln wird Teil einer großen, computergenerierten, selbstreferenziellen Multimediaproduktion. Verloren geht dabei der Patient als leidendes Subjekt. An seine Stelle tritt der neue, digital verfügbare Homomedia. Seine Beziehung zum Cyber-Arzt wird lediglich durch die medizinische Software bestimmt. Damit schickt sich die technikorientierte Medizin an, endgültig die Herrschaft über den Menschen zu übernehmen.

Was sich abzeichnet: Die Verantwortung des Daten verarbeitenden Mediziners wurzelt nicht in Ethik, sondern Elektronik. Mit der Präsenz medizinischer Informationssysteme erhöhen sich die Diagnoseoptionen und Therapiemöglichkeiten. Mit wachsender Komplexität wächst für den Arzt und den Patient zugleich aber auch der Entscheidungsdruck, ohne dass dieser Komplexität der Entscheidungs- und Handlungsoptionen auch eine entsprechend umfassende ärztliche Verantwortung und Verantwortungsfähigkeit gegenüberstünde. So wird Verantwortung wieder an die Technik delegiert: Entlastung von Verantwortung, „Ent-antwortung“, erfolgt über dieselbe medizinische Technik, die den Verantwortungsdruck erzeugt – ein Circulus vitiosus, der so nicht zu durchbrechen ist.[498]

Multimedia-Medizin müsste, um nicht zum Medium wachsender Dehumanisierung und Depersonalisierung in der Medizin zu werden, vom vorhandenen Druck bürokratischer, medizintechnokratischer Verpflichtungen befreien. Technologischer Fortschritt müsste dazu dienen, den Arzt „freizuspielen“, um sich vermehrt den Patienten und ihren emotionalen Bedürfnissen zu widmen. Währenddessen geschieht derzeit genau das Gegenteil: Multimedia in der Medizin bindet noch mehr als bisher schon Aufmerksamkeit, die dem Patienten fehlt. Multimedia dient im Sinne technokratischer Problembewältigung der Optimierung von *Heiltechniken* – die Optimierung *heilender Beziehungen* jedoch kommt zu kurz ...

Mit bloß instrumenteller Vernunft wird man den Ansprüchen der telematischen Gesellschaft im Allgemeinen und der computerisierten Medizin im Speziellen nicht gerecht.

Wir brauchen – auch und gerade in der Medizin – einen Horizont des *menschlich* Möglichen, der das bloß *technisch* Mögliche übersteigt. Ansonsten ist nicht die Technik das Instrument, sondern der Mensch. Die rein instrumentelle Vernunft ist für die Widersprüche, die in ihrem Gefolge aufbrechen, weitgehend unempfindlich.

Wir brauchen einen Vorsprung an *Rationalität* gegenüber dem bloß technisch und ökonomisch Vernünftigen und Zweckmäßigen; wir brauchen einen Vorsprung an *Emotionalität* gegenüber dem erdrückenden Diktat der Sachlichkeit, das unser Empfindungs- und Einfühlungsvermögen zerstört; und wir brauchen einen Vorsprung an *Spiritualität,* um die geistige Dimension von Heil und Heilung nicht ganz aus den Augen zu verlieren.

So könnte es gelingen, auch im Zeitalter der Hochleistungs- und Cybermedizin die „Idee des Arztes“ zu retten ...

Anmerkungen

Vorwort

1 Vgl. Karl Jaspers: Der Arzt im technischen Zeitalter. München 1986, S. 11 ff. Der im Rahmen dieses Vortrages von Jaspers verwendete und von mir zitierte Ausdruck „Arzt als Krankheitsursache“ stammt ursprünglich von Albert Fraenkel, der ihn Anfang des 20. Jahrhunderts prägte. Jaspers bezog sich in seiner Rede darauf.
2 Agnes Heller entwirft in ihrer „Theorie der Gefühle“ die Vision einer „Welt, in der die Menschlichkeit zu Hause ist“. In ihrer Auseinandersetzung mit dem Werk von Agnes Heller nimmt die Schweizer Psychologin und Psychotherapeutin Carola Meier-Seethaler in ihrem wichtigen Buch „Gefühl und Urteilskraft. Ein Plädoyer für die emotionale Vernunft“ (München 2001, S. 57) darauf Bezug.
3 Vgl. Arno Gruen: Der Verlust des Mitgefühls. Über die Politik der Gleichgültigkeit. München 1998(2).
4 Ein Begriff, der von C. Meier-Seethaler in ihrem Plädoyer für eine emotionale Vernunft verwendet wird.
5 Vgl. Michael Balint: Der Arzt, sein Patient und die Krankheit. Stuttgart 1984(6), S. 289 ff.
6 Balint, 1984, S. 290.
7 Vgl. Werner Bartens: Das Ärztehasserbuch. Ein Insider packt aus. München 2007.
8 Carl R. Rogers: Therapeut und Klient. Grundlagen der Gesprächspsychotherapie. Frankfurt/Main 2002(17), S. 217.

9 Vgl. Rüdiger Dahlke: Krankheit als Sprache der Seele. München 1992, S. 273 f.; Arthur Avalon: Kundalini-Shakti. In: Diane von Weltzien (Hrsg.): Das Große Praxisbuch der Aura- und Chakra-Arbeit. München 1993, S. 87 ff.

Einleitung

10 Ich entlehne diesen Begriff einem Brief Joseph Roths an seinen Freund Stefan Zweig vom 26.3.1933, mit dem er warnend die sich abzeichnende Katastrophe nationalsozialistischer Herrschaft in Europa und die tödliche Gefahr der Vernichtung der Juden charakterisiert. Heute haben sich die „Schlachtfelder der Humanität" auf andere gesellschaftliche Bereiche verschoben. Die zunehmend als inhuman empfundene moderne Medizin ist m. E. ein solches „Schlachtfeld der Humanität".

11 Walter Gedeon: Die Situation von Medizin und Naturheilverfahren an der Jahrtausendwende. In: Erfahrungsheilkunde Bd. 49/1, 2000.

12 Vgl. Bartens, 2007.

13 Süddeutsche Zeitung, Nr. 255, 4. Nov. 1999.

14 Vgl. H. Pietschmann: Das Ende des naturwissenschaftlichen Zeitalters. Wien – Hamburg 1980, S. 26 ff.

15 Carl Friedrich von Weizsäcker: Geist und Natur. In: H. P. Dürr/W. Ch. Zimmerli (Hrsg.): Geist und Natur. Über den Widerspruch zwischen naturwissenschaftlicher Erkenntnis und philosophischer Welterfahrung. Bern – München – Wien 1991, S. 23.

16 Weizsäcker, 1991, S. 25 f.

17 Hans-Peter Dürr: Vorwort zu Ders. (Hrsg.): Physik und Transzendenz. München 1990(2), S. 12 f.

18 Dürr, 1990, S. 14.

19 Vgl. dazu stellvertretend Fritjof Capra: Das Tao der Physik. Bern – München – Wien 1991(12).

20 Werner Heisenberg: Physik und Philosophie. Berlin 1973, S. 60. In: F. Capra, 1991, S. 141.

21 Vgl. dazu als Überblick Despina Apostolidis: Die Bedeutung von Kommunikation in einer Gegenüberstellung der traditionellen Medizin und der westlichen Medizin. Wien 1996 [Diplomarbeit].

22 Vgl. dazu Karl Hermann Spitzy: Dämon und Hoffnung. Wien 1993 [Phil. Diss.], S. 52 ff.

23 E. H. Ackerknecht: Problems of Primitive Medicine. In: Bull. History Med., Vol. 11, S. 514.

24 Sigmund Freud: Die Frage der Laienanalyse. Wien 1926. In: Gesammelte Werke, Bd. XIV, London 1940–52. Zit. auch in: Paul Lüth: Sprechende und stumme Medizin. Über das Patienten-Arzt-Verhältnis. Frankfurt/Main 1975. (Als Motto seines Buches).

25 Rachel Naomi Remen im Interview mit Bill Moyers: In: B. Moyers: Die Kunst des Heilens. Vom Einfluss der Psyche auf die Gesundheit. München – Zürich – London 1994, S. 331.

26 Bill Moyers: Die Kunst des Heilens. Vom Einfluss der Psyche auf die Gesundheit. München – Zürich – London 1994, S. 330.

27 Vgl. Herbert Benson: Heilung durch Glauben. Selbstheilung in der Medizin. München 1997, S. 215.

28 Martin Buber: Ich und Du. Heidelberg 1994, S. 9 ff.

29 Simone Weil: Schwerkraft und Gnade. München 1981(3), S. 13 f.

30 Um nur drei Beispiele mit großer medialer Resonanz der vergangenen zehn Jahre anzuführen: Der Spiegel berichtete in Nr. 48/1997 unter dem Titel „Kriminelles Geflecht" über Recherchen deutscher Staatsanwaltschaften gegen niedergelassene Kardiologen wegen des Verdachts gezielten Betrugs und fragwürdiger medizinischer Praktiken zwecks persönlicher Bereicherung. In diesem Zusammenhang warfen die Krankenkassen nicht nur den Kardiologen, sondern auch anderen medizinischen Sparten wie Radiologen und Augenärzten dubiose Praktiken und Manipulationen bei der Abrechnung von Sachkosten zum Schaden der Krankenversicherungen und damit der Beitragszahler vor. Vorgeworfen wurde den Kardiologen überdies die Anwendung von zwar gewinnträchtigen, aber „überflüssigen" und „riskanten Therapien", etwa im Zusammenhang mit fragwürdigen Kathetereingriffen bei Gefäßerweiterung durch Ballondilatation.

Und die österreichische Tageszeitung Kurier vom 1.12.1997 machte mit dem Titel auf: „Spitäler machen gesund. Geschäfte mit Diagnosen". Dabei ging es um den Vorwurf, dass nach Einführung der sogenannten „Leistungsorientierten Krankenanstaltenfinanzierung" (LKF) in den Spitälern jene Krankheiten zur Hauptdiagnose gemacht wurden, die – gerechnet über ein Punktesystem

– die höchsten finanziellen Zuwendungen der öffentlichen Hand erwarten ließen (z. B. Diabetes).

In seinem 2007 erschienen Buch „Kranke Geschäfte" enthüllt der Journalist Markus Grill vom stern die Manipulationsstrategien der Pharmaindustrie, namentlich der Firma Ratiopharm, zur Beeinflussung des Medikamentenmarktes. Aufgedeckt wurde dabei, wie u. a. Ärzte mit großzügigen Zuwendungen veranlasst wurden, möglichst häufig die Produkte von Ratiopharm zu verschreiben.

31 Ivan Illich: Die Nemesis der Medizin. Die Kritik der Medikalisierung des Lebens. München 1995(4), S. 123.

32 Karl Kerényi: Der göttliche Arzt. Darmstadt 1956(2), S. 28.

33 Illich, 1995, S. 15.

34 Medical Tribune 20, 2005.

35 Vgl. R. Shapiro/D. Simpson/S. Lawrence: A Survey of Sued and Non-Sued physicians and Suing Patients. In: Arch. Int. Med., Vol. 149, S. 2190–2196.

36 Lucian L. Leape: Error in Medicine. In: Journal of American Medical Association, Vol. 272, 1994, S. 1851–1857. Zit. in: Benson, 1997, S. 125.

37 Max Picard: Die Welt des Schweigens. Frankfurt/Main 1959, S. 70 f.

Kapitel 1

38 Vgl. dazu auch Ellis Huber: Gesundheit und Kommunikation. In: Communications, Berichtsband über den 1. Kongress „Gesundheit und Medien". Vol. 19, 2–3/1994, S. 161.

39 Die Studie „The European Patient of the Future" wurde unter Federführung des renommierten Picker Institute Europe in Oxford durchgeführt. Bei der Befragung, die in den Jahren 2001/02 in Deutschland, Spanien, Italien, Slowenien, Schweden, Polen, Großbritannien und der Schweiz erfolgte, wurden repräsentativ für die genannten Länder je 1000 Personen zu ihrer Gesundheitsversorgung befragt.

40 Die Daten beziehen sich auf eine vom Autor konzipierte und vom Österreichischen Gallup-Institut durchgeführte, nicht veröffentlichte Umfrage. Gemacht wurden 300 Telefoninterviews, repräsentativ für die österreichische Bevölkerung.

41 Presseaussendung des Picker Institute Europe: „Patients demand a greater role in health care services" vom Juli 2003.

42 Huber, 1994, S. 162.

43 Vgl. Benson, 1997, S. 58.

44 Vgl. W. J. Bittner/S. Pfeifer: An Leib und Seele heil werden. Wuppertal 1996, S. 28.

45 Benson, 1997, S. 58.

46 Huber, 1994, S. 163.

47 Vgl. J. Siegrist: Asymmetrische Kommunikation bei klinischen Visiten. In: K. Köhler/H.-H. Raspe (Hrsg.): Das Gespräch während der ärztlichen Visite. Empirische Untersuchungen. München 1982, S. 16–22.

48 Zit. in: J. Spranger: Heilen, Lindern, Trösten. In: Spiegel special, Nr. 7/1996, S. 22.

49 Spranger, in: Spiegel special, S. 22.

50 Gerhard Arno Nagel: Krebsmedizin. Zur Notwendigkeit einer Standortbestimmung. Freiburg/Br. 1991, S. 21 f.

51 Nagel, 1991, S. 33.

52 Vgl. Jakob Needleman: Ein guter Arzt ist die beste Medizin. Heilung statt Reparatur. München 1996, S. 133.

53 Karl Jaspers, Vernunft und Existenz. München 1973, S. 70 ff.

54 Jaspers, 1993, S. 70 ff.

55 Vgl. Peter Kjaer Graugaard, Arnstein Finset: Trait Anxiety and Reactions to Patient-Centered and Doctor-Centered Styles of Communication: An Experimental Study. In: Psychosomatic Medicine 62, S. 33–39 (2000).

56 Vgl. Linda A. Fogarty et al.: Can 40 Seconds of Compassion Reduce Patient Anxiety? In: Journal of Clinical Oncology, Vol. 17, Nr. 1 (January), 1999, S. 371–379.

57 Vgl. Fogarty et al., 1999, S. 371–379.

58 Vgl. Nagel, 1991, S. 17.

59 Vgl. Catherine Goehring et al.: Psychosocial and professional characteristics of Burn-out in Swiss primary care practitioners: A cross-sectional survey. In: Swiss Med Wkly, Vol. 135, 2005, S. 101–108.

60 Vgl. Swiss Med Wkly, 2005.

61 Vgl. Swiss Med Wkly, 2005.

62 R. Karazmann et al.: Lebensqualität und Belastungen von Hausärztinnen und Hausärzten in Wien. Wien 1995 [unveröffentl. Manus.], S. 74.

63 Vgl. Kurier vom 26.5.2007, S. 41.

64 Ellis Huber: Das Gesundheitssystem macht die Ärzte krank. Studie der Ärztekammer Berlin. In: Zukunft direkt (Janssen-Cilag). Neuss, Mai 1996, S. 1.

65 Vgl. Swiss Med Wkly, 2005.

66 Vgl. W. Lederer et al.: Significance of working conditions on burnout in anesthesists. In: Acta Anaesthesiologica Scandinavia, Vol. 50, 2006, S. 58–63.

67 Vgl. W. Lederer et al., 2006.

68 Karl Jaspers: Weltorientierung. Philosophie Bd. 1. Berlin 1932, S. 121 ff.

69 Huber, 1996.

70 Huber, 1996.

71 Huber, 1996.

72 A. Längle in einem Vortrag anlässlich der Tagung „Person und Arbeitswelt“ in Wien 1997.

73 G. Sonneck: Selbstmorde und Burn-out von Ärzten. In: Zeitschrift für ärztliche Fortbildung (ZAF), Vol. 7, 3/4, S. 22–28.

74 Vgl. Thomas Gordon/W. Sterling Edwards: Patientenkonferenz. Ärzte und Kranke als Partner. Hamburg 1997, S. 30.

75 S. Lester/S. Smith: Listening and Talking to Patients – A Remedy for Malpractice Suits? In: West J. Med., Vol. 158, S. 268–272. Zit. in: Gordon, 1997, S. 31.

76 Peter Orban: Verborgene Wirklichkeit. Eine Einführung in das esoterische Denken. München 1990, S. 101. Zit. in: Peter Gathmann/Claudia Semrau-Lininger: Der verwundete Arzt. Ein Psychogramm des Heilberufs. München 1996, S. 34.

Kapitel 2

77 Klaus Klein et al.: Die effektive Kommunikation in der Arzt-Praxis. Forschungsstelle für Gesundheitserziehung. Univ. Köln, S. 29–31.

78 Vgl. stellvertretend Linda Gask/Tim Usherwood: ABC of psychological medicine – The consultation. In: BMJ Vol. 324, 29. Juni 2002.

79 Joseph Roth: Die Filiale der Hölle auf Erden. Köln 2003, S. 149.

80 Gordon, 1997, S. 79.
81 Gordon, 1997, S. 79.
82 Gordon, 1997, S. 80.
83 Gordon, 1997, S. 81 ff.
84 Carol Montgomery: Caring vs. Curing. In: Common Boundary, Vol. 9, 1991, S. 38. Zit. in: Gordon, 1997, S. 88.
85 Montgomery, 1991, S. 40. Zit. in: Gordon, 1997, S. 113.
86 Gordon, 1997, S. 121.
87 Vgl. Heinz Kohut: Introspektion, Empathie und Psychoanalyse. Frankfurt/Main 1977, S. 9 ff.
88 Vgl. Montgomery, 1991, S. 38. Zit. in: Gordon, 1997, S. 88.
89 Montgomery, 1991, S. 40. Zit. in: Gordon, 1997, S. 115.
90 W.-E. Peuckert (Hrsg.): Paracelsus. Die Geheimnisse. Leipzig 1941, S. 156.
91 Erving Goffman: Interaktionsrituale – Über das Verhalten in der direkten Kommunikation. Frankfurt/Main 1971, S. 51.
92 Vgl. R. Kastenbaum/R. Aisenberg: The Psychology of Death. New York 1972. Zit. in: Gordon, 1997, S. 43.

Kapitel 3

93 E. Heim: Die Arzt-Patient-Beziehung. In: E. Heim/J. Willi: Psychosoziale Medizin. Gesundheit und Krankheit in bio-psycho-sozialer Sicht. Klinik und Praxis Bd. 2, Berlin 1986, S. 444–501.
94 Manfred Stosberg: Medizinsoziologische Ansätze zur Verbesserung des Arzt-Patient-Verhältnisses. In: Erich Lang/Klaus Arnold: Die Arzt-Patient-Beziehung im Wandel. Referate der 6. Informationsmedizinischen Tage (Hamburg 1994). Schriftenreihe der Hamburg-Mannheimer-Stiftung für Informationsmedizin. Bd. 8, Stuttgart 1996, S. 70.
95 Vgl. Stosberg, 1996, S. 66 ff.
96 Heim, 1986, S. 456.
97 Die Überlegungen folgen E. Goffmans Problemsicht.
98 Debra Roter/Judith Hall: Doctors talking with patients – Patients talking with doctors. Westport, Conn. 1992. Zit. in: Gordon/Edwards, 1997, S. 65.
99 Vgl. Goffman, 1971, S. 22.

100 Goffman, 1971, S. 24 ff.
101 Goffman, 1971, S. 28.
102 Vgl. Goffman, 1971, S. 128 ff.
103 Goffman, 1971, S. 133.
104 Vgl. Paul Watzlawick: Menschliche Kommunikation. Bern 1996(9).
105 Vgl. Jaspers, 1932, S. 121 ff.
106 Dietrich v. Engelhardt: Die Arzt-Patient-Beziehung gestern, heute, morgen. In: E. Lang/K. Arnold (Hrsg.): Die Arzt-Patient-Beziehung im Wandel. Schriftenreihe der Hamburg-Mannheimer-Stiftung für Informationsmedizin. Bd. 8, Stuttgart 1996, S. 43.
107 Meier-Seethaler, 2001, S. 316.
108 Meier-Seethaler, 2001, S. 317.
109 Meier-Seethaler, 2001, S. 317.
110 Meier-Seethaler, 2001, S. 318.
111 K. Demmer: Leben in Menschenhand. Grundlagen des bioethischen Gesprächs. Freiburg/Br. 1987, S. 149.
112 Emmanuel Lévinas: Außer sich. München 1991, S. 42.
113 Vgl. Lévinas, 1991, S. 42 ff. und die Interpretation in: Peter Kampits: Das dialogische Prinzip in der Arzt-Patient-Beziehung. In: Ders. (Hrsg.): Arzt und Patient. Dialogisches Handeln in der Medizin und seine philosophische Bedeutung. Krems 1995, S. 57.
114 Lévinas, 1991, S. 42.
115 Friedemann Schulz v. Thun: Miteinander reden: Störungen und Klärungen. Hamburg 1981, S. 131.
116 Ruth Cohn: Von der Psychoanalyse zur Themenzentrierten Interaktion. Stuttgart 1975, S. 122, zit. in: Schulz v. Thun, 1981, S. 132 f.
117 Vgl. Demmer, 1987, S. 145 ff.
118 Karl Jaspers: Die Idee des Arztes. In: Ders.: Der Arzt im technischen Zeitalter. München 1986, S. 18.

Kapitel 4

119 Illich, 1995, S. 25.
120 Illich, 1995, S. 26.
121 Illich, 1995, S. 28.

122 Illich, 1995, S. 29 f.
123 Illich, 1995, S. 30.
124 Picard, 1959, S. 153.
125 Vgl. etwa stellvertretend: Lüth, 1975.
126 Vgl. dazu: K. Engelhardt/A. Wirth/L. Kindermann: Kranke im Krankenhaus. Grenzen und Ergänzungsbedürftigkeit naturwissenschaftlich-technischer Medizin. Stuttgart 1973. Zit. in: Lüth, 1975, S. 22 ff.
127 Vgl. Balint, 1984(6) und Lüth, 1975, S. 108 ff.
128 Lüth, 1975, S. 109.
129 M. Bauer/K. P. Kisker/M. Pflanz et al.: Psychiatrie, eine Einführung. Stuttgart 1973. Zit. in: Lüth, 1975, S. 109.
130 Vgl. dazu etwa die Kritik der Psychiatrie bei Thomas S. Szass: Geisteskrankheit – Ein moderner Mythos. Grundzüge einer Theorie des persönlichen Verhaltens. Olten 1972.
131 Lüth, 1975, S. 109 ff.
132 Lüth, 1975, S. 112.
133 Vgl. Lüth, 1975, S. 96 ff.
134 Balint, 1984, S. 154.
135 Balint, 1984, S. 310.
136 Vgl. Balint, 1984, S. 311.
137 Lüth, 1975, S. 105 ff.
138 Lüth, 1975, S. 107.
139 Lüth, 1975, S. 107.
140 Vgl. Balint, 1984, S. 245.
141 Vgl. Balint, 1984, S. 177 f.
142 Balint, 1984, S. 190 f.
143 Balint, 1984, S. 194.
144 Vgl. auch die entsprechenden Überlegungen im 2. Teil dieses Buches.
145 Vgl. Lévinas, 1991, S. 17.

Kapitel 5

146 Vgl. Sigrun Rossmanith: Vom Monolog zum Dialog. In: Erwin Ringel/Sigrun Rossmanith: Die Arzt-Patienten-Beziehung. Ausgewählte Aspekte. Wien – München – Bern 1989, S. 11.

147 Vgl. Johanna Lalouschek: Irgendwie hat man ja doch biss'l Angst. – Zur Bewältigung von Emotion im psychosozialen ärztlichen Gespräch. In: P. Löning/J. Rehbein: Arzt-Patienten-Kommunikation. Berlin – New York 1993, S. 181.
148 Lüth, 1975, S. 110.
149 Wilhelm A. M. Luijpen: Existenzielle Phänomenologie. Eine Einführung. München 1971, S. 216 f.
150 Luijpen, 1971, S. 222.
151 Vgl. Luijpen, 1971, S. 222 ff.
152 Vgl. Heinrich Schipperges: Arzt und Patient in der Welt von Morgen: Konturen einer modernen Medizin in Bewegung. Heidelberg 1983, S. 47.
153 Luijpen, 1971, S. 220.
154 Luijpen, 1971, S. 223.
155 Vgl. auch: Kampits, 1995, S. 56 ff.
156 Lévinas, 1991, S. 38.
157 Lévinas, 1991, S. 43.
158 Emmanuel Lévinas: Ethik und Unendliches. Wien 1992, S. 68. Zit. in: Kampits, 1995, S. 58.
159 Lévinas, 1991, S. 42. Kampits, 1995, S. 58.
160 Kampits, 1995, S. 58.
161 Vgl. dazu: Jerry D. Cardwell: Sozialpsychologie, ein Studienbuch zur Sozialisation durch symbolische Interaktion. Freiburg/Br. 1976, S. 70 ff.
162 Thomas Bliesener: Beratung als ärztliche Aufgabe – Irrwege und Auswege. In: P. Löning/J. Rehbein (Hrsg.): Arzt-Patienten-Kommunikation. Berlin – New York 1993, S. 52.
163 Vgl. Bliesener, 1993, S. 53.
164 Vgl. Lüth, 1975, S. 22.
165 Luijpen, 1971, S. 223.
166 Vgl. Luijpen, 1971, S. 224.
167 Vgl. Luijpen, 1971, S. 224.
168 Luijpen, 1971, S. 224.
169 Luijpen, 1971, S. 225.
170 Vgl. Luijpen, 1971, S. 225.
171 Luijpen, 1971, S. 225.
172 Luijpen, 1971, S. 227.
173 Lévinas, 1991, S. 203.

174 Frank Miething: Am Thema vorbei. Bemerkungen zur Übersetzung. In: Lévinas, 1991, S. 206.
175 Dieser Einwand gegen Buber wurde von Gabriel Marcel erhoben. Zit. in: Lévinas, 1991, S. 17.

Kapitel 6

176 Werner Leibbrand: Der göttliche Stab des Aeskulap. Vom geistigen Wesen des Arztes. Salzburg 1939(3), S. 347.
177 Vgl. Meier-Seethaler, 2001, S. 30.
178 Vgl. Meier-Seethaler, deren Interpretation wir hier weitgehend folgen, S. 34 ff.
179 Vgl. J. Habermas: Erkenntnis und Interesse. Frankfurt 1973.
180 Meier-Seethaler, 2001, S. 38 f.
181 Vgl. Meier-Seethaler, 2001, S. 39.
182 Meier-Seethaler, 2001, S. 39.
183 Meier-Seethaler, 2001, S. 40.
184 Vgl. die zusammenfassende Darstellung von Meier-Seethaler, 2001, S. 94 f. und S. 230 f.
185 Vgl. Meier-Seethaler, 2001, S. 320.
186 Meier-Seethaler, 2001, S. 323.
187 Joachim Bauer: Warum ich fühle, was du fühlst. Intuitive Kommunikation und das Geheimnis der Spiegelneurone. München 2006(5), S. 51.
188 Vgl. Bauer, 2006(5), S. 107.
189 Bauer, 2006(5), S. 113.
190 Bauer, 2006(5), S. 127.
191 Bauer, 2006(5), S. 115.
192 Vgl. Emmanuel Lévinas: Gott, der Tod und die Zeit. Wien 1996, S. 202 ff.
193 Vgl. Daniel Goleman: Emotionale Intelligenz. München – Wien 1996, S. 139.
194 Vgl. Otfried Höffe: Ethik und Politik. Grundmodelle und -probleme der praktischen Philosophie. Frankfurt/Main 1979, S. 284 f.
195 Wolfgang Seelig: Arthur Schopenhauer: Gedanken zur Ethik. Frankfurt/Main 1991, S. 107.
196 Seelig, 1991, S. 271.
197 Vgl. Seelig, 1991, S. 103 f.

198 Vgl. Goffman, 1971, S. 127 ff.
199 Goffman, 1971, S. 128.
200 Goffman, 1971, S. 124.
201 A. Krefting: Der psychoanalytische Prozess zwischen Sprechen und Handeln. Klagenfurt 1996 [Habilitationsschrift], S. 51.
202 Krefting, 1996, S. 49 f.
203 Krefting, 1996, S. 48.
204 Diese Sichtweise entspricht am ehesten der sog. klientenzentrierten Therapie, wie sie von Rogers (1951) entwickelt wurde. Vgl. dazu: C. R. Rogers: Die klientenbezogene Gesprächstherapie. München 1972.
205 Balint, 1984, S. 350.
206 Peter Gathmann/Claudia Semrau-Lininger: Der verwundete Arzt. Ein Psychogramm des Heilberufs. München 1996, S. 33.
207 Vgl. Gathmann/Semrau-Lininger, 1996, S. 33.
208 Vgl. Gathmann/Semrau-Lininger, 1996, S. 34.
209 Vgl. Gathmann/Semrau-Lininger, 1996, S. 202.
210 Luijpen, 1971, S. 10.
211 Vgl. H. Jaschke: Der Heiler. Psychotherapie aus dem Neuen Testament. Freiburg/Br. 1995, S. 16.
212 Jaspers, 1932, S. 121 ff.
213 Jaspers, 1932, S. 121 ff.
214 Jaspers, 1932, S. 121 ff.
215 Schipperges, 1983, S. 47.
216 Schipperges, 1983, S. 47.
217 Schipperges, 1983, S. 47.
218 Moyers, 1994, S. 335.
219 Moyers, 1994, S. 334.
220 Schipperges, 1983, S. 49.

Kapitel 7

221 Vgl. Bauer, 2006(5), S. 46.
222 Vgl. Willi Lambert: Die Kunst der Kommunikation, Freiburg/Br. 1999, S. 46.
223 Vgl. Goleman, 1996, S. 128.

224 Vgl. stellvertretend Gask/Usherwood, 2002.

225 Vgl. Bauer, 2006(5), S. 130 ff.

226 Bauer, 2006(5), S. 131 f.

227 Vgl. Bauer, 2006(5), S. 133.

228 Bauer, 2006(5), S. 133.

229 Bauer, 2006(5), S. 133.

230 Vgl. Roger W. Squier: A Model of Empathic Understanding and Adherence to Treatment Regimens in Practitioner Patient Relations. In: Soc. Sci. Med., Vol. 30, Nr. 3, 1990, S. 325–399.

231 Die referierten empirischen Ergebnisse zur Arzt-Patienten-Interaktion beruhen vorwiegend auf Untersuchungen, die im angloamerikanischen Raum durchgeführt wurden. Sie lassen sich aber durchaus auch auf die Situation in Europa übertragen. Die Recherche zu dieser Thematik erfolgte durch Patricia Pawlicki und war Teil eines Forschungsseminars über kommunikative Probleme in der Arzt-Patienten-Beziehung, das unter Leitung des Autors am Institut für Publizistik und Kommunikationswissenschaften der Universität Wien 1995/96 durchgeführt wurde. Ich danke Frau P. Pawlicki auch für die Überlassung ihrer privaten Rechercheunterlagen.
Vgl. auch: P. Pawlicki: Der Anteil von Kommunikation am Behandlungsergebnis. Ausgewählte Aspekte der Patient-Arzt-Beziehung. Eine Analyse der angloamerikanischen Literatur. Wien 1997 [Diplomarbeit].
Die hier verwendeten Daten bis 2005 wurden großteils von Eugen Zawia recherchiert und im Rahmen seiner Diplomarbeit am Institut für Publizistik und Kommunikationswissenschaften der Universität Wien 2005 veröffentlicht. Der Autor dieses Buches war wiss. Betreuer dieser Diplomarbeit.
Vgl. auch: Eugen Zawia: Kommunikation in der Medizin. Wien 2005 (Diplomarbeit).

232 Vgl. stellvertretend: Nicola Mead/Peter Bower: Patient-centredness: A conceptual framework and review of the empirical literature. In: Social Science & Medicine 51 (2000), S. 1087–1110.

233 Vgl. Squier, 1990, S. 336.

234 Vgl. Benson, 1997, S. 126.

235 J. Kerr/J. Engel et al.: Communication, quality of life and age: Result of a 5-year prospective study in breast cancer patients. In: Annals of Oncology, Vol. 14, 2003, S. 425.

236 Vgl. Kerr/Engel, 2003, S. 426; A. Caruso/B. Di Francesco/P. Pugliese et al.: Information and awareness of diagnosis and progression of cancer in adult and elderly cancer patients. Tumori 2000, 86, S. 199–203.

237 Vgl. Judith A. Hall/Debra L. Roter/Nancy R. Katz: Meta-Analysis of Correlates of Provider Behavior in Medical Encounters. In: Med. Care, Vol. 26, 1988, S. 657–675.

238 Vgl. Debra L. Roter/Judith A. Hall/Nancy R. Katz: Patient-Physician-Communication: A Descriptive Summary of the Literature. In: Patient Education and Counseling, Vol. 12, 1988, S. 99–119.

239 H. B. Beckmann/Richard M. Frankel: The Effect of Physician Behavior on the Collection of Data. In: Annals of Internal Medicine, 101, 1984, S. 662–696.

240 Vgl. Howard Waitzkin: Doctor-Patient-Co-Unication: Clinical Implications of Social Scientific Research. In: JAMA, Vol. 252, 1984, S. 2441.

241 Sherry Kaplan/Sheldon Greenfield: Enlarging Patient Responsibility. In: Forum: Risk Management Foundation of the Harvard Medical Institutions, Vol. 14, 1993, S. 9–11. Zit. in: Benson, 1997, S. 44.

242 Vgl. Christina G. Blanchard/Mark S. Labrecque/John C. Ruckdeschl/Edward B. Blanchard: Information and Decision Making Preferences of Hospitalized Adult Cancer Patients. In: Soc. Sci. Med., Vol. 27, Nr. 11, 1988, S. 1139–1145.

243 Vgl. J. Catejon/J. Rodriguez-Marin: Cancer Patients: Health Information and Quality Care. In: The 7th Conference of the European Health Psychology Society, Summary 1993.

244 Vgl. R. Faden/G. Becker/C. Levis/J. Freemann: Disclosure of Informations to Patients in Medical Care. In: Medical Care, Vol. 19, 1981, S. 718–733. Zit. in: Pawlicki, 1997, S. 46.

245 Vgl. Kerr/Engel et al., 2003, S. 425.

246 Vgl. Roter/Hall/Katz, 1988, S. 99–119.

247 Carl R. Rogers: Entwicklung der Persönlichkeit. Stuttgart 2003, S. 34.

248 Vgl. Stephanie J. Lee/Anthony L. Back et al.: Enhancing Physician-Patient Communication. In: American Society of Hematology 2002, S. 464–483.

249 Zit. in: Stephanie J. Lee/ Anthony L. Back et al.: Enhancing Physician-Patient Communication. In: American Society of Hematology 2002, S. 465.

250 Zit. in: Lee/Back, 2002, S. 465.

251 Vgl. Lee/Back, 2002, S. 464–483.

252 Vgl. Lee/Back, 2002, S. 464–483.

253 Vgl. Lee/Back, 2002, S. 464–483.

254 Vgl. Paul W. M. Nelissen: Informing Cancer Patients: Two Studies on the Effectiveness and Efficiency of Information Services in Hospitals. In: The European Journals of Communication Research, Vol. 25, 3/2000.

255 Vgl. Lambert, 1999, S. 46.

256 Vgl. Meier-Seethaler, 2001, S. 40.

257 Der Begriff „Engagement des Herzens" bezeichnet eigentlich eine bestimmte Dimension christlicher Spiritualität und Mystik, in der nicht das Denken oder Schauen, sondern die Liebe im Mittelpunkt steht. Es geht hierbei um das „Erkennen mit dem Herzen". Wir nehmen Anleihe an diesem Begriff, um im thematischen Zusammenhang auf diese Dimension des Arzt-Patienten-Verhältnisses aufmerksam zu machen.

258 Vgl. E. Stottland: Exploratory Investigations of Empathy. In: L. Berkowitz (Hrsg.): Advances in Experimental Social Psychology, Vol. 4, New York 1969; sowie: Squier, 1990, S. 325–399.

259 Z. Ben-Sira: Affective and Instrumental Components in the Physician-Patient Relationship: An Additional Dimension of Interaction Theory. In: Journal of Health and Social Behavior, Vol. 21, S. 170–180.

260 Judith Hall/Debra Roter/Cynthia Rand: Communication of Affect Between Patient and Physician. In: Journal of Health and Social Behavior, Vol. 22, 1981, S. 28.

261 Hall et al., 1981, S. 28.

262 Vgl. S. Kaplan/S. Greenfield/J. Ware: Assessing the Effects of Physician-Patient Interactions on the Outcomes of Chronic Disease. In: Medical Care, Vol. 27, Nr. 3, 1989, S. 110–127.

263 Vgl. Kaplan et al., 1989, S. 125.

264 Kaplan et al., 1989, S. 125.

265 Vgl. Jozien Bensing: Doctor-Patient Communication and the Quality of Care. In: Soc. Sci. Med., Vol. 32, Nr. 11, 1991, S. 1301–1310.

266 Vgl. M. DiMatteo: Nonverbal Skills and the Physician-Patient Relationship. In: R. Rosenthal: Skills in Nonverbal Communication-Individual Differences. Cambridge Mass. 1979.

267 Vgl. K. Larsen/C. Smith: Assessment of Nonverbal Communications in the Patient-Physician Interview. In: Journal of Family Practica, Vol. 12, 1981, S. 481–490.

268 Larsen/Smith, 1981.

269 Vgl. Paul A. Clark et al.: Addressing Patients' Emotional Needs. In: Joint Commission Journal on Quality and Safety, December 2003, Vol. 29, Nr. 12, S. 659–670.

270 Vgl. Clark et al., 2003, S. 662.

271 Vgl. P. Ley: Communicating with Patients. Improving Communication, Satisfaction, Compliance. London 1988.

272 Vgl. B. Hayes/D. Taylor/L. Sackett: Compliance in Health Care. Baltimore 1981.

273 Vgl. Roter/Hall, 1992.

274 Vgl. Blanchard et al., 1988, S. 1139–1145.

275 Vgl. Blanchard et al., 1988, S. 1139–1145.

276 Vgl. Analee E. Beisecker/Thomas D. Beisecker: Patient Information – Seeking Behaviors when Communicating with Doctors. In: Medical Care, Vol. 28, Nr. 1, January 1990, S. 19–27.

277 Vgl. auch: Jerome D. Frank: Die Heiler. Stuttgart 1981, S. 195 ff.

278 Vgl. Beisecker/Beisecker, 1990.

279 Vgl. Beisecker/Beisecker, 1990.

280 Vgl. Balint, 1984, S. 315.

281 Vgl. Elizabeth M. Hooper et al.: Patient Characteristics That Influence Physician Behavior. In: Med. Care, Vol. 20, Nr. 6, Juni 1982, S. 630–637.

282 Hooper et al., 1982, S. 630.

283 Vgl. Benson, 1997, S. 31.

284 Frank, 1981, S. 195.

285 Vgl. J. Ende/L. Kazis/M. A. Moskowitz: Preferences for Autonomy when Patients are Physicians. In: J. Gen. Intern. Med., Vol. 5, Nr. 6, Nov. 1990, S. 506–509.

286 Bauer, 2006(5), S. 84.

287 Vgl. R. M. Glass: The patient-physician relationship: JAMA focuses on the center of medicine (editorial). In: JAMA, Vol. 275, 1996, S. 147–148.

288 Vgl. L. Egbert/G. Battit/C. Welch: Reduction of Postoperative Pain by Encouragement and Instruction of Patients. In: New England Journal of Medicine, Vol. 270, 1964, S. 825–837.

289 Vgl. M. Stewart: Effective Physician-Patient Communication and Health Outcomes: a Review. In: Can. Med. Assoc. Journal, Vol. 152, Nr. 9, 1995, S. 1423–1433.

290 Vgl. Stewart, 1995.

291 Vgl. L. Followfield/A. Hall/G. Maguire: Psychological Outcomes of Different Treatment Policies in Women with Early Breast Cancer Outside a Clinical Trial. In: British Medical Journal, Vol. 301, 1990, S. 575–586.

292 David Spiegel et al.: Effects of Psychosocial Treatment on Survival of Patients with Metastasic Breast Cancer. In: Lancet, Vol. 334, Oct. 1989, S. 888–891.

293 Vgl. Christian Schubert/Gerhard Schüssler: Empirische Befunde der Psychoneuroimmunologie. In: Thure von Uexküll/R. Adler (Hrsg.): Psychosomatische Medizin. München 2003[(6)], S. 145–160.

294 Vgl. Dean Ornish: Die revolutionäre Therapie: Heilen mit Liebe. München 2001; Ders.: Revolution in der Herztherapie. Stuttgart 2006.

295 Rainer S. Beck et al.: Physician – Patient Communication in the Primary Care Office: A systematic review. In: JABPF Vol. 15, Nr. 1, January–February 2002, S. 34.

296 Vgl. M. Balint: The doctor, his patient and the illness. London 1957.

297 Vgl. C. Laine/F. Davidoff: Patient-centered medicine. A professional evolution. In: JAMA, Vol. 275, 1996, S. 152–156.

298 Vgl. Pekka Larivaara et al.: The patient-centered interview: The key to biopsychosocial diagnosis and treatment. In: Scand J Prim Health Care, Vol. 19, 2001, S. 9.

Kapitel 8

299 Georg Groddeck: Krankheit als Symbol. Schriften zur Psychosomatik. Frankfurt/Main 1984.

300 Vgl. Christian Schubert/Günter Schiepek: Psychoneuroimmunologie und Psychotherapie: Psychosozial induzierte Veränderungen der dynamischen Komplexität von Immunprozessen. In: G. Schiepek (Hrsg.): Neurobiologie der Psychotherapie. Stuttgart 2003, S. 485–508.

301 Vgl. Schubert/Schüssler, 2003, S. 145–160.

302 Schubert/Schüssler, 2003, S. 145–160.

303 Schubert/Schüssler, 2003, S. 159.

304 Schubert/Schüssler, 2003, S. 158:

305 Sephton/Sapolsky/Kraemer/Spiegel: Diurnal cortisol rhythm as a predictor of breast cancer survival. In: J Natl Cancer Inst., Vol. 92, 2000, S. 994–1000.

306 Vgl. Schubert/Schüssler, 2003, S. 145–160; Ch. Schubert et al.: Daily psychosocial stressors and cyclic response patterns in urine cortisol and neopterin in a patient with systemic lupus erythematousus. In: Psychoneuroendocrinology 28, 2003, S. 459–473.

307 Vgl. Gabi Miketta: Netzwerk Mensch. Stuttgart 1992.

308 Vgl. Schubert/Schüssler, 2003, S. 145–160.

309 Vgl. Ch. Schubert et al.: Daily psychosocial stressors interfere with the dynamics of urine neopterin in a patient with systemic lupus erythematousus: An integrative single-case study. In: Psychosomatic Medicine 61, 1999, S. 876–882; Schubert et al., 2003, S. 459–473; Schubert/Schiepek, 2003, S. 485–508; Ch. Schubert et al.: Multi-faceted effects of positive incidents on stress system functioning in a patient with systemic lupus erythematousus. In: Stress and Health 22, 2006, S. 215–227.

310 Vgl. Schubert et al., 2003, S. 459–473; Ch. Schubert et al., 2006, S. 215–227.

311 Schubert et al., 1999, S. 876–882.

312 Vgl. Schubert et al., 2003, S. 459–473.

313 Vgl. Schubert et al., 2006, S. 215–227.

314 Vgl. Ch. Schubert et al.: Der Einfluss von emotional bedeutsamen Alltagsbelastungen auf den Verlauf von Urin-Cortisol und Urin-Neopterin bei gesunden Probandinnen, http://www.dkpm.de/cms/wp-content/ag-pni-dkpm-06.pdf.

315 Vgl. Schubert et al., 1999, S. 876–882; Schubert et al., 2003, S. 459–473; Schubert/Schiepek, 2003, S. 485–508.

316 Zit. bei Schubert/Schüssler, 2003, S. 145–160.

317 Schubert/Schüssler, 2003, S. 145–160.

318 Vgl. Benson, 1997, S. 42.

319 Vgl. Benson, 1997, S. 43.

320 Vgl. Ulrich Kropiunigg: Die Arzt-Patienten-Beziehung und das Immunsystem. In: Erwin Ringel/Sigrun Rossmanith: Die Arzt-Patienten-Beziehung. Ausgewählte Aspekte. Wien – München – Bern 1989, S. 61 ff.

321 Kropiunigg, 1989, S. 64.

322 Vgl. Kropiunigg, 1989, S. 64.

323 Vgl. Kropiunigg, 1989, S. 65.
324 Jaspers, 1986, S. 11.
325 Kropiunigg, 1989, S. 65 f.
326 Vgl. Balint, 1984.
327 Vgl. Rossmanith, 1989, S. 16 f.
328 Vgl. W. H. Polonsky et al.: Psychological factors, immunological function, and bronchial asthma. In: Psychosom. Med. 47, Nr. 77, 1985; zit. in: Kropiunigg, 1989, S. 62.
329 Andrew Weil: Spontanheilung. Die Heilung kommt von innen. München 1995, S. 352 f.
330 Weil, 1995, S. 353 ff.
331 Vgl. Weil, 1995, S. 284.
332 Vgl. Matthias Beck: Seele und Krankheit. Psychosomatische Medizin und theologische Anthropologie. Paderborn 2000.
333 Vgl. Fritjof Capra: Das neue Denken. Bern – München – Wien 1990$^{(2)}$, S. 192 ff.
334 Vgl. Frank, 1981, S. 197.
335 Vgl. Jon Kabat-Zinn im Interview mit Bill Moyers. In: Moyers, 1994, S. 120.
336 Moyers, 1994, S. 133.
337 Moyers, 1994, S. 145.
338 Benson, 1997, S. 52.
339 Vgl. Benson, 1997, S. 77.
340 Benson, 1997, S. 97.
341 Benson, 1997, S. 105.
342 Benson, 1997, S. 105.
343 Vgl. Benson, 1997, S. 186.
344 Vgl. Benson, 1997, S. 40.

Kapitel 9

345 Rita Charon: Narrative Medicine. A Model for Empathy, Reflection, Profession, and Trust. In: JAMA, Vol. 286, Nr. 15, 17. Oktober 2001, S. 1897.
346 Charon, 2001, S. 1898.
347 Vgl. Meier-Seethaler, 2001, S. 39 ff.
348 Lévinas, 1996, S. 188.

Kapitel 10

349 Vgl. Balint, 1984, S. 290.

350 Vgl. Balint, 1984, S. 292.

351 Balint, 1984, S. 335.

352 Vgl. J. Habermas: Theorie des kommunikativen Handelns. Frankfurt 1981, S. 25 ff.

353 Vgl. W. Dilthey: Gesammelte Schriften, Bd. X, System der Ethik. Göttingen 1965(2), § 16, S. 78.

354 Vgl. Rogers, 2002(17), S. 219 ff.

355 Vgl. Rogers, 2002(17), S. 219 f.

356 Vgl. Rogers, 2002(17), S. 219.

357 Vgl. Rogers, 2002(17), S. 226.

358 Alfred Längle: Die Wahrheit am Krankenbett. In: Krankenpflege-Journal 27, Nr. 7/8, 1989, S. 28.

359 Vgl. Längle, 1989, S. 29.

360 Längle, 1989, S. 29.

361 Längle, 1989, S. 29.

362 Zit. in: Längle, 1989, S. 33.

363 Bauer, 2006(5), S. 86.

364 Vgl. Bauer, 2006(5), S. 16 f.

365 Bauer, 2006(5), S. 17.

366 Vgl. Bauer, 2006(5), S. 131 ff.

367 Bauer, 2006(5), S. 132

368 Bauer, 2006(5), S. 133.

369 Bauer, 2006(5), S. 133.

370 Vgl. Bauer, 2006(5), S. 105 f.

371 Vgl. Rogers, 2002(17), S. 230 f.

372 Rogers, 2002(17), S. 218.

373 Vgl. Rogers, 2002(17), S. 216 ff.

374 Daisetz Teitaro Suzuki: Ur-Erfahrung und Ur-Wissen. Wien 1990, S. 72.

375 Needleman, 1996, S. 107.

376 Vgl. Needleman, 1996, S. 104.

377 Needleman, 1996, S. 105 f.

378 Vgl. Hans Peter Dreitzel: Die gesellschaftlichen Leiden und das Leiden an der Gesellschaft. Stuttgart 1980$^{(3)}$, S. 2.

379 Vgl. Sören Kierkegaard: Die Krankheit zum Tode. Hrsg.. v. Thomas Sören Hoffmann. Wiesbaden 2005, S. 214 ff.

380 Kierkegaard, 2005, S. 222.

381 Zit. in: Längle, 1989, S. 31.

382 Vgl. Ronald Grossarth-Maticek et al.: Use of Iscador, an Extract of European Mistletoe (Viscum Album), in Cancer Treatment: Prospective Nonrandomized and Randomized Matched-Pairs Studies Nested Within a Cohort Study. In: Alternative Therapies in Health and Medicine, Vol. 7, Nr. 3, 2001, S. 57–78.

383 Vgl. als Beispiel das von Gerhard von der Lehr im Auftrag von WELEDA entwickelte Iscador-Selbstregulations-Training IST.

384 Viktor E. Frankl: Ärztliche Seelsorge. Wien 2005$^{(11)}$.

385 Vgl. Beck, 2000, S. 330.

386 Vgl. Längle, 1989, S. 32.

387 Längle, 1989, S. 33.

388 Vgl. Beck, 2000, S. 332.

389 Beck, 2000, S. 332.

390 Vgl. Lévinas, 1996, S. 202 ff.

391 Lévinas, 1996, S. 204.

392 Frankl, 2005$^{(11)}$, S. 213.

393 Frankl, 2005$^{(11)}$, S. 307 f.

Kapitel II

394 Die hier angeführten empirischen Befunde über die Bedeutung von Spiritualität und Religion im Bewusstsein amerikanischer Patienten sind den Ausführungen der beiden Forscherinnen an der Brown University School of Medicine, Providence, Rhode Island, Gowri Anandarajah und Ellen Hight entnommen: Vgl. dazu: Gowri Anandarajah/Ellen Hight: Spirituality and Medical Practice; Using the HOPE Questions as a Practical Tool for Spiritual Assessment. In: American Family Physician, January 1, Vol. 63, Nr. 1, 2001.

395 Vgl. Anandarajah/Hight, 2001.

396 Vgl. dazu stellvertretend: Larry Dossey: Healing Words: The Power of Prayer

and the Practice of Medicine. San Francisco 1993; Ders: Reinventing Medicine. Beyond Mind-Body to a New Era of Healing. San Francisco 1999; Robert Ornstein/David Scobel: The Healing Brain. New York 1988; Dean Ornish: Die revolutionäre Therapie: Heilen mit Liebe. München 2001. Hermi Arnberger: Wer glaubt, lebt länger, Wien 2000.

397 Zit. in: Amberger, 2000, S. 157.

398 Zit. in: Benedict Carey: Long-Awaited Medical Study Questions the Power of Prayer. In: The New York Times vom 31.3.2006, online unter: http://www.nytimes.com/2006/03/31/health/31pray.html?ei=5070&en=34039629ee01

399 Amberger, 2000, S. 129.

400 Amberger, 2000, S. 128.

401 Vgl. http://science.orf.at/science/news/48451

402 Vgl. H. Benson et al.: Study of the Therapeutic Effects of Intercessory Prayer (STEP) in cardiac bypass patients: a multicenter randomized trial of uncertainty and certainty of receiving intercessory prayer. In: American Heart Journal 151, Nr. 4, April 2006, S. 934–942.

403 Vgl. zu diesem Zusammenhang: Maximilian Gottschlich: Versöhnung. Spiritualität im Zeichen von Thora und Kreuz. Wien 2007, insbes. Kap. 7.

404 Effect of rosary prayer and yoga mantras on autonomic cardiovascular rhythms/Comparative study. BMJ vom 22.12.2003.

405 Vgl. Dean Ornish: Revolution in der Herztherapie. Stuttgart 2006; Ders.: Die revolutionäre Therapie: Heilen mit Liebe. München 2001.

406 Vgl. Berliner Morgenpost vom 31.3.1999

407 Zit. in: Amberger, 2000, S. 165.

408 Vgl. Amberger, 2000, S. 164.

409 Zit. in: Anandarajah/Hight, 2001, S. 82.

410 Vgl. J. A. Blumenthal et al.: Spirituality, religion, and clinical outcomes in patients recovering from an acute myocardial infarction. In: Psychosom. Med. 69, Nr. 6, Juli 2007, S. 501–508.

411 Vgl. G. Becker et al.: Do religious or spiritual beliefs influence bereavement? A systematic review. In: Palliat Med. 21, Nr. 39, April 2007, S. 207–217.

412 Benson, 1997, S. 186.

413 Benson, 1997, S. 242 f.

414 Vgl. Jeffrey S. Levin: Religion and Health: Is there an Association, Is It Valid And Is It Causal? In: Social Science and Medicine, Vol. 38, 1994, S. 1475–1482;

sowie: Dale A. Matthews/David B. Larson/Constance P. Barry: The Faith Factor: Annotated Bibliography of Clinical Research on Spiritual Subjects. Bd. 1, John Templeton Foundation, 1993. Zit. in: Benson, 1997, S. 208 ff.

415 Benson, 1997, S. 210.

416 Dossey, 1993, S. 15 ff.

417 Vgl. Buch Ijob, 5, 18.

418 Vgl. dazu: G. Langenhorst (Hrsg..): Hiobs Schrei in die Gegenwart. Mainz 1995, S. 18 ff.

419 Vgl. Mk 5, 25–34; Lk 8, 43–48; Lk 17, 12–19; Lk 18, 42.

420 Eugen Biser: Aufriss einer therapeutischen Theologie. In: Geist und Leben. Heft 3/1997, S. 199–209.

421 Biser, 1997, S. 209. – Biser verwendet hier ganz ähnliche Worte wie S. Freud in seiner Laienanalyse (1929), die wir in der Einleitung zitierten.

422 Biser, 1997, S. 209.

423 Biser, 1997, S. 209.

424 Biser, 1997, S. 209.

425 Leibbrand, 1939, S. 337.

426 Zit. in Moyers, 1994, S. 329.

427 Zit. in Moyers, 1994, S. 326.

428 Kurt Tepperwein: Geistheilung durch sich selbst. München 1983, S. 15.

429 Zit. in: Moyers, 1994, S. 155 ff.

430 Peuckert, 1941, S. 152.

431 Benson, 1997, S. 183.

432 Anm.: Ich habe mich an anderer Stelle mit dieser Problematik eingehend auseinandergesetzt: Gottschlich, 2007.

433 Zit. in Charles Taylor: Die Formen des Religiösen in der Gegenwart. Frankfurt/Main 2002, S. 44.

434 Zit. in Taylor, 2002, S. 47 f.

435 Zit. in Amberger, 2000, S. 150.

436 Vgl. Biser, 1997, S. 124 bzw. S. 136.

Kapitel 12

437 Vgl. Th. Stefenelli: Der Archetypus des leidenden Gottes. In: Ringel/Rossmanith, 1989, S. 29.

438 C. G. Jung: Zugang zum Unbewussten. In: C. G. Jung et al.: Der Mensch und seine Symbole. 1968, S. 13.

439 Vgl. Jung, 1968, S. 34.

440 Jung, 1968, S. 37 ff.

441 Vgl. dazu: Watzlawick, 1996.

442 Vgl. C. G. Jung: Bewusstes und Unbewusstes. Frankfurt/Main 1960. Sowie Stefenelli, 1989.

443 Vgl. Balint, 1984, S. 154.

444 Vgl. Balint, 1984, S. 154.

445 Balint, 1984, S. 210.

446 Vgl. Balint, 1984, S. 245.

447 Balint, 1984, S. 300 f.

448 Balint, 1984, S. 301.

449 Gathmann/Semrau-Lininger, 1996, S. 34 f.

450 Gathmann/Semrau-Lininger, 1996, S. 22.

451 Vgl. C. G. Jung: Grundfragen der Psychotherapie, (1951). In: Gesammelte Werke. Bd. 16, Zürich 1958, S. 124.

452 Karl Jaspers: Wesen und Kritik der Psychotherapie. München 1958, S. 37.

453 C. G. Jung: Analytical Psychology, Its Theory and Practice, (1935). New York 1968, S. 172–173.

454 Swami Muktananda: Den eigenen Geist verstehen. In: Stanislav Grof (Hrsg.): Alte Weisheit und modernes Denken. München 1986, S. 42.

455 Gathmann/Semrau-Lininger, 1996, S. 33.

456 Muktananda, 1986, S. 41 f.

457 Vgl. Kerényi, 1956, S. 99.

458 C. Jess Groesbeck: Der Archetypus des Verwundeten Arztes. In: Heilkraft des Heilens. Freiburg/Br. 1975, S. 185. – Er bezieht sich dabei auf entsprechende Überlegungen von Adolph Guggenbühl-Craig: Power in the Helping Professions. New York 1971, S. 91.

459 Vgl. Groesbeck, 1975, 184 ff. Sowie Guggenbühl-Craig, 1971, S. 94 f.

460 Groesbeck, 1975, S. 186 ff.

461 Gathmann/Semrau-Lininger, 1996, S. 202 f.
462 Groesbeck, 1975, S. 188–189.
463 Gathmann/Semrau-Lininger, 1996, S. 31 f.
464 Gathmann/Semrau-Lininger, 1996, S. 32.
465 Vgl. Gathmann/Semrau-Lininger, 1996, S. 33.
466 Gathmann/Semrau-Lininger, 1996, S. 33.
467 Vgl. Gathmann/Semrau-Lininger, 1996, S. 33.
468 Vgl. Gathmann/Semrau-Lininger, 1996, S. 23.
469 Groesbeck, 1975, S. 207 f.
470 Needleman, 1996, S. 107.
471 Biser, 1997, S. 199 ff.
472 Vgl. Kerényi, 1956, S. 99.
473 Nach einer für Deutschland repräsentativen EMNID-Umfrage, die der Spiegel unter dem Aufmacher-Titel: „Abschied von Gott" veröffentlichte. In: Der Spiegel, 15.6.1993, S. 41.
474 Vgl. Kerényi, 1956, S. 105 ff.
475 Vgl. Richard Münch: Dialektik der Kommunikationsgesellschaft. Frankfurt/Main 1991, S. 20 ff.

Kapitel 13

476 Vgl.: Im Moment durchlaufen wir eine Gruselphase/Interview mit Peter Sloterdijk in der deutschen Ärztezeitung vom 19.9.2003.
477 Vgl. Münch, 1991, S. 22.
478 Vgl. P. H. Pennekamp et al.: Prävalenz und Stellenwert der Internetnutzung orthopädischer Patienten. In: Zeitschrift für Orthopädie und Unfallchirurgie 144, 2006, S. 459–463, http://www.thieme-connect.com/ejournals/abstract/zfo/doi/10.1055/s-2006-942237 (16.7.2007)
479 Vgl. heise online, http://www.heise.de/newsticker/meldung/36217 (16.7.2007)
480 Vgl. James G. Anderson et al.: The Impact of CyberHealthcare on the Physician-Patient-Relationship, 2003.
481 Vgl. Focus, 18.4.1994
482 Ivan Illich: Die Enteignung der Gesundheit. Hamburg 1975, S. 95. Dieses Buch erschien 1995 als 4. überarbeitete Ausgabe unter dem Titel: Die Nemesis der

Medizin. Die Kritik der Medikalisierung des Lebens, beim Verlag C. H. Beck in München.

483 Weil, 1981, S. 131.

484 Erich Fromm: Der moderne Mensch und seine Zukunft. Frankfurt/Main 1974(7), S. 153.

485 Vgl. Gottschlich, 1991, S. 163 ff.; sowie Ders.: 1997, S. 306 ff.

486 Jean Baudrillard zit. in: Der Feind ist verschwunden. Der Spiegel, Nr. 6, 1991, S. 220.

487 Der Spiegel, 1991, S. 220.

488 Vgl. Günther Anders: Die Antiquiertheit des Menschen. Bd. 1, München 1985(7).

489 Vgl. J. B. Metz: Kirchliche Kommunikationskultur. Überlegungen zur Kirche in der Welt der Massenmedien. In: Communicatio socialis. 24. Jg., 1991, S. 247–258.

Kapitel 14

490 Vgl. Ulrich Beck: Die Risikogesellschaft. Auf dem Weg in eine andere Moderne. Frankfurt/Main 1986.

491 Vgl. Maximilian Gottschlich: Die Welt ist, wie wir sie denken. Zur Kulturkritik der Mediengesellschaft. Wien – New York 1999, S. 95 ff.

492 André Glucksmann: Der Stachel der Liebe. Ethik im Zeitalter von Aids. München 1995, S. 163 f.

493 Vgl. Glucksmann, 1995.

494 Vgl. Glucksmann, 1995.

495 Glucksmann, 1995, S. 22.

Kapitel 15

496 Richard M. Savata: Tele-Surgery, Virtual Reality and the new World Order of Medicine. In: K. Gerbel, P. Weibel (Hrsg.): Welcome to the Wired World. Berichtsband zur Ars Electronica. Wien 1995, S. 187.

497 Diesen Hinweis verdanke ich einem Artikel von Walter Braun: Zweifelhaftes Vergnügen. In: Bestseller special. Sommer/Herbst 1995, S. 88.

498 Vgl. den Sammelband zum 3. Kongress „Gesundheit und Medien", mit dem Titel: Homomedia, veranstaltet durch die Deutsche Gesellschaft für Kommunikationsforschung e. V., Köln (DGKF) und die Internationale Quintessenz Verlagsgruppe Berlin, unter Beteiligung von Ferenczy Media, München, vom 25.4.–27.4.1996 in Köln, insbes. S. 82–90.

Literatur

Amberger, Hermi: Wer glaubt lebt länger. Wien 2000.

Anandarajah, Gowri/Hight, Ellen: Spirituality and Medical Practice; Using the HOPE Questions as a Practical Tool for Spiritual Assessment. In: American Family Physician, January 1, Vol. 63, Nr. 1, 2001.

Anders, Günther: Die Antiquiertheit des Menschen. Bd. 1, München 1985(7).

Anderson, James G. et al.: The Impact of CyberHealthcare on the Physician-Patient-Relationship, 2003.

Apostolidis, Despina: Die Bedeutung von Kommunikation in einer Gegenüberstellung der traditionellen Medizin und der westlichen Medizin. Wien 1996 [Diplomarbeit].

Avalon, Arthur: Kundalini-Shakti. In: Diane von Weltzien (Hrsg.): Das Große Praxisbuch der Aura- und Chakra-Arbeit. München 1993, S. 87 ff.

Balint, Michael: The doctor, his patient and the illness. London 1957.

Balint, Michael: Der Arzt, sein Patient und die Krankheit. Stuttgart 1984(6).

Bartens, Werner: Das Ärztehasserbuch. Ein Insider packt aus. München 2007.

Bauer, Joachim: Warum ich fühle, was du fühlst. Intuitive Kommunikation und das Geheimnis der Spiegelneurone. München 2006(5).

Bauer, M./Kisker, K. P./Pflanz, M. et al.: Psychiatrie, eine Einführung. Stuttgart 1973.

Beck, Matthias: Seele und Krankheit. Psychosomatische Medizin und theologische Anthropologie. Paderborn 2000.

Beck, Rainer S. et al.: Physician-Patient Communication in the Primary Care Office: A Systematic Review. In: JABFP, Vol. 15, Nr. 1, January-February 2002, S. 34.

Beck, Ulrich: Die Risikogesellschaft. Auf dem Weg in eine andere Moderne. Frankfurt/Main 1986.

Becker, G. et al.: Do religious or spiritual beliefs influence bereavement? A systematic review. In: Palliat Med. 21, Nr. 39, April 2007, S. 207–217.

Beckmann, H. B./Frankel, Richard M.: The Effect of Physician Behavior on the Collection of Data. In: Annals of Internal Medicine, Nr. 101, 1984, S. 662–696.

Beisecker, Analee E./Beisecker, Thomas D.: Patient Information – Seeking Behaviors when Communicating with Doctors. In: Medical Care, Vol. 28, Nr. 1, Jan. 1990, S. 19–27.

Bensing, Jozien: Doctor-Patient Communication and the Quality of Care. In: Soc. Sci. Med., Vol. 32, Nr. 11, 1991, S. 1301–1310.

Ben-Sira, Z.: Affective and Instrumental Components in the Physician-Patient Relationship: An Additional Dimension of Interaction Theory. In: Journal of Health and Social Behavior, Vol. 21, S. 170–180.

Benson, Herbert: Heilung durch Glauben. Die Beweise. Selbstheilung in der neuen Medizin. München 1997.

Benson, H. et al.: Study of the Therapeutic Effects of Intercessory Prayer (STEP) in cardiac bypass patients: a multicenter randomized trial of uncertainty and certainty of receiving intercessory prayer. In: American Heart Journal 151, Nr. 4, April 2006, S. 934–942.

Berichtsband zum 3. Kongress „Gesundheit und Medien". Homomedia. Köln 1996.

Biser, Eugen: Aufriss einer therapeutischen Theologie. In: Geist und Leben, Heft 3, 1997, S. 199–209.

Biser, Eugen: Das Heil als Heilung. Aspekte einer therapeutischen Theologie. In: Heilkraft des Heiligen. Freiburg/Br. 1975, S. 102–139.

Bittner, W. J./Pfeifer, S.: An Leib und Seele heil werden. Wuppertal 1996.

Blanchard, Christina G./Labrecque, Mark S./Ruckdeschl, John C./Blanchard, Edward B.: Information and Decision Making Preferences of Hospitalized Adult Cancer Patients. In: Soc. Sci. Med., Vol. 27, Nr. 11, 1988, S. 1139–1145.

Bliesener, Thomas: Beratung als ärztliche Aufgabe – Irrwege und Auswege. In: Löning, P./Rehbein, J. (Hrsg.): Arzt-Patienten-Kommunikation. Berlin – New York 1993, S. 52.

Blumenthal, J. A. et al.: Spirituality, religion, and clinical outcomes in patients recovering from an acute myocardial infarction. In: Psychosom. Med. 69, Nr. 6, Juli 2007, S. 501–508.

Braun, Walter: Zweifelhaftes Vergnügen. In: Bestseller special. Sommer/Herbst 1995, S. 86–88.

Buber, Martin: Ich und Du. Heidelberg 1994.

Capra, Fritjof: Das neue Denken. Bern – München – Wien 1990(2).

Capra, Fritjof: Das Tao der Physik. Bern – München – Wien 1991(12).

Cardwell, Jerry D.: Sozialpsychologie. Ein Studienbuch zur Sozialisation durch symbolische Interaktion. Freiburg/Br. 1976.

Carey, Benedict: Long-Awaited Medical Study Questions the Power of Prayer. In: The New York Times vom 31.3.2006, online unter: http://www.nytimes.com/2006/03/31/health/31pray.html?ei=5070&en=34039629ee01

Caruso, A./Dei Francesco, B./Pugliese, P. et al.: Information and awareness of diagnosis and progression of cancer in adult and elderly cancer patients. Tumori 2000, 86, S. 199–203.

Catejon, J./Rodriguez-Marin, J.: Cancer Patients: Health Information and Quality Care. In: The 7th Conference of the European Health Psychology Society, Summary, 1993.

Charon, Rita: Narrative Medicine. A Model for Empathy, Reflection, Profession, and Trust. In: JAMA, Vol. 286, Nr. 15, 17. Oktober 2001, S. 1897.

Clark, Paul A. et al.: Addressing Patients' Emotional Needs. In: Joint Commission Journal on Quality and Safety, December 2003, Vol. 29, Nr. 12, S. 659–670.

Cohn, Ruth: Von der Psychoanalyse zur Themenzentrierten Interaktion. Stuttgart 1975.

Communications: Berichtsband über den 1. Kongress „Gesundheit und Medien", Vol. 19, 2–3/1994.

Communications: Berichtsband über den 2. Kongress „Gesundheit und Medien", Vol. 20, 2–3/1995.

Dahlke, Rüdiger: Krankheit als Sprache der Seele. München 1992.

Demmer, K.: Leben in Menschenhand. Grundlagen des bioethischen Gesprächs. Freiburg/Br. 1987.

Dilthey, W.: Gesammelte Schriften, Bd. X, System der Ethik. Göttingen 1965(2).

DiMatteo, M. Robin: Nonverbal Skills and the Physician-Patient Relationship. In: Rosenthal, Robert: Skills in Nonverbal Communication – Individual Differences. Cambridge Mass. 1979.

Dossey, Larry: Healing Words: The Power of Prayer and the Practice of Medicine. San Francisco 1993.

Dossey, Larry: Reinventing Medicine. Beyond Mind-Body to a New Era of Healing. San Francisco 1999.

Dreitzel, Hans Peter: Die gesellschaftlichen Leiden und das Leiden an der Gesellschaft. Stuttgart 1980(3).

Dürr, Hans-Peter (Hrsg.): Physik und Transzendenz. München 1990(2).

Dürr, Hans-Peter/Zimmerli, W. Ch. (Hrsg.): Geist und Natur. Über den Widerspruch zwischen naturwissenschaftlicher Erkenntnis und philosophischer Welterfahrung. Bern – München – Wien 1991.

Effect of rosary prayer and yoga mantras on autonomic cardiovascular rhythms/ Comparative study. BMJ vom 22.12.2003.

Egbert, L./Battit, G./Welch, C.: Reduction of Postoperative Pain by Encouragement and Instruction of Patients. In: New England Journal of Medicine, Vol. 270, 1964, S. 825–837.

Eisenberg et al.: Unconventional Medicine in the United States – Prevalence, Costs and Patterns of Use. In: New England Journal of Medicine, Jan. 1993.

Ende, J./Kazis, L./Moskowitz, M. A.: Preferences for Autonomy when Patients are Physicians. In: J. Gen. Intern. Med., Vol. 5, Nr. 6, Nov. 1990, S. 506–509.

Engelhardt, Dietrich v.: Die Arzt-Patient-Beziehung gestern, heute, morgen. In: Lang, E./Arnold, K. (Hrsg.): Die Arzt-Patient-Beziehung im Wandel. Bd. 8, Schriftenreihe der Hamburg-Mannheimer-Stiftung für Interne Medizin, Stuttgart 1996.

Engelhardt, K. H./Wirth, A./Kindermann, L.: Kranke im Krankenhaus. Grenzen und Ergänzungsbedürftigkeit naturwissenschaftlich-technischer Medizin. Stuttgart 1973.

Faden, R./Becker, G./Levis, C./Freemann, J.: Disclosure of Informations to Patients in Medical Care. In: Medical Care, Vol. 19, 1981, S. 718–733.

Focus, 18.4.1994.

Followfield, L./Hall, A./Maguire, G.: Psychological Outcomes of Different Treatment Policies in Women with Early Breast Cancer Outside a Clinical Trial. In: British Medical Journal, Vol. 301, 1990, S. 575–586.

Frank, Jerome D.: Die Heiler. Stuttgart 1981.

Frankl, Viktor E.: Ärztliche Seelsorge. Wien 2005(11).

Freud, Siegmund: Die Frage der Laienanalyse. Wien 1926. In: Gesammelte Werke. Bd. XIV, London 1940.

Fromm, Erich: Der moderne Mensch und seine Zukunft. Frankfurt/Main 1974(7).

Gask, Linda/Usherwood, Tim: ABC of psychological medicine – The consultation. In: British Medical Journal, Vol. 324, 29. Juni 2002.

Gathmann, Peter/Semrau-Lininger, Claudia: Der verwundete Arzt. Ein Psychogramm des Heilberufs. München 1996.

Gedeon, Walter: Die Situation von Medizin und Naturheilverfahren an der Jahrtausendwende. In: Erfahrungsheilkunde Bd. 49/1, 2000.

Gerbel, K./Weibel, P. (Hrsg.): Welcome to the Wired World. Berichtband zur Ars Electronica. Wien 1995.

Glass, R. M.: The patient-physician relationship: JAMA focuses on the center of medicine (editorial). In: JAMA, Vol. 275, 1996, S. 147–148.

Glucksmann, André: Der Stachel der Liebe. Ethik im Zeitalter von Aids. München 1995.

Goffman, Erving: Interaktionsrituale – Über das Verhalten in der direkten Kommunikation. Frankfurt/Main 1971.

Goleman, Daniel: Emotionale Intelligenz. München – Wien 1996.

Gordon, Thomas/Edwards, W. Sterling: Patientenkonferenz. Ärzte und Kranke als Partner. Hamburg 1997.

Gottschlich, Maximilian: Bewusstseinsindustrie und Heilsmysterium. In: Becker H. J. et al.: Gottesdienst – Kirche – Gesellschaft (Pietas Liturgica 5). St. Ottilien 1991.

Gottschlich, Maximilian: Informationsgesellschaft ohne Gott? In: Sekretariat der Österreichischen Bischofskonferenz (Hrsg.): Kirche in der Gesellschaft. Wege in das 3. Jahrtausend. Wien 1997, S. 306–314.

Gottschlich, Maximilian: Die Welt ist, wie wir sie denken. Zur Kulturkritik der Mediengesellschaft. Wien – New York 1999.

Gottschlich, Maximilian: Versöhnung. Spiritualität im Zeichen von Thora und Kreuz. Wien 2007.

Groddeck, Georg: Krankheit als Symbol. Schriften zur Psychosomatik. Frankfurt/Main 1984.

Groesbeck, C. Jess: Der Archetypus des verwundeten Arztes. In: Heilkraft des Heilens. Freiburg/Br. 1975.

Grossarth-Maticek, Ronald et al.: Use of Iscador, an Extract of European Mistletoe (Viscum Album), in Cancer Treatment: Prospective Nonrandomized and Randomized Matched-Pairs Studies Nested Within a Cohort Study. In: Alternative Therapies in Health and Medicine, Vol. 7, Nr. 3, 2001, S. 57–78.

Gruen, Arno: Der Verlust des Mitgefühls. Über die Politik der Gleichgültigkeit. München 1998(2).

Guggenbühl-Craig, Adolph: Power in the Helping Professions. New York 1971.
Habermas, Jürgen: Erkenntnis und Interesse. Frankfurt 1973.
Habermas, Jürgen: Theorie des kommunikativen Handelns. Frankfurt 1981.
Hall, Judith A./Roter, Debra L./Rand, Cynthia: Communication of Affect Between Patient and Physician. In: Journal of Health and Social Behavior, Vol. 22, 1981.
Hall, Judith A./Roter, Debra/Katzl, Nancy R.: Meta-Analysis of Correlates of Provider Behavior in Medical Encounters. In: Med. Care, Vol. 26, 1988, S. 657–675.
Hayes, B./Taylor, D./Sackett, L.: Compliance in Health Care. Baltimore 1981.
Heim, E./Willi, J.: Psychosoziale Medizin. Gesundheit und Krankheit in bio-psycho-sozialer Sicht. Klinik und Praxis. Bd. 2, Berlin 1986.
Heim, E.: Die Arzt-Patient-Beziehung. Berlin 1986. In: Heim, E./Willi, J.: Psychosoziale Medizin. Gesundheit und Krankheit in bio-psycho-sozialer Sicht. Klinik und Praxis. Bd. 2, Berlin 1986, S. 444–501.
Heisenberg, Werner: Physik und Philosophie. Berlin 1973.
Heller, Agnes: Theorie der Gefühle. Hamburg 1980.
Heyden, Thomas: Gott am achten Tag. In: Katalog zur Ausstellung René Magritte. Düsseldorf 1997.
Höffe, Otfried: Ethik und Politik. Grundmodelle und -probleme der praktischen Philosophie. Frankfurt/Main 1979.
Hooper, Elizabeth M. et al.: Patient Characteristics That Influence Physician Behavior. In: Medical Care, Vol. 20, Nr. 6, Juni 1982, S. 630–637.
Huber, Ellis: Gesundheit und Kommunikation. In: Communications. Berichtsband über den 1. Kongress „Gesundheit und Medien“, Vol. 19, 2–3, 1994, S. 161.
Huber, Ellis: Das Gesundheitssystem macht die Ärzte krank. Studie der Berliner Ärztekammer. In: Zukunft direkt (Janssen-Cilag). Neuss, Mai 1996.
Illich, Ivan: Die Nemesis der Medizin. Die Kritik der Medikalisierung des Lebens. München 1995(4).
Jaschke, H.: Der Heiler, Psychotherapie aus dem Neuen Testament. Freiburg/Br. 1995.
Jaspers, Karl: Weltorientierung. Philosophie Bd. 1, Berlin 1932.
Jaspers, Karl: Wesen und Kritik der Psychotherapie. München 1958.
Jaspers, Karl: Vernunft und Existenz. München 1973.
Jaspers, Karl: Der Arzt im technischen Zeitalter. München 1986.
Jung, C. G.: Bewusstes und Unbewusstes. Frankfurt/Main 1960.
Jung, C. G. et al.: Der Mensch und seine Symbole. 1968.

Kampits, Peter: Das dialogische Prinzip in der Arzt-Patient-Beziehung. In: Ders. (Hrsg.): Arzt und Patient. Dialogisches Handel in der Medizin und seine philosophische Bedeutung. Krems 1995, S. 57.

Kaplan, Sherry/Greenfield, Sheldon/Ware, J.: Assessing the Effects of Physician-Patient Interactions and the Outcomes of Chronic Disease. In: Medical Care, Vol. 27, Nr. 3, 1989, S. 110–127.

Kaplan, Sherry/Greenfield, Sheldon: Enlarging Patient Responsibility. In: Forum: Risk Management Foundation of the Harvard Medical Institutions, Vol. 14, 1993, S. 9–11.

Karazman, R. et al.: Lebensqualität und Belastungen von Hausärztinnen und Hausärzten in Wien. Wien 1995. [Unveröffentl. Manus.]

Kastenbaum, R. /Aisenberg, R.: The Psychology of Death. New York 1972.

Katalog zur Ausstellung „René Magritte". Kunsthalle der Hypo-Kulturstiftung, München 1987.

Katalog zur Ausstellung „René Magritte" der Kunstsammlung Nordrhein-Westfalen. Düsseldorf 1996–1997.

Kerenyi, Karl: Der göttliche Arzt. Darmstadt 1956(2).

Kerr, J./Engel, J. et al.: Communication, quality of life and age: Result of a 5-year prospective study in breast cancer patients. In: Annals of Oncology 14, 2003, S. 421–427.

Kierkegaard, Sören: Die Krankheit zum Tode. Hrsg. v. Thomas Sören Hoffmann. Wiesbaden 2005.

Klein, Klaus et al.: Die effektive Kommunikation in der Arzt-Praxis. Forschungsstelle für Gesundheitserziehung. Univ. Köln.

Köhler, K./Raspe, H.-H. (Hrsg.): Das Gespräch während der ärztlichen Visite. Empirische Untersuchungen. München 1982.

Kohut, Heinz: Introspektion, Empathie und Psychoanalyse. Frankfurt/Main 1977.

Krefting, A.: Der psychoanalytische Prozess zwischen Sprechen und Handeln. Klagenfurt 1996. [Habilitationsschrift]

Kropiunigg, Ulrich: Die Arzt-Patienten-Beziehung und das Immunsystem. In: Ringel, Erwin/Rossmanith, Sigrun: Die Arzt-Patienten-Beziehung. Ausgewählte Aspekte. Wien – München – Bern 1989.

Kurier, 1.12.1997.

Laine, C./Davidoff, F.: Patient-centered medicine. A professional evolution. In: JAMA, Vol. 275, 1996, S. 152–156.

Lalouschek, Johanna: Irgendwie hat man ja doch biss'l Angst. – Zur Bewältigung von Emotion im psychosozialen ärztlichen Gespräch. In: Löning, Petra/Rehbein, Jochen: Arzt-Patienten-Kommunikation. Berlin – New York 1993.

Lambert, Willi: Die Kunst der Kommunikation. Freiburg/Br. 1999.

Lang, Erich/Arnold, Klaus: Die Arzt-Patient-Beziehung im Wandel. Referate der 6. Informationsmedizinischen Tage (Hamburg 1994). Schriftenreihe der Hamburg-Mannheimer-Stiftung für Interne Medizin, Bd. 8, Stuttgart 1996.

Langenhorst, G. (Hrsg.): Hiobs Schrei in die Gegenwart. Mainz 1995.

Längle, Alfred: Die Wahrheit am Krankenbett. In: Krankenpflege-Journal 27, Nr. 7/8, 1989.

Larivaara, Pekka et al.: The patient-centred interview: The key to biopsychosocial diagnosis and treatment. In: Scand J Prim Health Care, Vol. 19, 2001, S. 9.

Larsen, K./Smith C.: Assessment of Nonverbal Communications in the Patient Physician Interview. In: Journal of Family Practica, Vol. 12, 1981, S. 481–490.

Lee, Stephanie J./Back, Anthony L. et al.: Enhancing Physician-Patient Communication. Hematology 2002, S. 464–483.

Leibbrand, Werner: Der göttliche Stab des Aeskulap. Vom geistigen Wesen des Arztes. Salzburg o. J.

Lester, S./Smith, S.: Listening and talking to patients – a remedy for malpractice suits? In: West J. Med., Vol. 158, S. 268–272.

Levin, Jeffrey S.: Religion and Health: Is there an Association, is it Valid and is it Causal? In: Social Science and Medicine, Vol. 38, 1994, S. 1475–82.

Lévinas, Emmanuel: Außer sich. München 1991.

Lévinas, Emmanuel: Ethik und Unendliches. Gespräche mit Philippe Nemo. Wien 1992[3].

Lévinas, Emmanuel: Gott, der Tod und die Zeit. Wien 1996.

Ley, P.: Communicating with patients. Improving communication, satisfaction, compliance. London 1988.

Löning, Petra/Rehbein, Jochen (Hrsg.): Arzt-Patienten-Kommunikation. Berlin – New York 1993.

Luijpen, Wilhelm A. M.: Existenzielle Phänomenologie. Eine Einführung. München 1971.

Lüth, Paul: Sprechende und stumme Medizin. Über das Patienten-Arzt-Verhältnis. Frankfurt/Main 1975.

Matthews, Dale A./Larson, David B./Barry, Constance P.: The Faith Factor: Annotated Bibliography of Clinical Research an Spiritual Subjects. John Templeton Foundation. Bd. 1, 1993.

Mead, Nicola/Bower, Peter: Patient-centredness: A conceptual framework and review of the empirical literature. In: Social Science & Medicine 51, 2000.

Meier-Seethaler, Carola: Gefühl und Urteilskraft. Ein Plädoyer für die emotionale Vernunft. München 2001.

Metz, J. B.: Kirchliche Kommunikationskultur. Überlegungen zur Kirche in der Welt der Massenmedien. In: Communicatio socialis. 24. Jg., 1991, S. 247–258.

Miketta, Gaby: Netzwerk Mensch. Stuttgart 1992.

Moyers, B.: Die Kunst des Heilens. Vom Einfluss der Psyche auf die Gesundheit. München – Zürich – London 1994.

Muktananda, Swami: Den eigenen Geist verstehen. In: Stanislav Grof (Hrsg.): Alte Weisheit und modernes Denken. München 1986.

Münch, Richard: Dialektik der Kommunikationsgesellschaft. Frankfurt/Main 1991.

Nagel, Gerhard Arno: Krebsmedizin. Zur Notwendigkeit einer Standortbestimmung. Freiburg/Br. 1991.

Needleman, Jakob: Ein guter Arzt ist die beste Medizin. Heilung statt Reparatur. München 1996.

Nelissen, Paul W. M.: Informing Cancer Patients: Two Studies on the Effectiveness and Efficiency of Information Services in Hospitals. In: The European Journals of Communication Research, Vol. 25, 3/2000.

Ornish, Dean: Revolution in der Herztherapie. Stuttgart 2006.

Ornish, Dean: Die revolutionäre Therapie: Heilen mit Liebe. München 2001.

Ornstein, Robert/Scobel, David: The Healing Brain. New York 1988.

Ottinger, Didier: Die spirituellen Exerzitien René Magrittes. In: Katalog zur Ausstellung René Magritte. Düsseldorf 1997, S. 12–14.

Pawlicki, Patricia: Der Anteil von Kommunikation am Behandlungsergebnis. Ausgewählte Aspekte der Patient-Arzt-Beziehung. Eine Analyse der anglo-amerikanischen Literatur. Wien 1997. [Diplomarbeit]

Pennekamp, P. H. et al.: Prävalenz und Stellenwert der Internetnutzung orthopädischer Patienten. In: Zeitschrift für Orthopädie und Unfallchirurgie 144, 2006, S. 459–463, http://www.thieme-connect.com/ejournals/abstract/zfo/doi/10.1055/s-2006-942237 (16.7.2007).

Peuckert, W.-E. (Hrsg.): Paracelsus. Die Geheimnisse. Leipzig 1941.
Picard, Max: Die Welt des Schweigens. Frankfurt/Main 1959.
Pietschmann, Herbert: Das Ende des naturwissenschaftlichen Zeitalters. Wien – Hamburg 1980.
Polonsky, W. H. et al.: Psychological factors, immunological function, and bronchial asthma. In: Psychosom. Med. 47, Nr. 77, 1985.
Ringel, Erwin/Rossmanith, Sigrun: Die Arzt-Patienten-Beziehung. Ausgewählte Aspekte. Wien – München – Bern 1989.
Rogers, Carl R.: Die klientenbezogene Gesprächstherapie. München 1972.
Rogers, Carl R.: Therapeut und Klient. Grundlagen der Gesprächspsychotherapie. Frankfurt/Main 2002(17).
Rogers, Carl R.: Entwicklung der Persönlichkeit. Stuttgart 2003.
Rossmanith, Sigrun: Vom Monolog zum Dialog. In: Ringel, Erwin/Rossmanith, Sigrun: Die Arzt-Patient-Beziehung. Wien 1989, S. 11–18.
Roter, Debra L./Hall, Judith A.: Doctors talking with patients – Patients talking with doctors. Westport, Conn. 1992.
Roter, Debra L./Hall, Judith A./Katz, Nancy R.: Patient-Physician-Communication: A Descriptive Summary of the Literature. In: Patient Education and Counseling, Vol. 12, 1988, S. 99–119.
Roth, Joseph: Die Filiale der Hölle auf Erden. Köln 2003.
Savata, Richard M.: Tele-Surgery. Virtual Reality and the New World Order of Medicine. In: Gerbel, K./Weibel, P. (Hrsg.): Welcome to the Wired World. Berichtband zur Ars Electronica. Wien 1995.
Schipperges, Heinrich: Arzt und Patient in der Welt von Morgen: Konturen einer modernen Medizin in Bewegung. Heidelberg 1983.
Schmid-Neuhaus, Mark: Angst vor dem Medizinsystem als Chance zur Veränderung. Vortrag zur 11. Arbeitstagung des Wildunger Arbeitskreis für Psychotherapie. März 1996.
Schockenhoff, E.: Ethik des Lebens: ein theologischer Grundriss. Mainz 1993.
Schopenhauer, Arthur: Gedanken zur Ethik. Frankfurt/Main 1991.
Schubert, Christian et al.: Daily psychosocial stressors interfere with the dynamics of urine neopterin in a patient with systemic lupus erythematousus: An integrative single-case study. In: Psychosomatic Medicine 61, 1999, S. 876–882.

Schubert, Christian et al.: Daily psychosocial stressors and cyclic response patterns in urine cortisol and neopterin in a patient with systemic lupus erythematousus. In: Psychoneuroendocrinology 28, 2003, S. 459–473.

Schubert, Christian/Schiepek, Günter: Psychoneuroimmunologie und Psychotherapie: Psychosozial induzierte Veränderungen der dynamischen Komplexität von Immunprozessen. In: Schiepek, G. (Hrsg.): Neurobiologie der Psychotherapie. Stuttgart 2003, S. 485–508.

Schubert, Christian/Schüssler, Gerhard: Empirische Befunde der Psychoneuroimmunologie. In: von Uexküll, Thure/Adler, R. (Hrsg.): Psychosomatische Medizin. München 2003[(6)], S. 145–160.

Schulz v. Thun, Friedemann: Miteinander reden: Störungen und Klärungen. Hamburg 1981.

Sephton/Sapolsky/Kraemer/Spiegel: Diurnal cortisol rhythm as a predictor of breast cancer survival. In: J Natl Cancer Inst., Vol. 92, 2000, S. 994–1000.

Shapiro, R./Simpson, D./Lawrence, S.: A Survey of Sued and Non-Sued Physicians and Suing Patients. In: Arch. Int. Med., Vol. 149, S. 2190–2196.

Siegrist, J.: Asymmetrische Kommunikation bei klinischen Visiten. In: Köhler, K./ Raspe, H.-H. (Hrsg.): Das Gespräch während der ärztlichen Visite. Empirische Untersuchungen. München 1982, S. 16–22.

Sonneck, G.: Selbstmorde und Burnout von Ärzten. In: Zeitschrift für ärztliche Fortbildung (ZAF), Vol. 7, Nr. 3/4, S. 22–28.

Der Spiegel, Der Feind ist verschwunden. Nr. 6, 1991, S. 220–221.

Der Spiegel, Abschied von Gott. 15.6.1992, S. 41.

Der Spiegel special: Heilen, Lindern, Trösten. Nr. 7/1996, S. 22.

Der Spiegel, Kriminelles Geflecht. Nr. 48/1997, S. 114–119.

Spiegel, David et al.: Effects of Psychosocial Treatment on Survival of Patients with Metastasic Breast Cancer. In: Lancet, Vol. 334, Oct. 1989, S. 888–891.

Spitzy, Karl Hermann: Dämon und Hoffnung. Wien 1993. [Phil. Diss.]

Squier, R. W.: A Model of Empathic Understanding and Adherence to Treatment Regimens in Practitioner Patient Relations. In: Soc. Sci. Med., Vol. 30, Nr. 3, 1990, S. 325–399.

Stefenelli, Th.: Der Archetypus des leidenden Gottes. In: Ringel, Erwin/Rossmanith, Sigrun: Die Arzt-Patienten-Beziehung. Ausgewählte Aspekte. Wien – München – Bern 1989.

Stewart, M.: Effective Physician-Patient Communication and Health Outcomes: A Review. In: Can. Med. Assoc. Journal, Vol. 152, Nr. 9, 1995, S. 1423–1433.

Stosberg, Manfred: Medizinsoziologische Ansätze zur Verbesserung des Arzt-Patient-Verhältnisses. Hamburg 1994. In: Lang, Erich/Arnold, Klaus: Die Arzt-Patient-Beziehung im Wandel. Referate der 6. Informationsmedizinischen Tage (Hamburg 1994). Schriftenreihe der Hamburg-Mannheimer-Stiftung für Informationsmedizin. Bd. 8, Stuttgart 1996, S. 66–75.

Stottland, E.: Exploratory Investigations of Empathy. In: Berkowitz, L. (Hrsg.): Advances in Experimental Social Psychology. Vol. 4, New York 1969.

Suzuki, Daisetz Teitaro: Ur-Erfahrung und Ur-Wissen. Wien 1990.

Szass, Thomas S.: Geisteskrankheit – Ein moderner Mythos. Grundzüge einer Theorie des persönlichen Verhaltens. Olten 1972.

Taylor, Charles: Die Formen des Religiösen in der Gegenwart. Frankfurt/Main 2002.

Tepperwein, Kurt: Geistheilung durch sich selbst. München 1983.

Waitzkin, H.: Doctor-Patient-Co-Unication: Clinical Implications of Social Scientific Research. In: JAMA, Vol. 252, 1984, S. 2441.

Walther, Ingo E./Metzger, Rainer: Marc Chagall 1887–1985 – Malerei und Poesie. Köln 1993.

Watzlawick, Paul: Menschliche Kommunikation. Bern 1996(9).

Weil, Andrew: Spontanheilung. Die Heilung kommt von innen. München 1995.

Weil, Simone: Schwerkraft und Gnade. München, 1981(3).

Weizsäcker, Carl Friedrich von: Geist und Natur. In: Dürr, Hans-Peter/Zimmerli, Walther Ch. (Hrsg.): Geist und Natur. Über den Widerspruch zwischen naturwissenschaftlicher Erkenntnis und philosophischer Welterfahrung. Bern – München – Wien 1991.

Zawia, Eugen: Kommunikation in der Medizin. Wien 2005 (Diplomarbeit).

Böhlau

Wien Köln Weimar

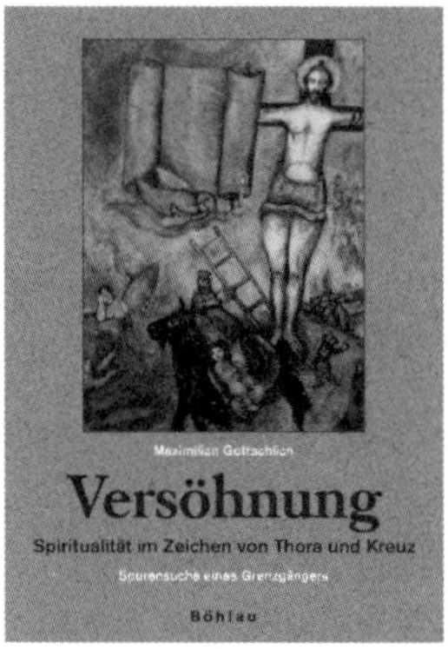

Maximilian Gottschlich
Versöhnung

Spiritualität im Zeichen von Thora und Kreuz. Spurensuche eines Grenzgängers

2007. 15,5 x 23,5 cm.
Ca. 296 S. Geb. Ca. Euro 29,90
ISBN 978-3-205-77658-1

Dieses Buch ist die Bilanz eines spirituellen Grenzgängers zwischen Judentum und Christentum. Es verbindet persönliche Überzeugungen und religiöse Einsichten mit grundsätzlichen Fragen des Glaubens im postmetaphysischen Zeitalter.

Eine der Grundthesen des Buches: Christliche Spiritualität im 21. Jahrhundert kann sich nur im Dialog mit dem Judentum, mit dem Geist Israels, aus dem auch der gläubige Jude Jesus schöpfte, entfalten.

Die Kirche ist den Juden, denen sie alles schuldet, bis zum heutigen Tag alles schuldig geblieben. Dieser Zustand muss für jeden Christen, der seine Religion ernst nimmt, unerträglich sein. Christliche Spiritualität der Zukunft kann nur eine Spiritualität „nach Auschwitz“ sein. Und sie muss sich als Spiritualität der Versöhnung mit dem Judentum bewähren. Der Weg dorthin beginnt damit, nicht das Trennende, sondern die Gemeinsamkeiten beider Religionen in den Vordergrund zu stellen. Das Buch möchte dazu einen Beitrag leisten. Es ist sowohl leidenschaftliche Aufforderung wie auch fundierte Wegweisung zur interreligiösen Verständigung.

Wiesingerstrasse 1, 1010 Wien, Telefon (01) 330 24 27-0, Fax 330 24 27 32